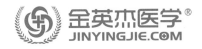

口腔执业医师资格考试

命题规律之专项夺分题典

牙体牙髓病学　牙周病学

赵庆乐　◎　主编

金英杰医学教育研究院　◎　组织编写

全国百佳图书出版单位
化学工业出版社
·北京·

目录

牙体牙髓病学 / 001

  第一单元 龋病 ··· 003

  第二单元 牙发育异常 ··· 031

  第三单元 牙急性损伤 ··· 050

  第四单元 牙慢性损伤 ··· 057

  第五单元 牙本质敏感症 ·· 064

  第六单元 牙髓疾病 ·· 067

  第七单元 根尖周病 ·· 103

牙周病学 / 119

  第一单元 概述 ··· 121

  第二单元 牙龈疾病 ·· 136

  第三单元 牙周炎 ··· 178

  第四单元 反映全身疾病的牙周炎 ································· 232

  第五单元 牙周炎的伴发病变 ··· 236

  第六单元 种植体周围组织疾病 ······································ 239

  第七单元 牙周医学 ·· 242

牙体牙髓病学

第一单元 龋病

1. 龋病的定义是
   A. 牙齿在多种因素的影响下，其组织发生的一种慢性进行性破坏性疾病
   B. 在多种生物因素的共同作用下，牙齿硬组织发生急性严重性破坏的一种病变
   C. 在以细菌为主的多种因素的影响下，牙齿硬组织发生慢性进行性破坏的一种疾病
   D. 在多种内在因素影响下，牙齿硬组织发生慢性进行性破坏的一种疾病
   E. 在细菌的影响下，牙齿硬组织发生慢性进行性破坏的一种疾病
   【答案】C
   【解析】龋病：在以细菌为主的多种因素的影响下，牙齿硬组织发生慢性进行性破坏的一种疾病。

   【破题思路】龋病定义会从多角度考核，必须熟记：
   ① 龋病为在以细菌为主的多种因素的影响下，牙齿硬组织发生慢性进行性破坏的一种疾病。
   ② 龋病可以称为牙齿硬组织的细菌感染性疾病。
   ③ 龋病的主要病理变化为有机物分解、无机物脱矿。

2. 龋病可以称为牙齿硬组织的什么感染性疾病
   A. 病毒   B. 细菌   C. 真菌
   D. 支原体   E. 衣原体
   【答案】B
   【解析】龋病为在以细菌为主的多种因素的影响下，牙齿硬组织发生慢性进行性破坏的一种疾病。因龋病主要病因为细菌，所以龋病亦可称为牙齿硬组织的细菌感染性疾病。

3. 龋病的发病特点是牙体硬组织呈
   A. 急性间歇性破坏   B. 急性进行性破坏   C. 慢性间歇性破坏
   D. 慢性进行性破坏   E. 持续性脱钙
   【答案】D
   【解析】龋病为在以细菌为主的多因素作用下发生的牙齿硬组织的慢性进行性破坏性疾病。

4. 龋病病因的四联因素包括
   A. 牙齿形态、排列、大小、位置   B. 细菌、宿主、食物、时间
   C. 微生物、唾液、蔗糖、时间   D. 细菌、口腔卫生、牙齿排列、食物
   E. 唾液、牙齿、口腔卫生、遗传
   【答案】B
   【解析】目前广为接受的龋病病因为四联因素学说，包括细菌、宿主、食物、时间。

5. 下列不属于龋病病因范畴的是
   A. 细菌和牙菌斑   B. 食物   C. 宿主
   D. 时间   E. 创伤
   【答案】E
   【解析】目前广为接受的龋病病因为四联因素学说，包括细菌、宿主、食物、时间。

6. 龋病病因中化学细菌学说的不足之处在于
   A. 没有阐明细菌与碳水化合物的关系   B. 没有阐明牙面细菌存在的形式
   C. 没有为龋病病因的现代理论奠定基础   D. 缺乏病理学、生物化学的实验依据
   E. 只提出无机物脱矿溶解，未提出有机物的分解
   【答案】B
   【解析】龋病病因学说包括蛋白溶解学说、蛋白溶解-螯合学说、Miller化学细菌学说、四联因素学说等。Miller化学细菌学说是现代龋病病因的基础，其总结了口腔微生物分解碳水化合物产酸（即细菌与碳水化合物的关系），酸先导致牙组织脱矿，继之软化残存物（有机物）的分解（即既有无机物脱矿又有有机物分解）等方面的内容。其缺点在于：①不能解释龋病的特异性部位；②未能提出牙菌斑附着的概念（即未提出细菌的存在形式）和局部细菌酶活性的概念；③对于龋病过程中特异性细菌感染的作用未予肯定；④不能解释为什么某

些人是无龋的；⑤不能解释静止龋现象；⑥提出某些情况下牙内无机盐可以析出，有机-无机键可以被破坏，但未能提供任何实验性证据说明成人牙受到这种全身性影响。

7. Miller化学细菌学说的优点是
   A. 解释了龋病为何从牙平滑面开始
   B. 解释了龋病的特异性部位
   C. 提出了牙菌斑附着的概念
   D. 提出了局部细菌酶活性的概念
   E. 提出了口腔微生物发酵产酸的作用

【答案】E

【解析】Miller化学细菌学说总结了口腔微生物分解碳水化合物产酸，酸先导致牙组织脱矿，继之软化残存物的分解等方面的内容。

8. 龋发生的始动因素为
   A. 致龋菌
   B. 牙齿结构不良
   C. 唾液分泌减少
   D. 全身营养不良
   E. 蔗糖

【答案】A

【解析】龋病为在以细菌为主的多种因素的影响下，牙齿硬组织发生慢性进行性破坏的一种疾病。其主要病因为细菌，始动因素为牙菌斑，即致龋菌。

9. 龈上菌斑定义正确的是
   A. 矿化的细菌性沉积物，牢固黏附于牙面和修复体表面，由黏性基质和嵌入其中的细菌构成
   B. 未矿化的细菌性沉积物，牢固黏附于牙面和修复体表面，由细菌构成
   C. 部分矿化的细菌性沉积物，牢固黏附于牙面和修复体表面，由黏性基质和嵌入其中的细菌构成
   D. 未矿化的细菌性沉积物，牢固黏附于牙面和修复体表面，由黏性基质和嵌入其中的细菌构成
   E. 以上均不对

【答案】D

【解析】龈上菌斑是龈缘上方的未矿化的细菌性沉积物，牢固黏附于牙面和修复体表面，由黏性基质和嵌入其中的细菌构成。

【破题思路】菌斑要点："未矿化的""由细菌和基质组成""不能被水冲去"。

10. 人类口腔正常菌群中的主要致龋菌
    A. 变形链球菌
    B. 黏性放线菌
    C. 内氏放线菌
    D. 梭形杆菌
    E. 乳杆菌

【答案】A

【解析】变形链球菌、放线菌和乳杆菌是致龋的三大菌种，变形链球菌是龋病主要致龋菌。

【破题思路】
① 口腔主要致龋菌：变形链球菌、放线菌属和乳杆菌属。
② 主要致龋菌不包括——选"变形链球菌、放线菌属和乳杆菌属"之外的选项。
③ 主要致龋菌包括——变形链球菌、放线菌属和乳杆菌属同时存在的情况下，选择变形链球菌。
④ 与冠部和根部龋坏都有关系的致龋菌——变形链球菌。
⑤ 分解蔗糖能力最强的细菌——变形链球菌。
⑥ 最早定植的细菌——血链球菌。
⑦ 最常分离到的细菌——轻链球菌。
⑧ 根面龋（龈下菌斑）最常分离到的细菌——放线菌。
⑨ 在加速龋病发展中起作用的细菌——乳杆菌属。

11. 变形链球菌菌体表面的黏附素是
    A. 杂聚糖和果聚糖
    B. 葡聚糖和果聚糖
    C. 唾液糖蛋白和胶状物
    D. 表面蛋白和脂磷壁酸
    E. 乳酸脱氢酶和烯醇化酶

【答案】D

【解析】变形链球菌表面黏附素与牙表面获得性膜结合而有利于细菌定植，表面蛋白和脂磷壁酸为主要组成部分。

12. 以下哪一种菌属在加速龋病的发展中可能起主要作用
A. 变形链球菌
B. 放线菌
C. 韦永菌
D. 乳杆菌
E. 类杆菌

【答案】D
【解析】乳杆菌属数量增加是龋病进展的结果，在加速龋病的发展中起主要作用。

13. 口腔中的主要致龋菌是
A. 变形链球菌
B. 血链球菌
C. 乳杆菌
D. 唾液链球菌
E. 放线菌

【答案】A
【解析】变形链球菌：为口腔中主要致龋菌；血链球菌：最早在牙面定植；乳杆菌属：其数量增加是龋病进展的结果；放线菌：促进变形链球菌定植于根面，在龈下菌群和根面龋的牙菌斑中最常分离到。

14. 变形链球菌的致龋性主要取决于
A. 能够在窝沟龋中检测出
B. 可以通过唾液传播
C. 能在厌氧状态下生存
D. 可以牢固附着于牙面
E. 产酸性和耐酸性

【答案】E
【解析】变形链球菌的致龋性主要取决于其产酸性和耐酸性。

15. 代谢蔗糖能力最强的细菌是
A. 轻链球菌
B. 唾液链球菌
C. 乳杆菌
D. 变形链球菌
E. 放线菌

【答案】D
【解析】代谢蔗糖能力最强的细菌是变形链球菌。鉴于变形链球菌代谢蔗糖产酸能力最强，所以也是最主要的致龋菌。

16. 关于龋病发病的细菌因素叙述中，正确的是
A. 乳杆菌可能是龋病发生的初始致病菌
B. 放线菌在菌斑内无任何作用
C. 牙菌斑是龋病发生的始动因子
D. 牙菌斑由已矿化的细菌和基质组成
E. 变形链球菌不能在菌斑深层缺氧环境中生存

【答案】C
【解析】牙菌斑是龋病发病和牙周病的始动因子。

17. 牙面获得性膜形成后，最初附着于牙面的细菌主要是
A. 黏性放线菌
B. 变形链球菌
C. 唾液链球菌
D. 血链球菌
E. 轻链球菌

【答案】D
【解析】最初附着于牙面的是血链球菌。

18. 变形链球菌组细菌可以分类为
A. 7种血清型亚型 a～g
B. 8种血清型亚型 a～h
C. 4种生物型Ⅰ～Ⅳ
D. 6种生物型Ⅰ
E. 以上都不是

【答案】B
【解析】变形链球菌组细菌可以分类为8种血清型亚型（a～h），分成Ⅰ～Ⅴ共5种生物型。

19. 菌斑细菌致龋的基础是
A. 糖代谢
B. 蛋白质代谢
C. 脂肪代谢
D. 无机盐代谢
E. 以上均是

【答案】A
【解析】龋病发生的基础是糖代谢产酸，在酸的作用下发生牙齿硬组织脱矿。

20. 牙体缺损的首要病因是
A. 磨损
B. 酸蚀
C. 龋病
D. 外伤
E. 发育异常

【答案】C
【解析】牙体缺损的病因可以是龋病、外伤、磨损、楔状缺损、酸蚀、发育畸形等，但是最常见的病因还是龋病。

21. 在深龋中，细菌可以通过暴露的牙本质小管感染牙髓，下列说法正确的是
 A. 牙本质厚度<2mm，牙髓内可找到细菌
 B. 牙本质厚度<1.1mm，牙髓内可找到细菌
 C. 牙本质厚度<0.5mm，牙髓内可找到细菌
 D. 牙本质厚度<0.2mm，牙髓内可找到细菌
 E. 牙本质厚度<1.5mm，牙髓内可找到细菌
 【答案】D
 【解析】在深龋中，细菌可经牙本质小管进入牙髓而使牙髓感染，牙本质厚度<0.2mm，牙髓内可找到细菌。

> 【破题思路】剩余牙本质厚度≥2mm牙髓无不良反应；
> 0.5～1mm牙髓轻度反应，少许反应性牙本质形成；
> 0.25～0.5mm牙髓反应明显，较多牙本质形成；
> <0.25牙髓炎症严重，可找到细菌，反应性牙本质少，刺激性牙本质较多。

22. 龋损形成的过程如下，除了
 A. 硬组织脱矿、崩解
 B. 色素沉着
 C. 牙釉质的再矿化
 D. 修复性牙本质形成
 E. 腐坏牙本质再矿化
 【答案】E
 【解析】龋损形成过程包括牙硬组织脱矿、色素沉着、硬组织崩解，同时伴有修复反应，如牙釉质再矿化及修复性牙本质形成等。腐坏牙本质不能发生矿化，不属于龋损形成过程。

23. 食物是引起龋病的因素之一，以下观点错误的是
 A. 食物在牙面滞留会引起龋
 B. 吃糖量比吃糖次数对于龋的发生更重要
 C. 食物物理性状与龋病发生密切相关
 D. 食物糖含量与龋发生有关
 E. 蔗糖必须通过细菌作用才能致龋
 【答案】B
 【解析】吃糖次数比吃糖量对龋病的发生更重要。

> 【破题思路】食物因素考点：
> ① 食糖量越多，患龋情况越严重。
> ② 糖的种类：蔗糖、葡萄糖、果糖、麦芽糖、乳糖、淀粉、山梨醇、木糖醇，致龋性逐渐降低。
> ③ 进食频率越高，越容易致龋。
> ④ 吃糖量与吃糖次数相比，吃糖次数对于龋病的发生更重要。
> ⑤ 精细黏稠的含糖物致龋力大。
> ⑥ 氟化物、磷酸盐具有一定的降低龋坏的效果。

24. 蔗糖致龋的必要条件是
 A. 菌斑存在
 B. 多次食用
 C. 黏附牙面
 D. 加工精细
 E. 溶解于水
 【答案】A
 【解析】龋病的发生依赖于菌斑内致龋菌分解蔗糖产酸，进而使牙硬组织脱矿。故蔗糖若要致龋，必须有菌斑的存在。

25. 获得性膜功能不包括
 A. 为釉质提供有选择的渗透性
 B. 修复或保护釉质表面
 C. 影响特异性口腔微生物对牙面的附着
 D. 作为菌斑微生物的底物和营养
 E. 是牙齿防御系统的组成部分
 【答案】E
 【解析】获得性膜功能包括：①为釉质提供有选择的渗透性；②修复或保护釉质表面；③影响特异性口腔微生物对牙面的附着；④作为菌斑微生物的底物和营养。

26. 恒牙最易发生龋齿的部位是
 A. 咬合面和点隙裂沟
 B. 牙齿邻面和牙颈部
 C. 扭转和重叠的牙面
 D. 釉质发育缺陷的牙面
 E. 被酸蚀过的牙面
 【答案】A

【解析】恒牙最易患龋的部位为咬合面和点隙裂沟，其次为邻面，再次为颊面。

27. 患者右侧牙剧痛来急诊。查见右上第一磨牙咬合面龋深，叩痛（+）。左上第一磨牙缺失，要做温度测验时，最好的对照牙应选
    A. 右下第一磨牙　　　　　　　B. 右上第二磨牙　　　　　　　C. 左下第一磨牙
    D. 右上第二前磨牙　　　　　　E. 左上第二磨牙
    【答案】C
    【解析】牙髓温度测验的对照牙选择及测验顺序：首选同颌同名牙，其次对颌对侧同名牙，最后为与可疑牙处于同一象限内的健康邻牙。

28. 上颌第一磨牙各面易患龋病的顺序为
    A. 咬合面，近中面，腭面，颊面，远中面　　　　B. 咬合面，颊面，近中面，腭面，远中面
    C. 咬合面，远中面，腭面，近中面，颊面　　　　D. 咬合面，近中面，远中面，腭面，颊面
    E. 咬合面，远中面，近中面，颊面，腭面
    【答案】A
    【解析】上颌第一磨牙各面易患龋病的顺序：咬合面，近中面，腭面，颊面，远中面（OMPBD）；下颌第一磨牙各面易患龋的顺序：咬合面，颊面，近中面，远中面，舌面（OBMDL）。

29. 恒牙龋病的最好发牙位为
    A. 下颌第一磨牙　　　　　　　B. 上颌第一磨牙　　　　　　　C. 前磨牙
    D. 上前牙　　　　　　　　　　E. 下前牙
    【答案】A
    【解析】恒牙龋病的最好发牙位为下颌第一磨牙，以后依次为上颌第一磨牙、第二磨牙、前磨牙、第三磨牙、上颌前牙，患龋率最低的是下颌前牙。

30. 哪类龋病分类最适用于临床
    A. 按发病缓急分类　　　　　　B. 按进展快慢分类　　　　　　C. 按解剖部位分类
    D. 按病变深度分类　　　　　　E. 按腐质软硬分类
    【答案】D
    【解析】龋病可以按照病变进展速度、解剖部位、病变深度、与既往治疗的关系、累及牙体组织等多个方式分类。其中临床最适用的为按病变深度分类方法，以便于指导临床医生治疗方案。
    ① 按病变进展速度（发病情况）分为：急性龋、慢性龋、静止龋。
    ② 按解剖部位分为：窝沟龋、平滑面龋、根面龋、隐匿性龋、线形釉质龋。
    ③ 按病变深度（程度）分为：浅龋、中龋、深龋。
    ④ 按与既往治疗的关系分为：原发龋、继发龋、再发龋。
    ⑤ 按累及牙体组织分为：牙釉质龋、牙本质龋、牙骨质龋。

31. 根据龋坏部位的分类不包括
    A. 原发龋和继发龋　　　　　　B. 咬合面龋和邻面龋　　　　　C. 牙釉质龋和牙本质龋
    D. 颈部龋和根面龋　　　　　　E. 窝沟龋和平滑面龋
    【答案】A
    【解析】原发龋、继发龋是按龋病与充填治疗史的关系分类。未经治疗的牙齿发生的龋坏为原发龋；经充填的牙齿，充填物边缘又发生的龋坏为继发龋。

32. 突然发生、范围广、进行速度快的龋蚀称为
    A. 猖獗龋　　　　　　　　　　B. 湿性龋　　　　　　　　　　C. 奶瓶龋
    D. 环状龋　　　　　　　　　　E. 急性龋
    【答案】A
    【解析】猖獗龋：突然发生、范围广、进行速度快的龋蚀，多见于颌面及颈部放疗患者或舍格伦综合征患者。

【破题思路】① 猖獗龋：突然发生、范围广、进行速度快的龋蚀，多见于颌面及颈部放疗患者或舍格伦综合征患者。
② 急性龋：多见于儿童或青少年，病变进展快，病变组织颜色较浅，呈浅棕色，质地较软且湿润，很容易用挖器挖除，又称为湿性龋，一般不强调"病变范围广"这一特点。
③ 奶瓶龋：因不良喂养方式（如夜奶、含奶瓶入睡）导致的龋坏，多发生于上前牙唇侧。

④ 环状龋：发生于牙颈部，累及乳前牙唇面及邻面围绕牙冠的龋坏。呈卷脱状，多见于牙冠中 1/3 至颈 1/3。以围绕牙齿呈环状为主要特点。

33. 急性龋的临床表现是
A. 洞内病变组织颜色较深　　B. 病变组织质地松软而且湿润　　C. 多见于成年人
D. 修复性牙本质多　　　　　E. 牙髓不易受影响
【答案】B
【解析】急性龋多见于儿童或青少年，病变进展快，病变组织颜色较浅，呈浅棕色，质地较软且湿润，很容易用挖器挖除，又称为湿性龋。故本题答案为 B。

34. 龋病期间不形成或形成很少修复性牙本质的是
A. 中龋　　　　　　　　　　B. 深龋　　　　　　　　　　　　C. 急性龋
D. 慢性龋　　　　　　　　　E. 继发龋
【答案】C
【解析】龋病期间不形成或形成很少修复性牙本质的是急性龋。患急性龋时，病变进展快，牙髓组织来不及形成修复性牙本质，或形成很少，导致牙髓组织容易受到感染，发生牙髓病变。

35. 早期龋是指
A. 菌斑下方牙釉质白垩状脱钙　B. 牙釉质表面粗糙呈蜂窝状缺损　C. 窝沟色泽变黑，卡探针
D. 龋洞口小底大呈潜掘形　　　E. 龋洞洞底位于釉质层内
【答案】A
【解析】早期龋表现为釉质脱矿呈白垩色。

36. 根面龋患龋率最高的人群为
A. 儿童　　　　　　　　　　B. 青少年　　　　　　　　　　　C. 成年人
D. 老人　　　　　　　　　　E. 40 岁以上男性人群
【答案】D
【解析】老年人牙龈退缩，牙根暴露。根面龋多见于老年人。

37. 与继发龋发生无关的是
A. 腐质未去净　　　　　　　B. 洞形制备不良　　　　　　　　C. 材料调制不当
D. 充填操作不当　　　　　　E. 未做窝洞消毒
【答案】E
【解析】"未做窝洞消毒"与继发龋的发生无关，因为如果腐质已去净，是否用窝洞消毒剂与洞壁是否存留细菌无关。而其他选项均与继发龋的发生有关。

38. 镜下观察，患牙釉质呈三角形病损，三角形的顶部向着釉牙本质界，底部向着釉质表面，由深层至表层病变可分为透明层、暗层、病损体部和表层。该病变是
A. 釉质浑浊症　　　　　　　B. 平滑面釉质龋　　　　　　　　C. 窝沟釉质龋
D. Turner 牙　　　　　　　　E. 牙本质龋
【答案】B
【解析】平滑面釉质龋龋损呈三角形（倒三角形），三角形的顶部向着釉牙本质界，底部向着釉质表面；窝沟釉质龋龋损呈锥形（正三角形），底部朝向牙本质，尖向着釉质表面。

39. 鉴别深龋和牙髓炎时，用冷水做温度测验应避免
A. 干燥牙面　　　　　　　　B. 隔离唾液　　　　　　　　　　C. 先测上牙
D. 冷水入洞　　　　　　　　E. 选对照牙
【答案】D
【解析】深龋和牙髓炎牙髓温度测验结果不同，深龋温度测验结果正常，牙髓炎温度测验结果敏感或迟钝。因深龋龋洞深近髓腔，刺激入洞亦可引起一过性敏感，故利用牙髓温度测验鉴别深龋和牙髓炎时，应避免刺激入洞，产生假阳性结果，造成结果干扰。故答案为 D。

40. 变形链球菌可使菌斑 pH 下降至
A. 3.5 以下　　　　　　　　B. 4.5 以下　　　　　　　　　　C. 5.5 以下
D. 6.5 以下　　　　　　　　E. 7 以下
【答案】C

【解析】变形链球菌可使菌斑 pH 下降至 5.5 以下，并维持较长时间，使牙齿硬组织脱矿，即变形链球菌的产酸性和耐酸性。

41. 牙髓感染主要是下列哪个疾病的并发症
   A. 深龋　　　　　　　　　B. 外伤冠折　　　　　　　　C. 楔状缺损
   D. 深牙周袋　　　　　　　E. 发育异常的结构
【答案】A
【解析】深龋进一步的损害是牙髓腔的感染，故牙髓感染主要是深龋的并发症。其他疾病也会引起龋病，但进一步的损害并非牙髓感染，答案选 A。

42. 牙骨质龋属于
   A. 慢性龋　　　　　　　　B. 浅龋　　　　　　　　　　C. 中龋
   D. 深龋　　　　　　　　　E. 隐匿龋
【答案】B
【解析】浅龋：局限于牙釉质或牙骨质的龋坏；中龋：龋坏达牙本质浅层；深龋：龋坏达牙本质中层及深层。

43. 深龋患牙的临床表现是
   A. 食物嵌入洞内痛　　　　B. 偶在夜间隐痛　　　　　　C. 温度测验一过性敏感
   D. 牙髓电活力测验迟钝　　E. 去净腐质后露髓
【答案】A
【解析】食物入洞痛是中龋和深龋的临床表现，B 和 E 是不可复性牙髓炎的表现；C 是可复性牙髓炎的表现；D 本身的描述就不规范，牙髓电活力测验的反应具有判断牙髓是否有活力的作用，不反应敏感或迟钝。牙髓温度测验的结果记录为正常、敏感、迟钝、无反应。

44. 口腔检查的目的是检查
   A. 牙体组织的患病情况　　B. 牙周组织的患病情况　　　C. 口腔黏膜的患病情况
   D. 颌面部分的患病情况　　E. 口腔和颌面部患病情况
【答案】E
【解析】口腔检查的目的是检查口腔（包括牙体、牙周、黏膜）和颌面部患病情况。

45. 有效检查早期邻面龋的方法是
   A. 视诊　　　　　　　　　B. 叩诊　　　　　　　　　　C. 探诊
   D. 透照　　　　　　　　　E. 咬合翼片
【答案】E
【解析】早期邻面龋有效的检查方法是拍摄咬合翼片，可明确显示邻面龋脱矿的透射区。透照法需要特殊的器械，临床不作常规应用。

46. 对诊断龋病无意义的检查方法是
   A. 视诊　　　　　　　　　B. X 线检查　　　　　　　　C. 温度刺激测验
   D. 叩诊　　　　　　　　　E. 问诊
【答案】D
【解析】对诊断龋病无意义的检查方法是叩诊。叩诊用于评估根周膜炎症状况，不能用于龋齿的诊断分类。故本题答案是 D。

47. 发生牙本质龋时，临床症状较明显的部位是
   A. 接触点处的邻面龋　　　B. 接触点以上的邻面龋　　　C. 接近龈缘的颈部龋
   D. 接近边缘嵴的𬌗面龋　　E. 位于近远中的邻𬌗面龋
【答案】C
【解析】牙颈部釉质较薄，易累及牙本质从而发生牙本质龋，且发生牙本质龋后症状较明显。

48. 不符合浅龋的临床表现是
   A. 龋损部位透出墨浸状　　B. 一般无主观症状　　　　　C. 呈白垩色
   D. 探诊时卡住探针尖端　　E. 探诊时损害局部硬而光亮
【答案】A
【解析】浅龋为局限于牙釉质或牙骨质的龋坏，一般无主观症状，临床检查呈白垩色，探诊硬而光滑卡探针。故用排除法可选择 A。呈墨浸状的龋坏呈口小底大，一般病变较深。

49. 不属于慢性龋的临床表现的是
   A. 只见于成年人　　　　　B. 病变进展慢　　　　　　　C. 色素渗透超过细菌入侵层

D. 病变组织色深而干硬　　　　　E. 去腐时不易大块去除
【答案】A
【解析】慢性龋可见于任何年龄阶段，多见于成年人。

50. 窝沟浅龋的诊断主要通过
A. 问诊　　　　　　　　　B. 视诊　　　　　　　　　C. 探诊
D. 染色　　　　　　　　　E. X 线
【答案】C
【解析】窝沟浅龋的早期表现为龋损部位色泽改变，用探针检查时有粗糙感或能钩住探针尖端。

51. 龋损的好发牙面居首位的是
A. 𬌗面　　　　　　　　　B. 近中邻面　　　　　　　C. 前牙唇面
D. 远中邻面　　　　　　　E. 颊面
【答案】A

52. 浅龋与轻度釉质发育不全的鉴别要点不包括
A. 好发牙位　　　　　　　B. 好发部位　　　　　　　C. 患区质地
D. 患区光滑度　　　　　　E. 患牙牙体形态
【答案】E
【解析】该题考查的知识点是龋与釉质发育不全的鉴别诊断要点。注意题干提的是否定问题，因此正确答案是这两种疾病的共同点，即都有釉质的缺损而致牙体形态的改变，尤其浅龋和轻度釉质发育不全，均可出现白垩斑、黄褐色斑和釉质的浅缺损，其他答案均为浅龋与轻度釉质发育不全的鉴别要点。

53. 釉质发育不全与浅龋区别为
A. 色素沉着斑　　　　　　B. 患者无症状　　　　　　C. 探诊粗糙感
D. 病损硬而光滑　　　　　E. 无釉质表面缺损
【答案】D
【解析】釉质发育不全与浅龋均可表现为患者无症状、色素沉着斑。釉质发育不全病损硬而光滑，根据程度不同，可表现为有或无釉质表面缺损；浅龋表现为釉质表面脱矿，探诊粗糙，且一般无釉质缺损。本题主语为釉质发育不全，故选釉质发育不全独有的特点。

54. 冠部浅龋的龋坏程度仅限于
A. 牙釉质内　　　　　　　B. 牙骨质内　　　　　　　C. 牙釉质或牙骨质内
D. 牙本质内　　　　　　　E. 牙骨质或牙本质内
【答案】A
【解析】牙冠部浅龋为发生于釉质内的龋坏。根部浅龋局限于牙骨质。

55. 中龋的临床表现为
A. 遭受外界的物理化学刺激无明显反应　　　B. 龋洞形成，酸甜冷热刺激痛，刺激去除后症状立即消失
C. 龋洞形成，冷热刺激痛，自发痛　　　　　D. 龋洞形成，冷热刺激痛，放射痛
E. 龋洞形成，食物嵌入痛，夜间痛
【答案】B
【解析】中龋临床表现为龋洞形成，酸甜冷热入洞刺激痛，刺激去除后症状立即消失（即所有龋病牙髓活力均正常，中龋、深龋可有冷热酸甜刺激入洞疼，刺激去除症状立即消失）。自发痛、放射痛、夜间痛为牙髓炎表现。

56. 下列临床表现可诊断为冠龋的是
A. 探针可伸入底部坚硬的窝沟　　B. 着色的不平坦区　　C. 中度氟牙症的釉质凹陷
D. 底部变软的窝沟　　　　　　　E. 釉质上的白斑
【答案】D
【解析】冠龋又分为点隙窝沟龋和平滑面龋，出现颜色改变、形状缺损和质地改变，因龋病主要病理改变为有机物分解、无机物脱矿，所以质地改变为龋病最主要的改变，因而质地变软的窝沟就可以诊断为冠龋。A、B、C、E选项均未涉及质地改变，不能诊断为龋病。

57. 浅龋应与何种疾病鉴别
A. 慢性牙髓炎　　　　　　B. 牙本质过敏　　　　　　C. 四环素牙
D. 釉质发育不全　　　　　E. 楔状缺损
【答案】D

【解析】浅龋为局限于牙釉质或牙骨质的龋坏，所以应与釉质发育不全鉴别。

58. 症状比较明显的中龋部位是
A. 殆面　　　　　　　　　B. 舌面　　　　　　　　　C. 颈部
D. 颊面　　　　　　　　　E. 接触点
【答案】C
【解析】中龋为龋坏达牙本质浅层，牙颈部牙釉质及牙骨质较薄，龋坏较易发展至中龋，且中龋的临床表现比较明显。

59. 窝沟龋的早期表现为
A. 明显龋洞　　　　　　　B. 探诊有酸感　　　　　　C. 损害部位呈白垩色
D. 损害部位透出墨浸状　　E. 损害位于釉牙本质交界处
【答案】C

60. 不符合中龋临床表现的是
A. 可引起牙本质-牙髓复合体反应　　　B. 探诊时，损害局部硬而光滑
C. 龋损进展得较快　　　　　　　　　　D. 有软化牙本质形成
E. 有色素沉着
【答案】B
【解析】中龋临床表现为色、形、质的改变，即龋洞形成，可见色素沉着，探诊质软，且酸甜冷热入洞刺激痛，刺激去除后症状立即消失。探诊硬而光滑非中龋临床表现。

61. 下列各项中哪项不是深龋的临床表现
A. 冷热刺激痛　　　　　　B. 牙髓活力测定正常　　　C. 自发痛
D. 食物嵌塞痛　　　　　　E. 食酸甜食物敏感
【答案】C
【解析】深龋的临床表现：龋洞形成，龋坏达牙本质中层或深层，冷热酸甜刺激入洞疼，食物嵌入窝洞引起疼痛，刺激去除后疼痛立即消失，无自发痛，牙髓活力测验结果正常。自发痛为牙髓炎的临床表现。

62. 浅龋最常用的常规诊断方法是
A. 温度刺激测验　　　　　B. 视诊法　　　　　　　　C. 透照法
D. X线检查　　　　　　　 E. 叩诊法
【答案】D
【解析】浅龋为局限于牙釉质或牙骨质的龋坏，一般无主观症状，临床检查亦不容易发现，最常用的诊断方法为X线检查。

63. 下列哪项不是浅龋的临床表现
A. 釉质白垩色斑点　　　　B. 无明显自觉症状　　　　C. 可卡探针
D. 对冷热酸甜敏感　　　　E. 探针检查时有粗糙感
【答案】D
【解析】浅龋临床表现：无明显自觉症状，受到外界物理或化学刺激后也无明显反应。临床检查发现釉质呈白垩色改变，探诊粗糙、卡探针。X线显示：病变位于牙釉质层或牙骨质层。

64. 静止龋出现的条件是
A. 机体抵抗力增加　　　　B. 龋损处致龋的环境消失　　C. 口腔内致龋菌数量减少
D. 口腔唾液流量增加　　　E. 摄糖总量减少
【答案】B
【解析】静止龋：口内致龋环境发生改变，原来易致龋的环境消失，龋病不再进展。临床探诊检查，病变多坚硬光滑。

65. 龋病导致的牙体硬组织缺损，可由以下哪种方法治疗
A. 药物治疗　　　　　　　B. 自行修复　　　　　　　C. 充填治疗
D. 再矿化疗法　　　　　　E. 以上方法均可以
【答案】C

66. 在下列急性龋的描述中，错误的是
A. 多见于儿童或年轻人　　B. 病变进展较快　　　　　C. 可快速形成修复性牙本质
D. 牙髓组织易受到感染　　E. 放射龋是其中一种类型
【答案】C

【解析】急性龋：多见于儿童或青少年，病变进展快，易致牙髓感染，不易形成修复性牙本质。

67. 深龋时患牙对牙髓温度测验的反应是
   A. 同对照牙，冷刺激入洞时可有一过性敏感　　B. 一过性敏感
   C. 敏感　　　　　　　　　　　　　　　　　　D. 激发痛
   E. 无反应
【答案】A
【解析】所有龋病牙髓温度测验的结果均正常。中龋、深龋冷热酸甜刺激入洞可引起一过性敏感。故本题答案为 A。可复性牙髓炎的温度测验结果为一过性敏感；牙髓炎的温度测验可表现为敏感或激发痛（激发痛不能作为温度测验结果的表示方式）；牙髓坏死的患牙温度测验结果为无反应。

68. 患者因龋坏牙充填后 5 年出现冷热痛，偶有自发钝痛就诊。查：16 近中邻面充填体颊侧龈壁发黑，可探入，叩痛（±），冷、热测疼痛。其原因为
   A. 充填物早接触　　　　B. 充填时没垫底　　　　C. 继发龋
   D. 备洞时操作不当　　　E. 充填体的化学性刺激
【答案】C
【解析】充填后 5 年的患牙冷、热测疼痛，考虑牙髓问题。检查发现充填体颊侧龈壁发黑，可探入，则出现牙髓问题的原因是继发龋。

69. 窝沟龋中最多的菌是
   A. 乳杆菌　　　　　　　B. 变形链球菌　　　　　C. 放线菌
   D. 棒状杆菌　　　　　　E. 韦永菌
【答案】B

70. 诊断深龋时的注意事项错误的是
   A. 探龋洞的深度和感觉　　B. 问自觉症状及其时间　　C. 叩诊是否有异常反应
   D. 探清楚穿髓孔的有无　　E. 温度测验时刺激必须进入龋洞
【答案】E
【解析】深龋可表现为冷热刺激入洞疼，所以为了与牙髓炎相鉴别，行温度测验的过程中，刺激不能进入窝洞。

71. 牙髓活力温度测验中热刺激的温度范围是
   A. 低于 45℃　　　　　　B. 45～50℃　　　　　　C. 50～55℃
   D. 55～60℃　　　　　　E. 高于 60℃
【答案】E
【解析】牙髓对 20～50℃ 的温度无不适反应，10～20℃ 的冷水和 50～60℃ 的热水也很少引起疼痛感，故以低于 10℃ 为冷刺激，高于 60℃ 为热刺激。

72. 口腔检查进行探诊时，应该
   A. 只检查主诉牙　　　　B. 动作轻巧有支点　　　　C. 用力探入露髓孔
   D. 选择尖锐探针查窦道　E. 选择圆钝探针查龋齿
【答案】B
【解析】探诊应该动作轻巧有支点，尤其对于可能露髓的部位，更应动作轻柔，避免引起患者的突然剧痛。既要检查主诉牙还要检查口内其余牙齿，检查窦道用圆钝探针，检查龋齿用尖探针。

73. 龋病治疗原则中体现终止病变进展的操作是
   A. 去净腐质　　　　　　B. 洞衬　　　　　　　　　C. 间接盖髓
   D. 制备固位形　　　　　E. 制备抗力形
【答案】A
【解析】终止病变进展的首要措施就是去净腐质，洞衬和间接盖髓的目的为保护牙髓，制备固位形和抗力形是对充填体机械性能的要求。

74. 深龋备洞时，下列哪项措施是错误的
   A. 洞底平，侧壁平直，两者相垂直　　　　　　　B. 去尽腐质
   C. 保护牙髓　　　　　　　　　　　　　　　　　D. 洞缘线圆钝
   E. 尽量保留健康牙体组织
【答案】A

75. 备洞过程中，保护牙髓的措施为
   A. 高速涡轮手机钻须有冷却水伴随　　　　　　　B. 慢速手机去腐不必保持窝洞干燥

C. 切削牙体组织应采用持续磨除法　　　　　　D. 深龋制备窝洞不能在局部麻醉下操作
E. 机械去除腐质时应用较大的压力

【答案】A

【解析】去腐备洞过程中需注意保护牙髓：高速手机去腐须冷水冷却，慢速手机去腐须保持窝洞干燥（牙髓对干热的耐受力强于对湿热的耐受力）或用冷水冷却，去腐过程需间断磨除，切勿加压，对于深龋备洞极敏感者可局麻下操作。

76. 临床上去除龋坏组织的标准主要根据
A. 洞壁牙体组织的颜色深浅　　B. 洞壁牙体组织的硬度　　C. 洞底的位置
D. 预计剩余牙体组织的多少　　E. 患者的敏感程度

【答案】B

【解析】临床依据硬度和着色两个标准来判断细菌侵入范围。龋病进展中，脱矿最早，其次为着色，细菌侵入在最后，因此临床操作，不必去除所有着色牙本质，主要依据硬度标准判断是否去净腐质。

77. 龋病充填治疗时，外形设计正确的是
A. 外形线的总体观应为正方形或长方形　　B. 外形的范围根据龋坏的范围而定
C. 切削时，应尽量避让窝沟　　　　　　　　D. 外形都不能做预防性扩展
E. 窝洞的外形线不要求长度和宽度

【答案】B

【解析】龋病窝洞预备过程中外形线需圆钝光滑，外形范围需根据龋坏范围而定。切削时，应将窝沟龋损及可疑龋损一并去除。若选用银汞合金充填则窝洞尽量不做预防性扩展。窝洞边缘线不宜过长，过长的窝洞边缘易引起继发龋。

78. 能产生正常的修复性牙本质的窝洞，剩余牙本质的有效厚度为
A. 0.5mm 以内　　　　　　B. 0.5～1.0mm　　　　　　C. 1.0～1.5mm
D. 1.5～2.0mm　　　　　　E. 2.0mm 以上

【答案】E

【解析】剩余牙本质厚度与牙髓反应的关系——牙本质有效厚度：
≥2mm 牙髓无不良反应，产生正常的修复性牙本质。
0.5～1mm 牙髓轻度反应，少许反应性牙本质形成。
0.25～0.5mm 牙髓反应明显，较多牙本质形成。
<0.2 牙髓炎症严重，可找到细菌，反应性牙本质少，刺激性牙本质较多。

79. 以英文字母 DLa 记录的窝洞是
A. 远中唇面洞　　　　　　B. 颊𬌗面洞　　　　　　C. 远中𬌗面洞
D. 近中唇面洞　　　　　　E. 舌𬌗面洞

【答案】A

【解析】临床记录规定以各牙面的英文名称的第一个字母表示（大写），远中面（distal）以 D 表示，近中面（mesial）以 M 表示，唇面（labial）以 La 表示，舌面（lingual）以 L 表示，腭面以 P 表示，颊面（buccal）以 B 表示，𬌗面（occlusal）以 O 表示，所以以英文字母 DLa 记录的窝洞是远中唇面洞，所以 A 正确。B 选项颊𬌗面洞以 BO 表示，C 选项远中𬌗面洞以 DO 表示，D 选项近中唇面洞以 MLa 表示，E 选项舌𬌗面洞以 LO 表示。

80. 下列窝洞属于 G.V.Black 分类法中Ⅰ类洞的是
A. 下颌磨牙𬌗面洞　　　　　　B. 下磨牙颊沟龋　　　　　　C. 上前牙腭面洞
D. A 和 B　　　　　　　　　　E. A+B+C

【答案】E

【解析】G.V Black 按窝洞所在牙面将窝洞分为 5 类，分别是：
Ⅰ类洞：为发生于所有牙齿的发育窝、沟内的龋损所制备的窝洞。如上前牙的腭面窝沟洞、磨牙𬌗面洞。
Ⅱ类洞：为发生于后牙邻面的龋损所制备的窝洞。
Ⅲ类洞：为发生于前牙邻面未损伤切角的龋损所制备的窝洞。
Ⅳ类洞：为发生于前牙邻面并损伤切角的龋损所制备的窝洞。
Ⅴ类洞：为发生于所有牙齿的颊（唇）、舌（腭）面近龈 1/3 牙面的龋损所制备的窝洞。

81. 鸠尾峡的宽度在前牙为邻面洞舌方宽度的
A. 2/3～1/2　　　　　　B. 1/2　　　　　　C. 1/3～1/2
D. 1/4～1/3　　　　　　E. 1/5～1/4

【答案】C

【解析】鸠尾峡的宽度一般在后牙为所在颊舌尖间距的 1/4～1/3，前牙为邻面洞舌方宽度 1/3～1/2。

82. 在牙冠舌腭面做鸠尾固位形适用于
 A. Ⅰ类洞形 B. Ⅱ类洞形 C. Ⅲ类洞形
 D. Ⅳ类洞形 E. Ⅴ类洞形

【答案】C

【解析】Ⅲ类洞形是前牙邻面龋洞制备的洞形，当龋损破坏了舌面边缘嵴时，要在牙冠舌面做鸠尾固位形；而Ⅱ类洞形是后牙邻面龋洞制备的洞形，当龋损破坏了咬合面边缘嵴时，所做鸠尾固位形是在咬合面，而不是在舌面；Ⅰ类和Ⅴ类洞形的制备不需要做任何鸠尾固位形；Ⅳ类洞形由于涉及前牙切角的缺损，不能单用充填法修复。

83. 修复发生于前牙邻面并损伤切角的龋损应制备的洞形是
 A. Ⅰ类洞形 B. Ⅱ类洞形 C. Ⅲ类洞形
 D. Ⅳ类洞形 E. Ⅴ类洞形

【答案】D

【解析】修复发生于前牙邻面并损伤切角的龋损应制备的洞形是Ⅳ类洞。

84. 制备Ⅴ类洞时，要求
 A. 有严格的抗力形 B. 有适当的固位形 C. 底平壁直
 D. 与牙面外形一致 E. 做鸠尾

【答案】B

【解析】Ⅴ类洞：为发生于所有牙齿的颊（唇）、舌（腭）面近龈 1/3 牙面的龋损所制备的窝洞。此处牙体组织受力较小，不需要严格抗力形，但此处充填体较容易脱落，所以需要一定的固位形。

85. Ⅱ类洞形𬌗合面鸠尾形设计根据
 A. 邻面龋的深浅 B. 邻面洞的位置 C. 邻面龋的牙体
 D. 邻面龋的类型 E. 邻面洞的大小

【答案】E

【解析】Ⅱ类洞是后牙邻面龋损所制备的洞形，通常可在𬌗面辅以鸠尾洞形。对于𬌗面鸠尾是否需要制备，主要依据邻面洞大小及邻面洞固位情况而确定。

86. Ⅱ类洞制备时鸠尾峡应位于
 A. 窝洞轴髓线角处 B. 窝洞轴髓线角边缘右侧 C. 窝洞轴髓线角中线侧
 D. 𬌗面的中央 E. 窝洞的中央

【答案】C

【解析】鸠尾峡应位于轴髓线角内侧，即中线侧。

87. 邻面洞的龈缘与邻牙之间的间隙宽度至少应为
 A. 0.5mm B. 1.0mm C. 1.2mm
 D. 1.5mm E. 2.0mm

【答案】A

【解析】邻面洞的龈缘与邻牙之间的间隙宽度至少应为 0.5mm，以便于清洁。

88. 双面洞的洞底形成阶梯的主要作用是
 A. 有利于固位 B. 均匀分担咬合力 C. 减少牙齿的研磨
 D. 节约充填材料 E. 做预防性扩展

【答案】B

【解析】双面洞的洞底形成阶梯的主要作用是均匀分担咬合力。双面洞的咬合面洞底与邻𬌗洞的轴壁形成阶梯，不仅可以分散咬合力，也可起保护牙髓的作用。

89. 下列哪项操作的后果无法达到良好的抗力形
 A. 洞底要平，洞底洞壁与髓壁相交形成的轴髓线角不应过于锋锐
 B. 洞底洞形要有一定的深度
 C. 邻𬌗洞应制成阶梯
 D. 邻𬌗洞邻面部分龈壁应做成斜向龈方的斜面
 E. 去除薄壁弱尖

【答案】D

【解析】龈壁必须与轴壁垂直，不能斜向龈方。

90. 窝洞制备中，以下不属于抗力形设计的是
A. 盒状洞形　　　　　　　　B. 有一定深度　　　　　　　　C. 邻面洞制备阶梯
D. 邻面洞制备梯形　　　　　E. 窝洞外形呈圆缓曲线
【答案】D
【解析】窝洞制备需要一定的抗力形和固位形。抗力形包括：洞深、盒状洞形、阶梯结构、窝洞外形线圆钝、去除薄壁弱尖；固位形包括：侧壁固位、倒凹固位、鸠尾固位、梯形固位。

91. 倒凹固位主要是防止
A. 充填体垂直方向脱位　　　B. 充填件折断　　　　　　　　C. 充填体翘动
D. 充填体水平方向脱位　　　E. 充填体侧方移动
【答案】A
【解析】倒凹固位主要防止充填体垂直向（殆向）脱位；鸠尾固位防止充填体水平向脱位；梯形固位防止充填体殆向脱位。

92. 下列哪种药物不可用于早期龋的化学疗法
A. 75%NaF甘油糊剂　　　　B. 8%氟化亚锡　　　　　　　　C. 氯化锶
D. 10%硝酸银　　　　　　　E. 含氟凝胶
【答案】C
【解析】龋病治疗的常用药物有：75%氟化钠溶液、氟化钠甘油糊剂、氟化亚锡、硝酸银、氨硝酸银及含氟凝胶等。氯化锶为牙本质脱敏的药物。

93. 用于再矿化治疗时，再矿化液的pH一般调至
A. 5　　　　　　　　　　　B. 6　　　　　　　　　　　　　C. 7
D. 8　　　　　　　　　　　E. 9
【答案】C
【解析】再矿化液的pH一般调至7。酸性环境可减弱再矿化液对釉质的再矿化作用。

（94～95题共用备选答案）
A. 下颌第一磨牙　　　　　　B. 上颌第一磨牙　　　　　　　C. 对称性的牙
D. 上颌侧切牙　　　　　　　E. 全口牙

94. 在牙列中患龋率最高的牙是
【答案】A

95. 釉质发育不全常发生在
【答案】C

【解析】牙列中患龋率最高的牙为下颌第一磨牙，因为下颌第一磨牙为最早萌出的恒牙，在口腔内时间长并且点隙窝沟复杂。釉质发育不全多对称发生，并且可根据发生的牙位，推测釉质发育不全的年龄：釉质发育不全累及上颌1、3、6，下颌1、2、3、6，则发生于1岁以内，釉质发育不全累及上颌2，则发生于1～2岁，釉质发育不全累及上下颌4、5、7，则发生于2岁以后。

96. 消毒窝洞理想的药物应该是
A. 消毒力弱、刺激性小、不损伤深层牙髓活力
B. 刺激性小、渗透性小、向深层组织侵袭
C. 刺激性大、消毒力强、足以杀灭细菌
D. 消毒力强、刺激性小、渗透性小，不使牙体组织变色
E. 消毒力适中、刺激性小、渗透性小，不使牙体组织变色
【答案】D
【解析】消毒窝洞理想的药物应该具备消毒力强、刺激性小、渗透性小，不使牙体组织变色的特点。

97. 最少切割牙体组织的龋齿修复方法是
A. 银汞充填术　　　　　　　B. 嵌体修复　　　　　　　　　C. 复合树脂修复
D. 玻璃离子粘固剂修复　　　E. 全冠修复
【答案】D
【解析】银汞合金需要做预防性扩展，不需要做45°角短斜面；树脂材料需要做45°角短斜面，不需要做预防性扩展；玻璃离子只需要去净龋坏组织，既不需要做预防性扩展也不需要做45°角短斜面。嵌体和全冠不仅要去除龋坏组织，还要进行特殊牙体预备。

98. 牙体粘接修复术洞形制备的特点是
A. 前牙切角缺损不必磨除正常釉质　　B. 洞缘的釉质壁不必做短斜面
C. 可不做预防性扩展　　D. 不承受殆力处，可形成盒状洞形
E. 垫底时可过多覆盖牙本质
【答案】C
【解析】牙体粘接修复术洞形制备可不做预防性扩展，需要做45°角短斜面。

99. 复合树脂充填洞形制备特点是
A. 底平壁直，洞形必须达到一定的深度
B. 点线角应圆滑，洞缘角应制备短斜面
C. 应制备典型的箱状洞，并设计良好的固位形
D. 洞缘角应呈直角，不宜在洞缘角制备短斜面，需去净无基釉
E. 无须去净无基釉，但要有良好的抗力形
【答案】B
【解析】复合树脂充填主要依靠粘接力，故备洞时只需去净龋坏组织，窝洞点线角圆钝，不追求窝洞底平壁直，且一般不需要制备特殊洞形，窝洞不需预防性扩展，需要制备45°角洞缘短斜面。

100. 以下哪项是复合树脂充填时洞壁制成斜面的目的
A. 减少酸蚀面积　　B. 增强复合树脂抗力　　C. 边缘封闭，防止微渗漏
D. 加强聚合收缩产生的釉质裂纹　　E. 以上都不是
【答案】B

101. 玻璃离子充填时，对洞形要求哪一项是错误的
A. 对固位形要求可放宽　　B. 洞缘可保留无基釉　　C. 洞缘釉质做斜面
D. 不需要做预防性扩展　　E. 窝洞点、线角圆钝
【答案】C
【解析】玻璃离子充填不需要做预防性扩展，亦不需要做短斜面。

102. 中等深度以上的窝洞用银汞合金充填时需要垫底的原因是充填材料
A. 有牙髓刺激性　　B. 为温度良导体　　C. 具有收缩性
D. 具有微渗漏　　E. 其中的汞有一定毒性
【答案】B
【解析】中等深度以上的窝洞冷热刺激入洞引起一过性敏感，使用银汞合金充填需要垫底，主要是因为银汞合金是温度的良导体，避免外界温度刺激通过合金引起牙髓反应。

103. 银汞合金填充操作不正确的是
A. 少量多次填充
B. 每次送入窝洞的银汞合金量在铺平后不超过1mm厚
C. 银汞合金从调制到填充完毕、雕刻成形应在6～7min内
D. 邻拾面洞先填殆面洞，再填邻面洞
E. 24h后方可打磨抛光
【答案】D
【解析】邻殆面窝洞充填应先充填邻面部分再充填殆面部分。

104. 邻殆双面的洞底形成阶梯，使殆力主要由
A. 殆面髓壁和邻面龈壁分担　　B. 殆面髓壁和邻面轴壁分担　　C. 殆面侧壁和邻面龈壁分担
D. 殆面侧壁和邻面侧壁分担　　E. 殆面髓壁和邻面侧壁分担
【答案】A
【解析】邻殆双面的洞底形成阶梯，使殆力主要由殆面髓壁和邻面龈壁分担（殆力多为垂直向力，由水平向洞壁承担）。

105. 龋病导致牙体硬组织缺损时可由以下哪种方法治疗
A. 药物治疗　　B. 窝沟封闭　　C. 充填治疗
D. 再矿化疗法　　E. 自行修复
【答案】C
【解析】龋病导致牙体硬组织缺损时需要充填治疗。再矿化治疗及药物治疗用于早期龋无明显硬组织缺损时。窝沟封闭用于龋病未形成时，预防龋病发生；龋病属于慢性进行性破坏性疾病，不能自行修复。

106. 酸蚀剂对牙髓的刺激大小与下列因素有关,除了
A. 酸的强度　　　　　　B. 酸蚀的时间　　　　　　C. 剩余牙本质的厚度
D. 牙齿的矿化程度　　　E. 酸蚀涂布的压力
【答案】E
【解析】酸的强度、酸蚀的时间、剩余牙本质的厚度、牙齿的矿化程度均可影响酸蚀剂对牙髓的刺激大小。

107. 临床常用的酸蚀剂为
A. 10%～30%柠檬酸　　B. 10%～15%磷酸　　　　C. 30%～50%磷酸
D. 30%～50%醋酸　　　E. 10%～15%醋酸
【答案】C
【解析】临床常用的酸蚀剂为30%～50%磷酸。

108. 酸蚀无法起到的作用有
A. 增大牙齿表面积　　　B. 除去釉质表面玷污层　　C. 保护牙髓活力
D. 暴露清洁新鲜的釉质　E. 活化釉质表层
【答案】C
【解析】酸蚀的作用包括：①溶解釉质表面的羟磷灰石,暴露釉质新鲜层,增大釉质表面可湿性和表面自由能,利于粘接剂渗入；②活化釉质表层；③增大釉质表面的粘接面积和粗糙度。酸蚀后冲洗,可以带走釉质表面玷污层。酸蚀剂对牙髓组织具有一定的刺激性。

109. 牙本质自酸蚀粘接的方式是
A. 固位洞形　　　　　　B. 化学结合　　　　　　　C. 粘接剂吸附
D. 微机械锁合　　　　　E. 混合层形成
【答案】E
【解析】本题考核的知识点是牙本质粘接机制。酸蚀粘接系统是通过使牙本质表面脱矿、改性,保留玷污层并渗透进入脱矿牙本质中的胶原纤维网内形成混合层而实现粘接的。

110. 全蚀刻体系是指
A. 能酸蚀釉质的制剂　　　　　　　B. 能酸蚀牙本质的制剂
C. 能酸蚀牙骨质的制剂　　　　　　D. 既酸蚀牙釉质又能酸蚀牙本质的制剂
E. 既酸蚀牙釉质又能酸蚀牙骨质的制剂
【答案】D
【解析】全蚀刻体系是指既酸蚀牙釉质又能酸蚀牙本质的制剂。

111. 粘接剂对牙本质的固位作用不包括
A. 微机械嵌合　　　　　B. 化学键　　　　　　　　C. 分子间引力
D. 氢键　　　　　　　　E. 压缩结合
【答案】E
【解析】粘接剂对牙本质的固位作用包括：微机械嵌合、化学键、分子间引力、氢键。压缩结合属于金瓷结合力的一种,金瓷结合力还包括：化学结合、压缩结合、机械结合、范德华力。

112. 患者一年前因右上后牙龋坏行充填治疗,昨日进食时牙体组织折裂。临床检查：右上第一磨牙殆面大面积银汞充填物,近中腭尖折裂至龈缘。推测其可能的原因不包括
A. 备洞时未去除无基釉　B. 未制备倒凹　　　　　　C. 牙体组织磨除过多
D. 殆创伤　　　　　　　E. 窝洞点、线、角过锐
【答案】B
【解析】近中腭尖折裂,考虑抗力问题,未制备倒凹为固位问题,易导致充填体脱落。其余选项均可引起牙体组织抗力不足。

113. 深龋激发痛不明显,洞底软龋能够彻底去净,治疗方法应选择
A. 双层垫底,一次完成充填治疗
B. 局麻后开髓失活,行牙髓治疗
C. 先做安抚疗法,待一到两周复诊时症状消除后,再以双层垫底充填
D. 施行活髓切断术
E. 间接盖髓、双层垫底一次完成充填治疗
【答案】E
【解析】本题题眼在于"激发痛不明显""软龋能够去净",故选择E。

【破题思路】深龋治疗方法选择（注意把握题眼）：
① 普通深龋（没有激发痛，软龋能去净，题目没提激发痛或软龋的问题就默认为普通深龋）——（双层）垫底后充填。
② 激发痛——安抚治疗/先安抚后垫底充填（重点在于安抚治疗）。
③ 软龋不能去净——间接盖髓，去净软龋后垫底充填。
④ 激发痛+软龋不能去净——先安抚，无症状后间接盖髓，然后垫底充填。

114. 点隙窝沟龋最有效的预防方法是
A. 向家长宣传点隙窝沟龋齿的知识　　　B. 定期检查，早发现早治疗
C. 控制饮食，睡前刷牙　　　　　　　　D. 应用氟化物、含氟牙膏，氟水漱口
E. 点隙窝沟封闭术
【答案】E
【解析】对可疑窝沟进行窝沟封闭术是预防窝沟点隙龋的最有效方法，故本题答案是E。其他选项均为龋病的预防方法，此题题眼在"最"字。

115. 玻璃离子水门汀有下述优点，但应除去
A. 在口腔环境中无溶解　　　B. 可以释放氟化物　　　C. 与牙齿有化学粘接
D. 对牙髓刺激性小　　　　　E. 可用于乳牙修复
【答案】A
【解析】玻璃离子水门汀的缺点是强度较小而溶解度较大，因此答案中应选A，其他各项都是玻璃离子水门汀的性能优点。

116. 玻璃离子水门汀临床适用于
A. 猖獗龋治疗　　　　　　　B. 𬌗面洞充填　　　　　　C. 邻面洞充填
D. 楔状缺损充填　　　　　　E. 窝沟封闭
【答案】A
【解析】玻璃离子水门汀材料与牙组织有良好的粘接性，固化后释放氟有利于控制猖獗龋的发展。

117. 龋易感者可选择的治疗方法是
A. 诱导再生　　　　　　　　B. 消除菌斑　　　　　　　C. 修复
D. 药物涂擦　　　　　　　　E. 再矿化疗法
【答案】E

（118～120题共用备选答案）
A. 窝洞的点线角太锐　　　　B. 洞的边缘制备于深窝沟处　　　C. 银汞合金修复体厚度不够
D. 悬突　　　　　　　　　　E. 垫底材料选择不当
下列情况的出现可能是由于
118. 牙体折裂
【答案】A
119. 龋齿一次性充填后的激发痛
【答案】E
120. 充填物折断
【答案】C
【解析】牙体折裂为牙体抗力不足，多因为窝洞点线角不圆钝、未去除薄壁弱尖、磨除过多牙体组织、充填材料过度膨胀、咬合力过大等。龋齿一次性充填后的激发痛多由牙髓刺激产生，如粘接材料刺激牙髓、备洞过程的刺激等。充填体折断为充填体抗力不足，如窝洞预备过浅、过窄致充填材料厚度或宽度不足，或充填材料调制不当、充填方法不当、咬合高点、过早承担咬合等。

121. 患者，男性，25岁，右上后牙半年前曾有明显的冷热刺激痛史，无自发痛史。现此牙无明显疼痛，食物嵌塞明显，求诊要求直接补牙。查见右上第二磨牙近中颈部龋，探痛（+），未及穿髓孔，冷热测同正常牙，叩痛（-）。诊断为
A. 可复性牙髓炎　　　　　　B. 慢性牙髓炎　　　　　　　C. 深龋
D. 龈乳头炎　　　　　　　　E. 牙髓坏死
【答案】C

【解析】患牙无自发痛病史，有冷热刺激痛病史，探痛（+），冷热测正常，故诊断为深龋。

【破题思路】此题关键点在于"无自发痛"及冷热测同正常牙，无明显牙髓炎的指征，**故诊断为深龋。**

122. 患者，女性，26岁，左下第一磨牙殆面龋洞，达牙本质中层，探诊稍敏感，冷刺激进洞后稍敏感。该患牙的诊断可能为

　　A. 浅龋　　　　　　　　B. 中龋　　　　　　　　C. 深龋
　　D. 可复性牙髓炎　　　　E. 慢性牙髓炎

【答案】C

【解析】深龋的临床表现为：深龋的龋坏已达牙本质中深层，临床检查有明显龋洞，可有探痛，外界刺激（如冷、热、甜、酸和食物嵌入等）可出现疼痛反应，当刺激源去除后疼痛立即消失，无自发性痛。患牙符合中龋的临床表现，故答案为C。浅龋：局限于牙釉质或牙骨质层，无明显自觉症状，临床检查探诊粗糙卡探针，冷热刺激无反应；中龋：病变达牙本质浅层；可复性牙髓炎：龋洞深，冷热刺激引起一过性敏感；慢性牙髓炎：可有自发痛病史，温度测验为敏感或迟钝。

123. 患者，女，21岁。主诉左上后牙进食痛1周，平时仅有冷食痛。查龋洞深，叩痛（-）。下面最重要的检查应是

　　A. 咬诊　　　　　　　　B. 松动度　　　　　　　C. 温度测验
　　D. 电活力测验　　　　　E. X线片检查

【答案】C

【解析】在龋病的诊断中，温度测验对确定牙髓状态有很大帮助，由于患牙龋洞深，因此极有可能存在牙髓疾病，应尽快做温度测验以明确牙髓状态。确定牙髓状态（正常或炎症），选温度测验；确定牙髓是否有活力，选择电活力测验；确定病变部位、范围或根尖周病变选择X线检查；咬诊多用于牙隐裂的检查；松动度检查牙齿动度，与牙髓活力无关。

124. 患者左下第一前牙3天来遇冷食痛，刺激去除后疼痛持续数十秒后消失。查见该牙近中边缘嵴略透暗色，探诊龋深，未发现穿髓孔。为诊断应选用的检查方法是

　　A. 咬诊　　　　　　　　B. 叩诊　　　　　　　　C. 光纤透照
　　D. 温度测验　　　　　　E. X线片检查

【答案】D

125. 男性，35岁，右上后牙进食时酸痛。2年前患牙曾行充填治疗。口腔检查：右上第一磨牙殆面银汞合金充填物，充填物周边有缝隙，卡探针，叩诊（-），冷刺激（-）。可诊断为

　　A. 静止龋　　　　　　　B. 继发龋　　　　　　　C. 猖獗龋
　　D. 潜行性龋　　　　　　E. 根面龋

【答案】B

【解析】有充填治疗史，充填物周边有缝隙，故诊断为继发龋，答案为B。静止龋：龋坏环境发生改变，原来进展的龋坏变得静止。有的窝沟龋呈锥形，底部朝向牙本质，尖朝向牙釉质表面，但釉质表面无明显破坏，具有这类临床特征的龋病又称潜行性龋。猖獗龋：急性龋的一种类型，短时间内，口内多数牙齿龋坏，多见于颌面部及颈部放疗患者或舍格伦综合征患者。根面龋：多见于老年人，为发生于牙根部的龋坏。

126. 患者，男性，82岁，口腔内多数牙冷、热刺激酸痛1个月余。4个月前曾因鼻咽癌接受颌面和颈部放射治疗。口腔检查：口腔内多数牙牙颈部环状龋损，探诊酸痛，冷刺激（+），无延缓痛。最可能的诊断为

　　A. 静止龋　　　　　　　B. 继发龋　　　　　　　C. 猖獗龋
　　D. 线形牙釉质龋　　　　E. 慢性龋

【答案】C

【解析】口腔内多数牙牙颈部环状龋损，并有颌面及颈部放疗病史，故诊断为猖獗龋。线形牙釉质龋：发生于上前牙新生线处的龋坏。

127. 男，40岁，左下后牙遇冷不适，无自发疼，1年前患者曾补牙一次，检查：左下7殆面树脂充填物边缘破裂，可钩住探针，叩痛（-），冷刺激（+），刺激后疼痛立刻消失。最可能的诊断是

　　A. 中龋　　　　　　　　B. 深龋　　　　　　　　C. 继发龋
　　D. 急性牙髓炎　　　　　E. 慢性牙髓炎

【答案】C

【解析】有充填史，树脂充填体边缘破裂，可钩住探针，冷刺激（+），刺激去除疼痛立即消失，故诊断为

继发龋（继发龋导致的可复性牙髓炎）。急性牙髓炎、慢性牙髓炎温度测验结果为敏感或迟钝。

128. 患者，女，35岁，左下第一前磨牙远中邻𬌗面深龋，充填治疗2个月脱落，推测可能有以下几方面原因，除了

    A. 窝洞深度不够   B. 固位形不良   C. 继发龋发生

    D. 充填物未垫底   E. 充填材料比例不当

【答案】D

【解析】充填物未垫底，有可能使患牙受充填物直接刺激导致疼痛，与充填体脱落无关。

129. 患者2周来上后牙遇冷水痛，水吐出后痛即消失。以往无明显不适。检查见患牙有龋洞。该患者最可能患的牙病是

    A. 浅龋   B. 深龋   C. 牙本质过敏症

    D. 急性牙髓炎   E. 慢性牙髓炎

【答案】B

【解析】该患者最可能患的牙病是深龋。具有典型的一过性冷刺激痛，无自发痛，可明确诊断。

130. 患者，女，50岁，左上第二磨牙𬌗面龋深达牙本质中层。备洞时发现洞内软化牙本质少而干，呈棕色，不易被挖除，挖除时呈粉状。该患牙应诊断为

    A. 浅龋   B. 中龋   C. 急性龋

    D. 慢性龋   E. 静止龋

【答案】D

【解析】龋深达牙本质中层为深龋，软化牙本质少，呈干棕色，不易被挖除，呈粉状为慢性龋的表现，所以本题答案为D，浅龋：局限于牙釉质或牙骨质的龋坏。中龋：牙本质浅层的龋坏。急性龋：龋坏组织颜色浅，质软，病变进展快。静止龋：龋坏环境发生改变，原来进展的龋坏变得静止。

131. 患者，男，30岁。偶然发现右侧下颌磨牙𬌗面发黑，无明显疼痛症状。检查见𬌗面窝沟深，卡探针，底软，达牙本质浅层。冷热测反应正常，叩痛（－），牙龈无异常。患牙的诊断是

    A. 釉质发育不全   B. 浅龋   C. 中龋

    D. 深龋   E. 四环素牙

【答案】C

【解析】牙面发黑，无明显疼痛症状，𬌗面窝沟深，卡探针，底软，达牙本质浅层，余无异常，所以诊断为中龋。浅龋为龋坏局限于牙釉质层或牙骨质层；深龋为龋坏达牙本质中层或深层；釉质发育不全为釉质的变色和实质的缺损，局限于釉质层，不达牙本质浅层，且质地无明显改变；四环素牙有牙齿发育期间四环素类药物服用史，且为牙本质的着色，多无质地改变。

132. 患者，男，22岁。左上后牙近来常嵌塞食物疼痛，遇冷热甜酸刺激时敏感，但无自发痛。检查发现左上5深龋，探诊洞底敏感，无叩痛。治疗前应当判明的主要问题是

    A. 龋洞的大小   B. 龋洞的位置   C. 龋坏组织的多少

    D. 腐质颜色的深浅   E. 牙髓-牙本质复合体反应

【答案】E

【解析】食物嵌塞痛、冷热刺激敏感、无自发痛史、探诊洞底敏感、无叩痛，这些都是深龋临床表现，此时应明确龋损是已经引起牙髓炎症还是修复性牙本质已经形成，从而作出下一步治疗计划。

133. 女，16岁。左下后牙遇冷水痛2周，平时无不适。检查见左下第一恒磨牙咬合面龋洞深，叩痛（－），冷水入洞痛，冷测结果同对照牙。该患牙诊断为

    A. 中龋   B. 深龋   C. 慢性牙髓炎

    D. 急性牙髓炎   E. 可复性牙髓炎

【答案】B

【解析】患牙深龋洞，叩痛（－），冷水入洞痛但冷测结果同对照牙，提示尚未出现任何牙髓炎症状，患牙诊断是深龋。

134. 女，45岁。主诉左下后牙食物嵌塞痛。检查：左下第二磨牙温度测验，患牙感觉疼痛且持续一段时间。温度测验的记录应为

    A. 敏感   B. 疼痛   C.（+）

    D.（++）   E. 阳性

【答案】A

【解析】牙髓活力温度测验结果是患牙与患者本身正常牙的牙髓对照后的结果，具体表示法为"正常、敏

感、迟钝、无反应"四级记录结果。正常：温度刺激后患牙与正常对照牙反应程度相同；敏感：与正常对照牙相比，患牙出现一过性疼痛反应或疼痛持续一段时间；迟钝：与正常对照牙相比，患牙反应慢且轻微许多；无反应：与正常对照牙相比，患牙对温度刺激不产生反应。

① 明确牙髓温度测验结果只有"正常、敏感、迟钝、无反应"，没有"阴性、阳性"或"（+）（-）"等表示方法。

② 熟记每个结果记录的意义。

135.患者因左下后牙遇甜食痛求诊。检查：左下6远中邻面探诊敏感，冷、热测同对照牙，邻面色素沉着，可卡住探针，冷测同对照牙。诊断为

A. 浅龋　　　　　　　　　B. 中龋　　　　　　　　　C. 深龋
D. 深龋　　　　　　　　　E. 以上诊断均不正确

【答案】B

136.患者，女性，55岁，左上后牙进食冷热食时疼痛明显1周。近2个月来，左上后牙刷牙、进食、饮冷热水时酸痛，近1周进食冷热饮食时疼痛明显增加。无自发痛和夜间痛。口腔检查左上第一磨牙远中邻面牙体少许变黑。第一次就诊确定诊断前还应进行的检查是

A. 进行牙髓活力温度测验　　　B. X线片检查　　　　　　　C. 探诊确定是否有深龋洞
D. 先去除釉质后再进行探诊　　E. 以上均是

【答案】E

【解析】本题题干描述只有患者症状，没有检查，所以为了确定诊断还需进行临床检查，包括视诊、探诊、温度测验、X线检查，因为此患牙只有邻面牙体少许变黑，所以必要时还可磨除部分釉质后进行探诊，以确定龋洞深度及牙髓状态。故答案为E。

137.患者，女性，25岁，因牙面斑点要求进行前牙美观治疗，自诉从牙齿萌出后，牙面即有黄色斑块。查：全口牙均可见不同程度散在黄褐色及白垩状斑。该患牙最可能的诊断为

A. 釉质发育不全症　　　　B. 氟牙症　　　　　　　　C. 四环素牙
D. 浅龋　　　　　　　　　E. 遗传性乳光牙本质

【答案】B

【解析】釉质发育不全症多见于对称萌出的牙齿，此患者全口牙可见不同程度散在黄褐色及白垩状斑，故最可能为氟牙症。另外，氟牙症最重要的特点为具有7岁以前高氟地区生活史。四环素牙可见于全口牙齿，前牙比后牙着色重，其着色多为棕褐色；浅龋有龋病的好发部位，少累及全口牙齿；遗传性乳光牙本质为常染色体显性遗传病，患牙呈半透明乳光色。

138.患者，女，30岁。右上后牙食物嵌入痛，遇冷敏感，无自发痛，检查发现右上6邻𬌗面中龋。需做的窝洞类型是

A. Ⅰ类　　　　　　　　　B. Ⅱ类　　　　　　　　　C. Ⅲ类
D. Ⅳ类　　　　　　　　　E. Ⅴ类

【答案】B

【解析】右上后牙食物嵌塞，检查发现中龋，此龋坏应为食物嵌塞导致的邻面龋。后牙邻面龋损所备窝洞为G.V Black 分类Ⅱ类洞。

139.患者左下第一磨牙𬌗面浅龋，卡探针，叩痛（-），冷测验正常，无明显症状。该牙正确的处理方案应为

A. 充填治疗　　　　　　　B. 再矿化治疗　　　　　　C. 化学疗法
D. 窝沟封闭　　　　　　　E. 无须治疗

【答案】A

【解析】窝沟浅龋需行充填治疗；平滑面浅龋没有釉质缺损时或对于临近替换期的乳牙可用化学疗法或再矿化疗法；窝沟封闭用于未患龋的患牙，预防龋病发生。

140.患者上颌前磨牙近中面深龋，探诊敏感，入洞冷测一过性疼痛，去除刺激可缓解，诊断为深龋，备洞时患者极其敏感，该牙当日的最佳处理方案为

A. 氧化锌丁香油糊剂安抚　　B. 双层垫底后充填　　　　C. 银汞充填
D. 玻璃离子水门汀充填　　　E. 根管治疗

【答案】A

【解析】本题题眼为"备洞时患者极其敏感"，可选择安抚治疗，2周后若敏感消失，进行垫底充填。

【破题思路】深龋治疗方法选择（注意把握题眼）：
① 普通深龋（没有激发痛，软龋能去净，题目没提激发痛或软龋的问题就默认为普通深龋）——（双层）垫底后充填。
② 激发痛——安抚治疗/先安抚后垫底充填（重点在于安抚治疗）。
③ 软龋不能去净——间接盖髓，去净软龋后垫底充填。
④ 激发痛+软龋不能去净——先安抚，无症状后间接盖髓，然后垫底充填。

141. 患者，女，30岁。右下后牙进食嵌塞痛2周，偶有喝冷水疼痛，无自发痛。检查发现右下第一磨牙𬌗面深龋洞，冷测反应正常，冷刺激入洞出现一过性敏感，叩痛（-），去净腐质后洞底无穿髓孔。该患牙应做的治疗是

　　A. 双层垫底后充填　　　　B. 安抚治疗以消除症状　　　　C. 活髓切断
　　D. 直接盖髓　　　　　　　E. 根管治疗

【答案】A

【解析】由题干知患牙诊断为深龋。题目未涉及"去腐敏感""备洞敏感""腐质不能去净"等题眼故可直接垫底充填，活髓切断用于去腐未净的年轻恒牙，直接盖髓用于备洞时露髓的情况，根管治疗用于牙髓病根尖周病患牙的治疗。

142. 患者，女，17岁，发现右下后牙有洞2年，近2周出现冷热酸甜刺激痛，无自发痛史。临床检查：右下第一磨牙深龋近髓，探诊敏感，冷测验同对照牙，备洞时患者敏感，软龋不能去净。下述处理方法最合理的是

　　A. 安抚——垫底充填
　　B. 直接垫底充填
　　C. 安抚——间接盖髓——垫底充填
　　D. 安抚——间接盖髓——去净软龋、间接盖髓——垫底充填
　　E. 间接盖髓——垫底充填

【答案】D

143. 女，25岁，右上后牙遇冷刺激敏感2周，无明显自发痛。检查：洞超过牙本质浅层，探诊洞底不敏感，无露髓孔。冷测反应正常，但冰水滴入洞内出现一过性轻度痛感。叩痛（-），牙龈无异常。该患牙的最佳治疗应选

　　A. 银汞合金直接充填　　　　　　B. 酸蚀处理后复合树脂直接粘接修复
　　C. 开髓开放引流　　　　　　　　D. 麻醉，下一次完成根管治疗
　　E. 失活牙髓后约诊完成根管治疗

【答案】B

【解析】患牙诊断为"深龋"，不需牙髓治疗；银汞充填时需垫底处理。

144. 女，26岁。左上第一磨牙深龋，去腐质后未穿髓。垫底做银汞合金充填。最适合的垫底材料是

　　A. 磷酸锌粘固粉　　　　B. 聚羧酸锌粘固粉　　　　C. 氧化锌丁香油粘固粉
　　D. EDTA　　　　　　　　E. 氢氧化钙

【答案】B

【解析】由题目可知，窝洞近髓未穿髓，聚羧酸锌粘固剂因对牙髓刺激性小，为首选的单层垫底材料，故选B。磷酸锌因其释放的游离酸对牙髓具有一定的刺激性，用于深龋，必须与氧化锌丁香油结合，行双层垫底；EDTA不属于垫底材料，一般用于根管预备的过程中，EDTA溶液也可用于根管冲洗；氢氧化钙用于间接盖髓或直接盖髓，亦不用作银汞合金充填的垫底材料。

145. 男，17岁。右上后牙3天来遇甜酸痛，平时无其他不适。查见14近中边缘嵴约小米大小透暗色区，建议充填用材料是

　　A. 复合体　　　　B. 复合树脂　　　　C. 银汞合金
　　D. 磷酸锌水门汀　　　　E. 玻璃离子水门汀

【答案】B

【解析】"近中边缘嵴约小米大小透暗色区"且"3天来遇甜酸痛"提示患牙为中龋或深龋，应给予充填治疗。该部位充填材料不但要求强度，而且要求美观，因此首选复合树脂，而非其他材料。

146. 患者，男，55岁。主诉左下后牙嵌塞食物，有时遇冷热刺激敏感。检查见左下第一磨牙见深龋，去

腐后未见穿髓，拟制备成远中殆洞充填，修复时邻面部分应设计的主要固位形是

A. 侧壁固位　　　　　　　　B. 牙本质钉固位　　　　　　C. 倒凹固位

D. 梯形固位　　　　　　　　E. 鸠尾固位

【答案】D

【解析】由题目可知，最后形成的预备洞形是Ⅱ类洞，该类洞邻面部分设计的主要固位形是梯形固位，以防止充填体殆向脱位。侧壁固位为基本固位形，用于所有牙面。牙本质钉固位多用于复杂洞形。倒凹固位多用于殆面。鸠尾固位一般在殆面或舌面，防止充填体水平脱位。

147. 患者，女，20岁。因右下后牙冷热痛而就诊，无自发痛。检查发现右下6深龋，探痛，但未穿髓，无叩痛。在治疗该深龋时，错误的操作是

A. 由于窝洞较深，洞壁不必修直

B. 为避免穿髓，可保留少量软化牙本质

C. 用大球钻以先中央后四周的方式逐步去除腐质

D. 可疑有牙髓暴露而又不能肯定时应做安抚治疗观察

E. 接近髓角时，如患者特别敏感，应注意检查有无牙髓暴露

【答案】C

【解析】深龋的治疗原则：①停止龋病发展，促进牙髓的防御性反应。②保护牙髓：备洞尽量减少产热，应有冷却；以球钻做间断磨除，不向洞底加压；深龋行双层垫底；洞底可保留脱矿软化牙本质；窝洞较深，可不必追求底平壁直。③正确判断牙髓状况，是深龋治疗成功的基础。洞深近髓角较敏感者选用氧化锌丁香油糊剂充填，观察1～2周，无症状才做永久性充填。

148. 患者左上第一磨牙缺失，左上第二磨牙近中颈部龋洞，诊断为中龋，其制备的洞形为

A. 邻面的单面洞　　　　　　B. 邻殆面洞　　　　　　　　C. 邻殆邻面洞

D. 邻舌面洞　　　　　　　　E. 邻颊面洞

【答案】A

【解析】此为Ⅱ类洞，因左上第一磨牙缺失，故可以直接在龋坏处去腐备洞后垫底充填，无须从殆面进入，损伤多余的牙体。故答案为A。

149. 女，26岁。2周前因楔状缺损引起可复性牙髓炎来院做间接盖髓术，术后无症状，这次修复材料的最佳选择是

A. 大填料型复合树脂　　　　B. 混合填料型复合树脂　　　C. 超微填料型树脂

D. 玻璃离子水门汀　　　　　E. 银汞合金

【答案】B

【解析】楔状缺损间接盖髓后修复材料的最佳选择是复合树脂。各种类型的树脂中混合填料型复合树脂兼顾机械力学和美学性能，是目前临床广泛应用的材料。大填料型复合树脂美学性能差；超微填料型树脂机械性能差；玻璃离子水门汀化学稳定性、机械性能和美观性能不足；银汞合金缺乏粘接性，美观性能差。

150. 患者，女性，23岁，左下第一磨牙龋达牙本质深层，备洞时近髓处保留少许软龋，放置$Ca(OH)_2$盖髓剂。复诊时间应为

A. 1周　　　　　　　　　　　B. 2～3周　　　　　　　　　C. 6～8周

D. 1个月　　　　　　　　　　E. 3个月

【答案】E

【解析】对于曾保留少许软龋的窝洞，一般在3个月后，去尽原有的软龋，再垫底充填。

151. 第一恒磨牙最适宜做窝沟封闭的年龄是

A. 6～7岁　　　　　　　　　B. 8～9岁　　　　　　　　　C. 10～11岁

D. 12～13岁　　　　　　　　E. 14～15岁

【答案】A

【解析】窝沟封闭年龄：乳磨牙为3～5岁；第一恒磨牙为6～7岁；第二恒磨牙为11～13岁。

152. 窝洞充填后立即产生咬合疼痛的原因是

A. 咬合高点　　　　　　　　B. 材料强度过高　　　　　　C. 充填未垫底

D. 可复性牙髓炎　　　　　　E. 有悬突

【答案】A

【解析】窝洞充填后立即产生咬合疼痛多由咬合高点引起，检查可见咬合高点存在。

153. 男，35 岁。2 周前因龋坏去医院做后牙复面洞银汞合金充填。术后一直有咬物酸痛。查见患牙充填体上有一亮点，叩诊轻度不适。首选的治疗是
A. 去充填物做检查　　　　B. 去充填体再充填　　　　C. 调磨充填体高点
D. 去充填体做安抚　　　　E. 麻醉下牙髓治疗
【答案】C
【解析】该题考查的知识点是龋病治疗中的问题和处理。后牙复面洞银汞合金充填后充填体上有亮点并有咬物酸痛和叩诊轻度不适，表明患牙有轻度的创伤性根周膜炎，首选的治疗应是调磨充填体，让轻度的创伤性根周膜炎恢复，其他治疗均不对症。

154. 患者，男性，20 岁，左上前牙深龋，2 周前垫底后行树脂充填。术后患牙一直有冷热刺激痛，复诊去除原充填物，用氢氧化钙盖髓、氧化锌安抚，仍有冷热刺激痛，持续一段时间方可缓解。其原因可能为
A. 充填材料选择不当　　　　B. 诊断错误　　　　C. 腐质未去净
D. 备洞产热刺激　　　　E. 垫底材料选择不当
【答案】B
【解析】此患牙充填后一直冷热刺激痛，安抚后仍冷热刺激痛，持续一段时间方可缓解，说明患牙有慢性牙髓炎的症状。故此患者疼痛的原因为患牙诊断错误。

155. 患者，男性，72 岁，下前牙龋充填后 3 天，出现肿痛。查：右下尖牙近中邻面树脂充填物完好、叩痛（+）、松动Ⅱ度。颊龈沟变浅、充血、热牙胶测验无反应。该牙上次治疗存在的问题最可能是
A. 牙髓情况判断错误　　　　B. 充填时未垫底　　　　C. 备洞时刺激牙髓
D. 意外穿髓　　　　E. 充填材料选择不当
【答案】A
【解析】患牙充填后 3 天出现肿痛，叩痛（+），松动Ⅱ度，颊龈沟变浅、充血、热牙胶测验无反应，可诊断为急性根尖周炎，故第一次就诊时牙髓情况判断有误。

156. 患者，男，50 岁。半年前右上后牙龋病做了充填治疗后一直食物嵌塞，近一周来出现持续性自发性钝痛并有牙龈出血，最可能的原因是
A. 充填时未垫底　　　　B. 备洞时产热过多
C. 深龋使用刺激性较强的消毒药　　　　D. 充填时接触点恢复不良
E. 备洞时意外穿髓
【答案】D
【解析】该患者做了充填治疗后一直食物嵌塞，并出现疼痛和牙龈出血，首先考虑充填体与邻牙接触点恢复不良，在牙齿之间形成缝隙，或接触点位置不对，造成垂直嵌塞、食物嵌塞压迫刺激牙龈。充填时未垫底、备洞时产热过多、深龋使用刺激性较强的消毒药物、备洞时意外穿髓导致牙髓症状，冷热敏感或自发痛。

157. 患者上颌磨牙邻面洞银汞充填 1 个月后充填物折裂，无咬合痛，可以排除的原因是
A. 鸠尾峡过窄　　　　B. 轴髓线角过锐　　　　C. 洞缘线位置设计不当
D. 过早受力　　　　E. 异种金属电流的作用
【答案】E
【解析】充填体折裂属于抗力问题，由抗力形设计不当或患牙受力引起。异种金属电流引起疼痛，不敢咬合，不引起充填体折裂。

158. 患者，女，30 岁，2 周前左下后牙因龋充填，现出现咬合痛。查：左下第一磨牙近中邻𬌗面树脂充填物完好，温度测验牙髓活力正常，无咬合高点。该牙出现咬合痛可能的原因是
A. 充填材料刺激　　　　B. 意外穿髓　　　　C. 充填体悬突
D. 电流作用　　　　E. 继发龋
【答案】C
【解析】患牙选用树脂充填，未涉及其他材料信息；意外穿髓应有牙髓症状，题目患牙温度测验正常；电流作用见于口内有异种金属存在，患牙为树脂充填；继发龋不会出现咬合痛。充填体悬突引起食物嵌塞，致龈乳头炎，可以出现咬合痛。

159. 患者，女，30 岁。半年前在某医院做过右下后牙龋洞银汞合金充填，现牙体折裂一小块，要求重新充填。检查银汞合金充填，舌侧壁牙体折裂一小块。引起折裂的最可能原因是
A. 充填材料过度收缩　　　　B. 洞形的点、线角太钝　　　　C. 鸠尾峡过窄
D. 食物嵌塞　　　　E. 制洞时未去除无基釉
【答案】E

【解析】此患者银汞充填后舌侧牙体部分折断，最可能的原因是制备洞形时没有去除无基釉，导致剩余部分牙体抗力不足而发生折断，所以E正确。充填材料过度收缩亦导致继发龋；洞形的点、线角太钝有利于牙体组织抗力；鸠尾峡过窄易导致充填体的折裂；食物嵌塞导致牙周问题，多为龈乳头炎。

160. 患者，男，23岁，因左上第二磨牙龋洞，一次性充填后出现冷热痛，无延缓痛，无自发痛。以下哪项不是造成患牙冷热痛的原因

A. 充填未垫底　　　　　　B. 牙髓状态判断不正确　　　　　C. 操作不当
D. 充填材料选择不当　　　E. 充填体悬突

【答案】E
【解析】充填体悬突可能造成食物嵌塞、牙龈炎，不会造成患牙冷热刺激痛。

(161～163题共用题干)
女，20岁。2周来右上后牙遇冷热过敏。检查发现 6DO| 深龋，探之未穿髓，病变组织颜色较浅，易剔除。

161. 这种龋齿称为

A. 急性龋　　　　　　　　B. 慢性龋　　　　　　　　　　　C. 静止龋
D. 继发龋　　　　　　　　E. 干性龋

【答案】A

162. 做诊断时应与之鉴别的主要疾病是

A. 慢性闭锁性牙髓炎　　　B. 慢性溃疡性牙髓炎　　　　　　C. 牙本质过敏
D. 急性牙髓炎　　　　　　E. 牙隐裂

【答案】A

163. 在做鉴别诊断时比较有价值的检查方法是

A. X线检查　　　　　　　 B. 冷热诊　　　　　　　　　　 C. 探诊
D. 咬诊　　　　　　　　　E. 叩诊

【答案】B
【解析】急性龋发展速度快，病变部位牙本质质地湿软，易以手用器械去除，故提示患牙为急性龋。深龋应与慢性牙髓炎相鉴别，重点是鉴别牙髓状态，而温度测验能明确患牙是否存在炎症。

(164～165题共用题干)
患者男，20岁。下颌第一恒磨牙颊沟浅龋坏，对龋坏物质进行细菌培养。

164. 其中主要的致龋菌可能为

A. 韦永菌　　　　　　　　B. 轻链球菌　　　　　　　　　　C. 奈瑟菌
D. 变形链球菌　　　　　　E. 乳杆菌

【答案】D

165. 如此人的龋病未治疗，发展为深龋，再次对龋坏物质进行细菌培养，发现有一种致龋菌的数量大量增加，该细菌可能是

A. 韦永菌　　　　　　　　B. 轻链球菌　　　　　　　　　　C. 奈瑟菌
D. 变形链球菌　　　　　　E. 乳杆菌

【答案】E
【解析】龋病的主要致龋菌为变形链球菌（无论是哪种分类的龋病）；乳杆菌数量增加是龋病进展的结果，在加速龋病进展中具有重要作用。

(166～168题共用题干)
男，16岁。左下后牙龋洞，无明显自发疼痛，食物嵌入时疼。检查：左下6𬌗面龋坏，软化牙本质较多，叩痛（-），冷刺激一过性敏感，电活力测验正常。去除无基釉后去腐敏感，不能全部去净。

166. 患牙可能的诊断是

A. 中龋　　　　　　　　　B. 深龋　　　　　　　　　　　　C. 慢性龋
D. 慢性牙髓炎　　　　　　E. 急性牙髓炎

【答案】B

167. 该牙的初诊治疗是

A. 垫底充填　　　　　　　B. 安抚治疗　　　　　　　　　　C. 间接盖髓，垫底充填
D. 活髓切断术　　　　　　E. 双层垫底后充填

【答案】B

168. 充填时垫底材料选用
A. 磷酸锌粘固粉单层
B. 聚羧酸锌粘固粉单层
C. 玻璃离子粘固粉单层
D. 氧化锌丁香油粘固粉和磷酸锌粘固粉双层
E. 氢氧化钙制剂
【答案】D
【解析】由题干知患牙龋洞深，且去腐敏感，软龋不能去净，为深龋的临床表现；患牙去腐敏感，则初次治疗要先安抚治疗；鉴于题目涉及去腐敏感，则对于此深龋患牙选用氧化锌丁香油粘固粉和磷酸锌粘固粉双层较好，因为氧化锌丁香油具有安抚作用。

(169～172题共用题干)
女，7岁。食冷饮时左后牙感到酸痛2周，无自发痛史，检查发现左下6颊𬌗面深龋，龋蚀范围稍广，腐质软而湿润，易挖除，但敏感。测牙髓活力同正常牙，叩痛（−）。

169. 根据上述临床表现和检查结果，拟诊断为
A. 急性龋
B. 慢性龋
C. 急性牙髓炎
D. 慢性闭锁性牙髓炎
E. 慢性根尖周炎
【答案】A

170. 治疗方案应考虑为
A. 间接盖髓术
B. 活髓切断术
C. 干髓术
D. 活髓摘除术
E. 根管治疗术
【答案】A

171. 首次就诊时，对该患牙应做的处理为
A. 氧化锌丁香油糊剂暂充
B. 垫底即刻充填
C. 活髓切断
D. 局麻下活髓摘除
E. 置放失活剂
【答案】A

172. 若充填后远期出现激发痛和自发痛，多由于
A. 充填物不密合
B. 充填物有早接触
C. 未恢复接触点
D. 充填物形成悬突
E. 继发龋伴发牙髓炎
【答案】E

【解析】"腐质软而湿润，易挖除"属于急性龋的临床表现，患牙腐质软，需行间接盖髓。患牙去腐敏感，需氧化锌丁香油安抚治疗。充填后远期自发痛和激发痛，多是由于继发龋引起的牙髓炎。充填物不密合，引起继发龋；充填物有早接触，引起充填后近期的咬合痛；未恢复接触点及充填物形成悬突，引起食物嵌塞。

(173～175题共用题干)
女，46岁。右下后牙发黑3个月就诊。患者2年前因右下后牙有洞，曾在医院行充填治疗，近3个月来发现右下后牙发黑，偶有冷水敏感。检查：右下6见黄白色充填物，边缘发黑，探酸，叩诊（−），冷测正常。X线片显示充填物周围低密度影，牙周膜连续，根尖周无异常。

173. 患牙最可能的诊断是
A. 牙釉质发育不全
B. 牙本质敏感症
C. 继发龋
D. 可复性牙髓炎
E. 慢性牙髓炎
【答案】C

174. 若对牙重新充填治疗后近期出现咬合痛，最可能的原因是
A. 充填物有早接触
B. 未恢复接触点
C. 充填物形成悬突
D. 备洞过程中激惹牙髓
E. 继发龋伴发牙髓炎
【答案】A

175. 充填治疗后近期出现咬合痛，治疗措施是
A. 确定早接触部位，磨除高点
B. 磨除充填物悬突
C. 安抚治疗
D. 根管治疗
E. 局部冲洗上药
【答案】A

【解析】"黄白色充填物，边缘发黑，探酸，X线片显示充填物周围低密度影"，均提示患牙诊断为继发龋，而"冷测正常，根尖周无异常"则排除牙髓炎选项，其余均为干扰选项。充填治疗后出现咬合痛，最可能的原因是充填物有早接触，牙周膜的调节失去平衡，引起牙周创伤。由于充填治疗后近期出现咬合痛诊断为充填物

有早接触,有效的处理必然是确定早接触部位,磨除高点。

(176~179题共用题干)

男,30岁,1个月来右侧上后牙食物嵌塞,嵌塞后引起疼痛不能继续吃饭,要求治疗。查右上6龋深,去腐质后未探及穿髓孔,叩痛(-),冷测同对照牙,探及龈乳头出血。

176. 该患牙应诊断为
A. 咬合创伤　　　　　　　　B. 深龋　　　　　　　　C. 慢性牙髓炎
D. 急性牙髓炎　　　　　　　E. 可复性牙髓炎
【答案】B

177. 其治疗方案为
A. 调𬌗　　　　　　　　　　B. 药物治疗　　　　　　C. 垫底后充填
D. 安抚后充填　　　　　　　E. 根管治疗
【答案】C

178. 该患牙如果治疗,所制备的窝洞为
A. Ⅰ类洞　　　　　　　　　B. Ⅱ类洞　　　　　　　C. Ⅲ类洞
D. Ⅳ类洞　　　　　　　　　E. Ⅴ类洞
【答案】B

179. 患牙如果进行充填,充填材料应选用
A. 复合体　　　　　　　　　B. 复合树脂　　　　　　C. 磷酸锌粘固粉
D. 玻璃离子粘固粉　　　　　E. 氧化锌丁香油粘固粉
【答案】B

【解析】患牙龋深,冷测同对照牙,故诊断为深龋,普通深龋治疗为垫底后充填;患牙因食物嵌塞导致的深龋,龋坏累及邻面,故所制备的窝洞为Ⅱ类洞,后牙邻面深龋充填首选复合树脂充填。

(180~182题共用题干)

患者,女性,20岁,刷牙时出现左上后牙短暂疼痛反应,无自发痛。口腔检查:左上颌第一前磨牙远中邻𬌗面龋,探诊敏感,冷刺激入洞敏感,刺激去除后疼痛立即缓解,叩痛(-),松动(-),牙周未见明显异常。

180. 该牙可诊断为
A. 浅龋　　　　　　　　　　B. 深龋　　　　　　　　C. 急性牙髓炎
D. 慢性牙髓炎　　　　　　　E. 牙本质过敏
【答案】B

181. 若行充填治疗,该牙制备的洞形按G.V.Black分类应为
A. Ⅰ类洞　　　　　　　　　B. Ⅱ类洞　　　　　　　C. Ⅲ类洞
D. Ⅳ类洞　　　　　　　　　E. Ⅴ类洞
【答案】B

182. 该洞形预备的要点中不包括
A. 颊舌壁应达自洁区　　　　　　　　　　B. 邻面应制备成梯形,洞深1.5~2mm
C. 𬌗面应制备鸠尾固位形　　　　　　　　D. 点线角圆钝
E. 去除无基釉及薄壁弱尖
【答案】B

【解析】邻𬌗面龋,探诊敏感,冷刺激入洞敏感,刺激去除后疼痛立即缓解,诊断为深龋,若选项存在可复性牙髓炎,也可选择可复性牙髓炎。邻𬌗面龋坏所备窝洞为Ⅱ类洞,Ⅱ类洞邻面梯形的洞深一般为1~1.5mm。

(183~184题共用题干)

患者,女性,29岁,1周前因食物嵌塞痛就诊,诊断为深龋,垫底后银汞合金充填。现患者出现冷热刺激敏感,无自发痛及咬合痛。

183. 造成患者术后出现冷热刺激敏感症状的原因有以下可能,除了
A. 备洞过程中的机械刺激　　B. 垫底材料选择不当　　C. 龋坏组织未去净
D. 对颌牙有异种金属修复体　E. 牙髓状态判断错误
【答案】D

184. 如确定术前诊断正常,垫底及充填完好,最适宜的处理方法是
A. 暂避免刺激,观察1~2周　　　　　　　B. 脱敏治疗
C. 去除充填体,安抚治疗　　　　　　　　D. 去除充填体,更换金属材料

E. 牙髓治疗

【答案】A

【解析】对颌牙有异种金属修复体表现为咬合时，修复体与对颌牙接触出现疼痛，题目未有涉及，此患者的表现为冷热刺激敏感。如确定术前诊断正常，垫底及充填完好，对牙髓刺激引起的疼痛，可避免刺激，观察，若症状不能缓解需行牙髓治疗。

（185～189题共用备选答案）

A. 猖獗龋　　　　　　　　B. 静止龋　　　　　　　　C. 继发龋
D. 潜行性龋　　　　　　　E. 线形牙釉质龋

185. 主要发生于上前牙唇面新生线处

【答案】E

186. 常见于颌面和颈部接受放射治疗的患者，也称为放射性龋

【答案】A

187. 窝沟龋呈锥形，底部朝向牙本质，尖朝向牙釉质表面，病变早期牙釉质表面无明显破坏

【答案】D

188. 由于病变环境发生改变，龋病不再继续发展，损害仍保持原样

【答案】B

189. 龋病治疗后，充填物边缘牙体组织破裂，产生龋病

【答案】C

【解析】考查各类龋病的定义及特点：

猖獗龋：急性龋的一种类型，病变进展很快，多数牙短期内同时患龋，常见于颌面及颈部放疗的患者或舍格伦综合征患者。静止龋：口内致龋环境发生改变，原来易致龋的环境消失，龋病不再进展。临床探诊检查，病变多坚硬光滑。有的窝沟龋呈锥形，底部朝向牙本质，尖朝向牙釉质表面，但釉质表面无明显破坏，具有这类临床特征的龋病又称潜行性龋。线形牙釉质龋：发生于上前牙新生线处的龋坏。

继发龋：龋病经充填治疗后于充填物边缘发生的龋坏。再发龋：龋病经充填治疗后，再发生的新的龋坏（非原龋坏处）。

奶瓶龋见于婴幼儿，因使用奶瓶喂养引起，多见于上前牙唇侧。

环状龋：发生于牙颈部，累及乳前牙唇面及邻面围绕牙冠的龋坏。呈卷脱状，多见于牙冠中1/3至颈1/3。以围绕牙齿呈环状为主要特点。

（190～194题共用备选答案）

A. Ⅰ类洞　　　　　　　　B. Ⅱ类洞　　　　　　　　C. Ⅲ类洞
D. Ⅳ类洞　　　　　　　　E. Ⅴ类洞

下列龋病制备的洞形中，根据Black分类归为

190. 上颌中切牙腭面洞

【答案】A

191. 上颌侧切牙邻面龋未累及切角

【答案】C

192. 上颌中切牙切角缺损

【答案】D

193. 下颌第一磨牙近中邻面颈部龋

【答案】B

194. 上颌尖牙颊侧颈部龋

【答案】E

【解析】G.V Black按窝洞所在牙面将窝洞分为5类。

（195～199题共用备选答案）

A. 髓壁　　　　　　　　　B. 轴髓线角　　　　　　　C. 颊轴龈点角
D. 侧壁　　　　　　　　　E. 洞缘

195. 殆面洞底和邻面轴壁相交构成

【答案】B

196. 与殆面垂直的洞壁称

【答案】D

197. 颊、轴、龈三个洞壁所成的角称
【答案】C
198. 与洞侧壁垂直，位于洞底覆盖牙髓的洞壁称
【答案】A
199. 窝洞侧壁与牙面相交构成洞的边缘称
【答案】E

【解析】窝洞结构各名词含义：洞壁包括侧壁和髓壁，侧壁指与𬌗面垂直的洞壁，髓壁指位于洞底覆盖牙髓的洞壁，与侧壁垂直；两壁相交构成线角，三壁相交构成点角，洞角以构成它的各壁联合命名，如𬌗面洞底和邻面轴壁相交构成轴髓线角，颊、轴、龈三个洞壁所成的角称颊轴龈点角。窝洞侧壁与牙面相交构成洞的边缘称洞缘。

(200～204题共用备选答案)
A. 银汞合金　　　　　　　　B. 复合树脂　　　　　　　　C. 氢氧化钙
D. 玻璃离子水门汀　　　　　E. 磷酸锌粘固粉

200. 常用的后牙充填材料是
【答案】B
201. 常用的垫底材料是
【答案】E
202. 常用的前牙充填材料是
【答案】B
203. 常用的直接/间接盖髓剂是
【答案】C
204. 乳牙充填修复材料
【答案】D

【解析】常用的前牙及后牙充填材料：复合树脂（复合树脂是目前主要的充填材料，考生们的知识要与时俱进）；常用的垫底材料：磷酸锌粘固粉；常用的间接/直接盖髓剂：氢氧化钙；乳牙充填材料：玻璃离子水门汀。

(205～209题共用备选答案)
A. 充填物过高，有早接触　　　B. 充填物悬突　　　　　　　C. 牙髓状态判断错误
D. 充填材料化学刺激　　　　　E. 对颌牙有不同金属修复体

205. 龋齿充填后远期出现自发痛，可能的原因是
【答案】D
206. 龋齿充填后近期出现自发痛，可能的原因是
【答案】C
207. 龋齿充填治疗后咬合痛，与温度刺激无关，可能的原因是
【答案】A
208. 龋齿充填后出现持续性自发性钝痛，可以定位，与温度无关，可能的原因是
【答案】B
209. 龋齿充填后与对颌牙接触时疼痛，可能的原因是
【答案】E

【解析】龋齿充填后出现的疼痛可分为远期疼痛和近期疼痛：远期疼痛（数月或数年）多考虑继发龋（冷热刺激痛）、继发龋演变为的牙髓炎（自发痛）；近期疼痛（三五天或一周）又可细分为牙髓性疼痛、咬合痛、牙周性疼痛、异种电流刺激痛等。近期牙髓性疼痛多考虑牙髓状态判断有误、穿髓孔未发现等，近期咬合痛多考虑咬合高点，近期牙周性疼痛（龈乳头红肿，自发性钝痛与温度刺激无关等）多考虑粘接剂残留等，异种电流刺激痛（与对𬌗接触疼痛，与温度刺激无关）考虑口内存在异种金属。

(210～211题共用备选答案)
A. 氧化锌丁香油粘固粉　　　　B. 聚羧酸锌粘固粉　　　　　C. 玻璃离子粘固粉
D. 磷酸锌粘固粉　　　　　　　E. 复合树脂

210. 对牙髓有刺激的粘固粉是
【答案】D
211. 粉剂由煅烧过的氧化锌和氧化镁混合物组成的粘固粉是
【答案】B

【解析】对牙髓有刺激的粘固粉是磷酸锌粘固粉（释放游离酸刺激牙髓）；粉剂由煅烧过的氧化硅和氧化铝混合物组成的粘固粉是玻璃离子粘固粉；粉剂由煅烧过的氧化锌与氧化镁的混合物组成的粘固粉是聚羧酸锌粘固粉；不能用于树脂充填前垫底或安抚的是氧化锌丁香油粘固粉；目前主要的前牙及后牙充填材料是复合树脂，复合树脂由树脂基质、无机填料、偶联剂、引发体系、阻聚剂及附色剂等组成。

(212～214题共用备选答案)

A. 血链球菌　　　　　　　B. 轻链球菌　　　　　　　C. 变形链球菌
D. 乳杆菌　　　　　　　　E. 放线菌

212. 最早定植到获得性膜上的细菌是
【答案】A

213. 龈下菌群和根面龋中最常发现的细菌是
【答案】E

214. 目前认为致龋性最强的细菌是
【答案】C

【解析】血链球菌：最早定植于牙面的细菌；轻链球菌：最常分离到的细菌；变形链球菌：最主要的致龋菌（包括冠部龋和根部龋），是致龋性最强的细菌；乳杆菌：其数量增加是龋病进展的结果。

(215～217题共用备选答案)

A. 温度测验　　　　　　　B. 染色法　　　　　　　　C. 选择性麻醉
D. X线检查　　　　　　　　E. 叩诊

215. 诊断牙隐裂的是
【答案】B

216. 鉴别急性牙髓炎上、下牙位的是
【答案】C

217. 诊断邻面龋的是
【答案】D

【解析】诊断牙隐裂常用方法：染色法、咬诊法等；鉴别急性牙髓炎上、下牙位的是选择性麻醉（麻醉上颌或下颌牙，若疼痛消失则疼痛来自麻醉侧。反之亦然）；诊断邻面龋常用X线检查；判断牙髓状态多用温度测验；叩诊可用于检查牙周膜的病变或根尖周病变。

218. 不属于龋病预防措施的是

A. 定期复查　　　　　　　B. 定期使用氟化物　　　　C. 少吃致龋食品
D. 培养刷牙习惯　　　　　E. 服用抗生素类药物

【答案】E

【解析】龋齿的预防不提倡全身使用抗生素。

219. 目前效果肯定、易于推广应用的防龋方法是

A. 酶防龋　　　　　　　　B. 中药牙膏刷牙　　　　　C. 防龋涂料防龋
D. 氟化物防龋　　　　　　E. 糖代用品防龋

【答案】D

【解析】氟可以加入饮水、牙膏等里面，可以很好地推广，且具有较肯定的防龋效果。

第二单元　牙发育异常

1. 造成成牙本质细胞变性,不能形成正常牙本质是由于缺乏
A. 维生素 D
B. 维生素 A
C. 维生素 C
D. 钙
E. 磷

【答案】C

【解析】缺乏维生素 C 对牙齿发育的影响是成牙本质细胞变性不能形成正常牙本质。

维生素 D 缺乏引起低钙血症,引起釉质发育不全,钙、磷缺乏同理。

维生素 A 缺乏,成釉细胞不能分化成高柱状,而呈萎缩、扁平状,不能形成正常釉质。

【破题思路】维生素 C 缺乏会造成成牙本质细胞变性,不能形成正常牙本质。

2. 患者,女,25 岁。从小生活在晋西地区,牙齿发黄而求治。检查发现全口牙均有白垩色到褐色斑,个别牙釉质实质性缺损,探诊缺损处质硬。最可能的诊断是
A. 四环素牙
B. 氟牙症
C. 釉质发育不全
D. 牙本质发育不全
E. 特纳牙

【答案】B

【解析】全口牙白垩色到褐色斑,个别牙釉质实质性缺损,探诊缺损处质硬,生活在晋西高氟地区,所以诊断为氟牙症。氟牙症发生在多数牙为长期性损伤,尤以上颌前牙为多见,其斑块呈散在云雾状,边界不明确,有高氟地区生活史,如果 7 岁之后才迁入高氟地区者,不会出现氟牙症。四环素牙是在牙的发育矿化期,服用了四环素族药物,可被结合到牙组织内,使牙着色。一般来说,前牙比后牙着色明显。乳牙着色又比恒牙明显,在牙本质中的沉积比釉质中高 4 倍,而且在釉质中仅为弥散性的非带状色素。又由于黄色层呈波浪形,似帽状,大致相似于牙的外形,所以一次剂量引起的着色能在一个牙的大部分表面看到。釉质发育不全指在牙发育期间,由于全身疾患、营养障碍或严重的乳牙根尖周感染导致釉质结构的异常。轻症表现仅有色泽和透明度的改变,形成白垩状釉质,无自觉症状。重症牙面有实质性缺损,即在釉质表面出现带状或窝状的棕色凹陷。局部因素常见于乳牙根尖周严重感染,导致继承恒牙釉质发育不全,这种情况往往见于个别牙,以前磨牙居多,又称特纳牙。牙本质发育不全是一种常染色体显性遗传疾病,又称遗传性牙本质发育不全。Ⅰ型伴有成骨不全症;Ⅱ型显著特征为牙颈部明显缩窄以致形成一个球根状的牙冠;Ⅲ型患者乳牙髓腔增大,大量暴露。影像学上表现为牙齿由于牙本质萎缩而中空,因而称为"壳状牙"。

【破题思路】6～7 岁之前长期居住在饮水中含氟量高的流行区,会罹患氟牙症。

3. 患者,女,30 岁。因幼儿时经常服用四环素而致全口四环素牙,影响美观要求脱色。行脱色治疗时,选用最适宜的药物是
A. 30% 氢氧化钙
B. 30% 次氯酸钠
C. 30% 过氧化氢
D. 30% 磷酸
E. 30% EDTA

【答案】C

【解析】牙漂白治疗中脱色剂一般为氧化剂,包括各种浓度过氧化氢、过硼酸钠、尿素-过氧化物,其中过氧化氢最常用浓度为 30%～35%;30% 的磷酸通常用于釉质酸蚀,排除 D;氢氧化钙用于根管消毒,排除 A;次氯酸钠、EDTA 用于根管冲洗。

【破题思路】四环素牙齿内脱色使用的过氧化氢浓度为 30%。家用的漂白剂一般为 10%～15% 过氧脲。

4. 患者,男,20 岁。左上 2 舌侧窝呈囊状深陷,变黑发软,叩痛(-),冷热诊无异常,未穿髓,其诊断和处理是
A. 舌面点隙龋,充填治疗
B. 畸形舌侧窝,预防性充填
C. 牙中牙,间接盖髓、垫底充填
D. 畸形舌侧窝伴深龋,间接盖髓、垫底充填
E. 畸形舌侧窝伴慢性牙髓炎,根管治疗

【答案】D

【解析】畸形舌侧窝为牙内陷中最轻的一种，由于舌侧窝呈囊状深陷，容易滞留食物残渣，利于细菌的滋生，再加上囊底存在发育上的缺陷，常引起牙髓的感染、坏死及根尖周病变。题干中舌侧窝呈囊状深陷，变黑发软，冷热诊无异常，未穿髓，应诊断为畸形舌侧窝伴深龋，未出现牙髓病变，因此处理应间接盖髓；舌面点隙龋，充填治疗，诊断不严谨，没有诊断出龋坏原因，故A错误；畸形舌侧窝，预防性充填，诊断不严谨，没有对龋病做出诊断；牙中牙是发育异常牙内陷中最严重的一种，牙呈圆锥状，且较其固有形态稍大，X线片示其深入凹陷部好似包含在牙中的一个小牙，其实陷入部分的中央不是牙髓，而是含有残余成釉器的空腔；畸形舌侧窝伴慢性牙髓炎时，会有轻度叩痛，冷热诊测验表现为异常，有自发痛史，分为慢性溃疡性牙髓炎、慢性增生性牙髓炎、慢性闭锁性牙髓炎，治疗为根管治疗。

【破题思路】牙内陷当中畸形舌侧窝（舌侧窝呈囊状深陷）+深龋［变黑发软，叩痛（–），冷热诊无异常，未穿髓］，治疗为间接盖髓、垫底充填。

5. 遗传性乳光牙本质属于牙本质发育不全分型中的
A. Ⅰ型 B. Ⅱ型 C. Ⅲ型
D. Ⅰ型 + Ⅱ型 E. Ⅰ型 + Ⅲ型

【答案】B

【解析】牙本质发育不全分3型：Ⅰ型患者伴有成骨不全症。Ⅱ型显著特征为牙颈部明显缩窄以致形成一个球根状的牙冠，该型即最常见的遗传性乳光牙本质；实际上，该病也是最常见的人类显性遗传病中的一种，人群患病率大约为1/8000。Ⅲ型患者乳牙髓腔增大，大量暴露。影像学上表现为牙齿由于牙本质萎缩而中空，因而称为"壳状牙"。

【破题思路】牙本质发育不全的分类。遗传性乳光牙本质属于牙本质发育不全分型中的Ⅱ型。

6. 牙内陷多发生于
A. 上颌中切牙 B. 上颌侧切牙 C. 上颌尖牙
D. 前磨牙 E. 下颌中切牙

【答案】B

【解析】牙内陷为发育时期，成釉器过度卷叠或局部过度增殖，深入到牙乳头中所致。牙萌出后，在牙面可出现一囊状深陷的窝洞。牙内陷常见于上颌侧切牙，偶发于上颌中切牙或尖牙。根据牙内陷的深浅程度及其形态变异，临床上可分为畸形舌侧窝（是牙内陷最轻的一种）、畸形根面沟、畸形舌侧尖和牙中牙（是牙内陷最严重的一种）。

【破题思路】牙内陷常见于上颌侧切牙。

7. 先天性梅毒牙在临床上可表现为
A. 牙本质发育不全 B. 釉质发育不全 C. 牙内陷
D. 畸形中央尖 E. 蕾状磨牙

【答案】E

【解析】先天性梅毒牙包括半月形切牙和桑葚状磨牙等。主要见于恒牙，乳牙极少受累。

A选项描述：牙本质发育不全临床表现为牙冠呈微黄色半透明，光照下呈现乳光。釉质易从牙本质表面分离脱落使牙本质暴露，从而发生严重的咀嚼磨损。X线片可见牙根短。牙萌出后不久，髓室和根管完全闭锁。

B选项描述：釉质发育不全的临床表现按程度将其分为轻症和重症。轻症釉质形态基本完整，仅有色泽和透明度的改变，形成白垩状釉质，这是由于矿化不良、折光率改变而形成的，一般无自觉症状。重症牙面有实质性缺损，即在釉质表面出现带状或窝状的棕色凹陷。受累牙往往呈对称性。

C选项描述：牙内陷的临床表现可分为畸形舌侧窝（是牙内陷最轻的一种）、畸形根面沟、畸形舌侧尖和牙中牙（是牙内陷最严重的一种）。常见于上颌侧切牙。

D选项描述：畸形中央尖在临床当中中央尖折断或破损后，表现为圆形或椭圆形圆环，中央有浅黄色或褐色的牙本质轴，在轴中央有时可见到黑色小点，此点就是髓角，但在此处即使使用极细的探针也不能探入。多见于下颌前磨牙，尤以第二前磨牙最多见，偶见于上颌前磨牙。

【破题思路】先天性梅毒牙临床表现为半月形切牙和桑葚状磨牙等。

8. 下列不属于釉质发育不全的病因的是
A. 严重营养障碍 B. 甲状旁腺功能低下 C. 糖尿病
D. 乳牙根尖周感染 E. 猩红热
【答案】C
【解析】釉质发育不全的病因：①严重营养障碍：维生素A、维生素C、维生素D以及钙磷的缺乏，均可影响成釉细胞分泌釉质基质和矿化。②内分泌失调：甲状旁腺与钙磷代谢有密切关系。甲状旁腺功能降低时，血清中钙含量降低，血磷正常或偏高。③局部因素：常见于乳牙根尖周严重感染，导致继承恒牙釉质发育不全。这种情况往往见于个别牙，以前磨牙居多，又称特纳牙。④婴儿和母体的疾病：小儿的一些疾病，如水痘、猩红热等均可使成釉细胞发育发生障碍。糖尿病是牙周病的重要促进因素，并不是釉质发育不全的病因。

【破题思路】釉质发育不全的病因：严重营养障碍、内分泌失调、婴儿和母体的疾病和局部因素。

9. 四环素牙的临床表现如下，除了
A. 前牙着色比后牙明显 B. 四环素的疗程数与着色程度成正比
C. 乳牙着色比恒牙明显 D. 釉质着色较牙本质深
E. 在牙着色的同时，还有骨组织的着色
【答案】D
【解析】四环素牙着色初呈黄色，在阳光照射下则呈明亮的黄色荧光，以后逐渐由黄色变成棕色或深灰色。这种转变是缓慢的，并被阳光促进，所以切牙的唇面最先变色。一般来说，前牙比后牙着色明显；乳牙着色又比恒牙明显，因为乳牙的釉质较薄、较透明，不易遮盖牙本质中四环素结合物的颜色，故A、C选项描述正确。用药总剂量和次数：一般的用药量就可以致牙着色，一次大剂量的四环素足以造成四环素牙。服药的疗程数与着色程度成正比：加深颜色，而不是呈条纹状改变，故B选项描述正确。由于釉质和牙本质同时形成在同一基底膜的相对侧，所以同一次的剂量能在两种组织中形成黄色层，但在牙本质中的沉积比在釉质中高4倍，而且在釉质中仅为弥散性的非带状色素。这是由于牙本质磷灰石晶体小，总表面积比釉质磷灰石晶体大，因而使牙本质吸收四环素的量较釉质多。故D选项描述错误。染色的特点：恒牙列全口均发生，全部牙齿以牙本质为主呈帽状染色，因牙本质、牙釉质代谢极缓慢，所致染色是永久性的。骨组织也可有着色，但可以随代谢逐渐消失。

【破题思路】四环素牙病因、发病机制、临床表现。

10. 下列关于氟牙症的说法，哪个不正确
A. 发病具有明显的地域特点 B. 患牙耐酸不耐磨 C. 乳牙患病的程度较重
D. 水氟含量高是本病的病因 E. 患牙表层釉质的含氟量高
【答案】C
【解析】氟牙症具有地区性分布特点，为慢性氟中毒早期最突出的症状。我国氟牙症流行区很多，如东北、内蒙古、宁夏、陕西、山西、甘肃、河北、山东、贵州、福建等地都有慢性氟中毒区，故A选项描述正确；患牙对摩擦的耐受性差，但对酸蚀的抵抗力强，故B选项的描述正确；氟牙症多见于恒牙，发生在乳牙者甚少，程度亦较轻，故C选项描述错误；氟牙症发病情况与饮用水中氟含量和氟进入人体的时机有关，故D选项描述正确；氟牙症病理表现为柱间质矿化不良和釉柱的过度矿化。这种情况在表层的釉质更显著，表层釉质含氟量是深层釉质的10倍左右。由于氟牙症表层釉质多孔性，易于吸附外来色素（如锰、铁化合物）而产生氟斑。

【破题思路】氟牙症的病因、发病机制、临床表现。

11. 氟牙症色素位置较浅，轻度着色病变在釉质外层的
A. 1/4～1/3处 B. 1/2～2/3处 C. 1/3～1/2处
D. 2/3～3/4处 E. 1/4～3/4处
【答案】A

12. 釉质发育不全，其表面上形成凹陷的原因如下，除了
A. 成釉细胞分泌釉质基质障碍 B. 牙乳头组织向成釉器突起

C. 釉质基质不能及时矿化而塌陷　　　　　　D. 成牙本质细胞变性，不能形成正常牙本质
E. 成釉细胞不能分化成高柱状细胞
【答案】B
【解析】釉质发育不全，其表面上形成凹陷的原因：成釉细胞分泌釉质基质障碍；釉质基质不能及时矿化而塌陷；成牙本质细胞变性、不能形成正常牙本质；成釉细胞不能分化成高柱状细胞。B选项描述牙乳头组织向造釉器突起形成畸形中央尖。

【破题思路】釉质发育不全，其表面上形成凹陷的原因：成釉细胞分泌釉质基质障碍；釉质基质不能及时矿化而塌陷；成牙本质细胞变性，不能形成正常牙本质；成釉细胞不能分化成高柱状细胞。

13. 常见的牙发育形态和结构畸形，不包括
A. 锥形牙　　　　　　　B. 多生牙　　　　　　　C. 斑釉牙
D. 釉质发育不全　　　　E. 四环素牙
【答案】B
【解析】牙发育形态异常包括：大小异常（过小牙、过大牙）、形态异常（牙内陷、畸形中央尖、鹰爪尖、牛牙症、双生牙、融合牙、结合牙、弯曲牙、额外牙根）。

牙发育结构异常包括：釉质发育不全（遗传性釉质发育不全，营养缺乏、发热性疾病和低钙血症引起的釉质发育缺陷，氟牙症，四环素牙，先天性梅毒牙）、遗传性牙本质发育不全。

牙数目异常：先天性缺牙、多生牙、乳牙前列牙、恒牙后牙列。

牙萌出异常：早萌、迟萌、多牙不萌、埋伏和阻生牙、乳牙固着粘连。

【破题思路】牙发育异常的分类：结构发育异常、形态发育异常、数目异常、萌出异常。

14. 能引起四环素牙的药物有
A. 头孢菌素和四环素　　　　　　　B. 土霉素和地美环素
C. 链霉素和氯霉素　　　　　　　　D. 林可霉素和庆大霉素
E. 头孢菌素和米诺环素
【答案】B
【解析】四环素类药物有：四环素、土霉素、金霉素、去甲金霉素和多西环素等。一般认为，四环素和去甲金霉素所致着色深；土霉素和金霉素所致着色浅。金霉素导致牙着色为灰棕色；去甲金霉素导致牙着色为黄色；土霉素导致牙着色为黄色且影响较小；四环素导致牙着色为黄色；米诺环素导致牙着色为黑色；而强力霉素未见报道引起牙颜色改变。

【破题思路】能引起四环素牙的药物有：四环素、缩水四环素、盐酸四环素、土霉素、金霉素、去甲金霉素、多西环素等。

15. 关于氟牙症发病情况的描述不正确的是
A. 氟主要损害釉质发育期牙胚的成釉细胞　　B. 14岁后才迁入高氟区者出现氟牙症
C. 饮水氟含量过高是主要病因　　　　　　　D. 胎盘对氟有一定的屏障作用
E. 多见于恒牙
【答案】B
【解析】能否发生氟牙症取决于过多的氟进入人体的时机。氟主要损害釉质发育期牙胚的成釉细胞，因此，过多的氟只有在牙发育矿化期间进入人体，才能发生氟牙症。若在6~7岁之前，长期居住在饮水中含氟量高的流行区，即使日后迁往他处，也避免不了以后萌出的恒牙受累，反之，如7岁后才迁入高氟区者，则不出现氟牙症；首先肯定水中氟含量过高是本症的病因，我国现行水质标准氟浓度为0.5~1mg/L应是适宜的；氟牙症多见于恒牙，发生在乳牙者甚少，程度亦较轻，这是由于乳牙的发育分别在胚胎期和婴儿期，而胎盘对氟有一定的屏障作用。

【破题思路】氟牙症发病情况与饮用水中氟含量和氟进入人体的时机有关。

16. 下列关于四环素牙的描述，不正确的是
   A. 四环素在牙本质中的沉积量高
   B. 乳牙着色比恒牙明显
   C. 前牙着色比后牙明显
   D. 可并发釉质发育不全
   E. 短期大剂量服用四环素产生的损害较小

【答案】E

【解析】由于釉质和牙本质同时形成在同一基底膜的相对侧，所以同一次的剂量能在两种组织中形成黄色层，但在牙本质中的沉积比在釉质中高4倍，而且在釉质中仅为弥散性的非带状色素。这是由于牙本质磷灰石晶体小，总表面积比釉质磷灰石晶体大，因而使牙本质吸收四环素的量较釉质多。故A选项描述正确。四环素牙着色初呈黄色，在阳光照射下则呈明亮的黄色荧光，以后逐渐由黄色变成棕色或深灰色。这种转变是缓慢的，并被阳光促进，所以切牙的唇面最先变色。一般来说，前牙比后牙着色明显；乳牙着色又比恒牙明显，因为乳牙的釉质较薄、较透明，不易遮盖牙本质中四环素结合物的颜色。故B、C选项描述正确。四环素对牙的影响主要是着色，有时也合并釉质发育不全。四环素分子有螯合性质，可与牙组织形成稳固的四环素正磷酸盐复合物，此物质能抑制矿化的两个相，即核化和晶体的生长。故D选项描述正确。在恒牙，着色程度与服用四环素的疗程长短成正比关系，但短期内的大剂量服用比长期给药相等总剂量的作用更大。

【破题思路】四环素牙病因、发病机制、临床表现。

17. 被误认为"双根管"的是哪个分型
   A. 畸形根面沟
   B. 畸形舌侧窝
   C. 畸形舌侧尖
   D. 牙中牙
   E. 釉珠

【答案】A

【破题思路】牙内陷的临床分类及其表现。牙内陷临床上可分为：畸形舌侧窝（是牙内陷最轻的一种）、畸形根面沟（被误认为双根管）、畸形舌侧尖和牙中牙（是牙内陷最严重的一种）。

18. 影响四环素牙着色程度的因素有
   A. 患者的健康状态
   B. 患者的发育情况
   C. 骨骼的矿化程度
   D. 牙本质的矿化程度
   E. 药物的种类、剂量、给药次数

【答案】E

【解析】影响四环素牙染色程度的因素：①药物种类：四环素和地美环素所致着色深；土霉素和金霉素所致着色浅。②用药总剂量和次数：一般的用药量就可以致牙着色，一次大剂量的四环素足以造成四环素牙。服药的疗程数与着色程度成正比：加深颜色，而不是呈条纹状改变。③用药的时期：越在婴幼儿早期用药，牙本质的着色越近釉牙本质界，临床见到的染色程度越明显。故E选项为正确答案。与患者的健康状态、患者的发育情况、骨骼的矿化程度、牙本质的矿化程度并无关系。

【破题思路】影响四环素牙染色程度的因素：①药物种类；②用药总剂量和次数；③用药的时期。

19. 四环素牙着色程度与下列哪种因素无关
   A. 给药时间
   B. 给药方式
   C. 给药剂量
   D. 服药种类
   E. 服药剂量

【答案】B

【解析】用药的时期：越在婴幼儿早期用药，牙本质的着色越近釉牙本质界，临床见到的染色程度越明显。用药总剂量和次数：一般的用药量就可以致牙着色，一次大剂量的四环素足以造成四环素牙。服药的疗程数与着色程度成正比：加深颜色，而不是呈条纹状改变。药物种类：四环素和地美环素所致着色深；土霉素和金霉素所致着色浅。

【破题思路】影响四环素牙染色程度的因素：①药物种类；②用药总剂量和次数；③用药的时期。

20. 下列可以作为着色牙内源性病因的是
   A. 氯己定漱口液
   B. 牙外伤
   C. 咖啡

D. 菌斑　　　　　　　　　　　　E. 茶叶

【答案】B

【解析】外源性着色由多种原因造成，包括附着在牙表面的菌斑、产色素细菌、饮料、食物等；内源性着色的病因根据牙萌出情况而有所不同。在牙未萌出前，影响牙胚胎发育及硬组织形成的原因包括系统性疾病（如婴幼儿高胆红素血症、血液系统疾病）、四环素类药物的应用等；而在牙萌出后，化学物质、外伤、抗生素使用等也可引起内源性着色牙。

【破题思路】着色牙根据病因的不同，分为内源性着色牙和外源性着色牙两大类。

21. 着色牙漂白常用的过氧化氢的浓度是
A. 1%　　　　　　　　　B. 2%　　　　　　　　　C. 3%
D. 15%　　　　　　　　 E. 30%

【答案】E

【解析】漂白剂一般为氧化剂，各种浓度的过氧化氢、过硼酸钠和过氧化脲是常用的漂白剂。过氧化氢是最有效的漂白剂，各种浓度（30%～40%）均可使用，但常用的是30%～35%的过氧化氢水溶液或含有35%过氧化氢的凝胶，故E选项为正确答案。过氧化脲常用的浓度为5%～20%，对牙髓及其周围软组织有刺激，主要用于冠外漂白；新鲜的过硼酸钠含有95%的过硼酸盐，可释放9.9%的氧气。

【破题思路】漂白剂的应用浓度。常用的是30%～35%的过氧化氢水溶液或含有35%过氧化氢的凝胶。

22. 畸形中央尖最常发生的牙位是
A. 上颌第二侧切牙　　　　B. 上颌第一前磨牙　　　　C. 上颌第二前磨牙
D. 下颌第一前磨牙　　　　E. 下颌第二前磨牙

【答案】E

【解析】畸形中央尖多见于下颌前磨牙，尤以第二前磨牙最多见，偶见于上颌前磨牙，常为对称性发生；而牙内陷常见于上颌侧切牙，偶发生于上颌中切牙或尖牙。

【破题思路】畸形中央尖的好发牙位为下颌第二前磨牙。

23. 关于畸形中央尖的治疗原则，不正确的是
A. 对圆钝无妨碍的中央尖可不处理
B. 调磨牙尖应多次少磨
C. 宜早做牙髓治疗，防止根尖感染
D. 牙刚萌出时若发现这种牙尖，可一次磨除，行盖髓术
E. 中央尖折断露髓的年轻恒牙可采用根尖诱导成形术

【答案】C

【解析】畸形中央尖的治疗：①对圆钝而无妨碍的中央尖可不做处理。②尖而长的中央尖容易折断或被磨损而露髓。牙刚萌出时若发现这种牙尖，可在麻醉和严格的消毒下，将此尖一次磨除，然后制备洞形，按常规进行盖髓治疗。另一种方法是在适当调整对颌牙的同时，多次少量调磨此尖，这样可避免中央尖折断或过度磨损，且可在髓角部形成足够的修复性牙本质而免于露髓。③中央尖折断，已引起牙髓或根尖周病变时，为保存患牙并促使牙根继续发育完成，可采用根尖发育形成术或根尖诱导形成术。故A、B、D、E选项描述正确，而C选项描述错误。对于畸形中央尖的处理还有加固防折，有临床研究报道对刚萌出的牙齿上细而尖的中央尖，为防止其日后折断感染，可用强粘接剂和复合树脂在牙尖周围加固，使畸形尖随着牙齿一同发生生理磨耗，促使髓角外形成继发性牙本质，保持牙髓和牙根正常发育。牙根形成过短又发生根尖周严重感染的患牙，或根尖周病变与龈沟相通者，或重度松动牙，则应拔除。

【破题思路】畸形中央尖的治疗原则：对圆钝无妨碍的中央尖可不处理、加固防折；如果发生牙髓感染，须做牙髓治疗，严重的根尖周感染或重度松动的牙应拔除。

24. 下列关于畸形中央尖的说法，错误的是
A. 多见于下颌前磨牙　　　　B. 半数有髓角深入　　　　C. 多位于𬌗面中央窝处

D. 高度约 1～3mm　　　　　E. 成釉器卷叠而造成的

【答案】E

【解析】畸形中央尖多见于下颌前磨牙，尤以第二前磨牙最多见，偶见于上颌前磨牙，常为对称性发生，故 A 选项描述正确。一般均位于𬌗面中央窝处，呈圆锥形突起，故称中央尖。该尖也可出现在颊嵴、舌嵴、近中窝和远中窝。形态可为圆锥形、圆柱形或半球形等，高度 1～3mm；一般认为发生此种畸形是由于牙发育期，牙乳头组织向成釉器突起，在此基础上形成釉质和牙本质；半数的中央尖有髓角深入。

【破题思路】畸形中央尖的病因和临床表现。

25. 特纳牙（Turner tooth）是由于
    A. 小儿患水痘或猩红热所引起的　　　　B. 小儿患严重的消化不良所引起的
    C. 小儿乳牙根尖周严重感染影响继承恒牙所引起的　　D. 孕妇患风疹或毒血症所引起的
    E. 甲状旁腺功能降低所引起的

【答案】C

【解析】釉质发育不全的病因：①严重营养障碍：维生素 A、维生素 C、维生素 D 以及钙磷的缺乏，均可影响成釉细胞分泌釉质基质和矿化。②内分泌失调：甲状旁腺与钙磷代谢有密切关系。甲状旁腺功能降低时，血清中钙含量降低，血磷正常或偏高。③婴儿和母体的疾病：小儿的一些疾病，如水痘、猩红热等均可使成釉细胞发育发生障碍。④局部因素：常见于乳牙根尖周严重感染，导致继承恒牙釉质发育不全。这种情况往往见于个别牙，以前磨牙居多，又称特纳牙。其他描述均为釉质发育不全的病因。

【破题思路】特纳牙的定义：常见于乳牙根尖周严重感染，导致继承恒牙釉质发育不全。这种情况往往见于个别牙，以前磨牙居多，又称特纳牙。

26. 患者，女性，23 岁，因全口牙自幼呈黄色，并随年龄加重为深灰色，要求治疗。查：全口牙呈黄至深灰色，由后至前逐渐加重，表面无实质缺损。问诊应重点采集的信息是
    A. 幼时居住地　　　　B. 母亲妊娠期间用药史　　　　C. 是否为早产儿
    D. 幼时患病用药史　　　E. 幼时患病史

【答案】D

【解析】因全口牙自幼呈黄色，并随年龄加重为深灰色，查：全口牙呈黄至深灰色，由后至前逐渐加重，表面无实质缺损。根据以上症状怀疑为四环素牙，而四环素牙的发病机制是在牙的发育矿化期间，服用了四环素族药物，故应询问患者用药史，排除 A、C、E 选项。一般来说，前牙比后牙着色明显，乳牙着色比恒牙明显，题干患者 23 岁，并有加重趋势，故主要询问患者幼时患病用药情况。

【破题思路】四环素牙齿的发病机制和着色特点。

27. 患者，女，20 岁，自觉上前牙牙面有斑点，要求美齿修复。临床检查：全口牙列均可见不同程度白垩色斑块，呈云雾状，边界不明确。患者有高氟区生活史，其最可能的诊断为
    A. 釉质发育不全　　　B. 氟牙症　　　　C. 四环素牙
    D. 浅龋　　　　　　　E. 遗传性乳光牙本质

【答案】B

【解析】氟牙症又称氟斑牙或斑釉，具有地区性分布特点。水中氟含量过高是本症的病因。氟牙症临床表现特点是在同一时期萌出牙的釉质上有白垩色到褐色的斑块，严重者还并发釉质的实质缺损，故 B 选项是正确答案。A 选项：釉质发育不全临床表现是在同一时期釉质形成全面遭受障碍时，可在牙面上形成带状缺陷。C 选项：四环素牙是在牙的发育矿化期，服用了四环素族药物，使牙着色。主要沉积在牙本质层，似帽状染色。前牙比后牙着色明显，乳牙比恒牙着色明显。D 选项：浅龋位于釉质内，位于牙冠的浅龋可分为窝沟龋和平滑面龋。前者的早期表现为龋损部位色泽变黑，进一步仔细检查可发现黑色色素沉着区下方为龋白斑，呈白垩色改变。用探针检查时有粗糙感或能钩住探针。平滑牙面上的早期浅龋一般呈白垩色点或斑，随着时间延长和龋损继续发展，可变为黄褐色或褐色斑点。浅龋有一定的好发部位。E 选项：遗传性乳光牙本质属于常染色体显性遗传病，患者常有家族遗传史。临床表现为牙冠微黄色半透明光照下呈现乳光。釉质易从牙本质表面分离脱落使牙本质暴露，从而发生严重的咀嚼磨损。

【破题思路】氟牙症的诊断以及与其他发育异常的鉴别诊断。

28. 患者，女，26岁，要求上前牙美容修复。临床检查：上下前牙均有程度不同的黄褐色斑块，部分患牙有釉质缺损，质硬。最佳的治疗方案为
  A. 牙齿漂白   B. 牙髓治疗后桩冠修复   C. 树脂贴面修复
  D. 磨除着色部分   E. 超声波洁治
【答案】C
【解析】牙齿漂白是通过使用化学物质氧化牙齿中的有机着色物质而使牙色变浅的方法，无法修补釉质缺损，故A选项描述错误；牙髓治疗后桩冠修复适用于牙髓疾病、根尖周病、牙周-牙髓联合病变、牙外伤等牙冠破坏严重疾病，故B选项描述错误；着色部分可能为牙本质部分，磨除对牙体损伤更大，故D选项描述错误；超声波洁治去除龈上牙石、菌斑和色渍，并抛光牙面，以延迟菌斑和牙石沉积，无法消除着色斑块，更无法修补釉质的缺损，故E选项描述错误；复合树脂直接粘接修复技术适用于修复因各种原因造成的牙体组织缺损，还可用于修复前牙轻中度的形态、色泽和排列异常，以及用于修补和改良某些出现缺损的不良树脂、瓷和金属修复体。

【破题思路】各种修复治疗的适应证。

29. 患者，女，13岁，上前牙咬合痛、自发痛3天。口腔检查：左上侧切牙舌面窝处深龋，探诊（−），叩诊（++）。最可能的病因是
  A. 畸形中央尖   B. 牙周炎   C. 畸形舌侧窝
  D. 畸形舌侧尖   E. 牙隐裂
【答案】C
【解析】牙内陷为发育时期，成釉器过度卷叠或局部过度增殖，深入到牙乳头中所致。牙萌出后，在牙面可出现一囊状深陷的窝洞。牙内陷常见于上颌侧切牙，偶发于上颌中切牙或尖牙。根据牙内陷的深浅程度及其形态变异，临床上可分为畸形舌侧窝（是牙内陷最轻的一种）、畸形根面沟、畸形舌侧尖和牙中牙（是牙内陷最严重的一种）。故C选项为正确答案。畸形中央尖多见于下颌前磨牙，尤以第二前磨牙最多见，偶见于上颌前磨牙。常为对称性发生，故A选项描述错误。牙周炎是定植在龈牙结合部的牙菌斑所引起的慢性龈炎，若不及时得到治疗，则有一部分人的牙龈炎病变可向牙周深部组织发展，导致牙齿支持组织（牙龈、牙周膜、牙槽骨和牙骨质）的破坏——牙周袋形成并有炎症，附着丧失和牙槽骨吸收。故B选项描述错误。牙隐裂指牙齿表面由于某些因素长期作用而出现的临床不易发现的细微裂纹，好发于中老年患者的后牙咬合面，以上颌第一磨牙最常见。

【破题思路】畸形中央尖、牙周炎、牙内陷、牙隐裂的鉴别要点。

30. 患者，女，19岁，口腔检查时发现左侧上颌侧切牙畸形舌侧窝，卡探针，冷测验（−），叩痛（−）。该牙的处理方法为
  A. 观察，定期复查   B. 预防性充填   C. 根管治疗
  D. 活髓切断术   E. 牙髓摘除术
【答案】B
【解析】根据题干诊断为上颌侧切牙畸形舌侧窝，为了防止龋坏深入，可以行预防性充填。预防性树脂充填指的是两部分内容，包括窝沟封闭和复合树脂充填，更适用于畸形舌侧窝没有合并其他感染的治疗。

【破题思路】畸形舌侧窝的治疗。

31. 患者，男，29岁，左下后牙，牙龈小疱8个月余，要求治疗。查：左下第一前磨牙无龋、𬌗面磨损可见牙本质暴露、牙髓无活力、叩痛（+），X线片示根尖呈喇叭形。该牙的可能病因为
  A. 磨损   B. 畸形中央尖   C. 𬌗创伤
  D. 釉质发育不全   E. 深龋
【答案】B
【解析】X线片显示根尖呈喇叭形，说明牙根未发育完全，𬌗面有磨损，参考牙位，畸形中央尖可能性大。

【破题思路】畸形中央尖的诊断。

32.患者,男性,30岁,因口腔检查时发现右下第二前磨牙殆面中央有一圆钝锥形突起,冷测验(-),叩痛(-)。该牙应如何处理
A.不必治疗,定期观察
B.充填治疗
C.根管治疗
D.直接盖髓
E.活髓切断

【答案】A

【解析】根据题干诊断为畸形中央尖。对于畸形中央尖的治疗有:①对圆钝而无妨碍的中央尖可不做处理。②尖而长的中央尖容易折断或被磨损而露髓。牙刚萌出时若发现这种牙尖,可在麻醉和严格的消毒下,将此尖一次磨除,然后制备洞形,按常规进行盖髓治疗;另一种方法是在适当调整对颌牙的同时,多次少量调磨此尖,这样可避免中央尖折断或过度磨损,且可在髓角部形成足够的修复性牙本质而免于露髓。③对于畸形中央尖的处理还有加固防折,有临床研究报道对刚萌出的牙齿上细而尖的中央尖,为防止其日后折断感染,可用强粘接剂和复合树脂在牙尖周围加固,使畸形尖随着牙齿一同发生生理磨耗,促使髓角外形成继发性牙本质,保持牙髓和牙根正常发育。④中央尖折断,已引起牙髓或根尖周病变时,为保存患牙并促使牙根继续发育完成,可采用根尖发育形成术或根尖诱导形成术。此牙没有任何异常的临床表现,可以定期随诊观察。

【破题思路】畸形中央尖的治疗。

(33～35题共用题干)

患者,男,15岁,左下颌后牙自发痛、夜间痛1天。口腔检查:左下第二前磨牙牙冠完整,无明显龋损,殆面可见黑色圆点,温度刺激测验无反应,叩痛(++),牙周无明显异常。

33.为明确诊断和制订正确的治疗计划还应做的辅助检查是
A.牙髓活力电测验
B.咬诊
C.温度试验
D.细菌培养
E.X线片

【答案】E

34.引起该患牙的原因可能是
A.静止龋
B.牙隐裂
C.畸形中央尖
D.釉质发育不全
E.磨损

【答案】C

35.X线片检查可能的结果为
A.根尖无明显异常
B.根尖牙骨质增生
C.根尖与牙槽窝间隙明显增宽
D.根尖囊肿
E.根尖孔呈喇叭口状

【答案】E

【解析】根据主诉牙症状可以怀疑为畸形中央尖,故通过X线片观察根尖发育情况来选择治疗方式,若为喇叭口形,则需做根尖诱导成形术,若根尖发育完全,可直接行根管治疗术后修复治疗。

【破题思路】畸形中央尖的诊断和治疗要点。

(36～38题共用题干)

患者,男性,30岁。因牙齿颜色不正常,要求治疗。临床检查:上颌中切牙、尖牙、第一磨牙、下颌前牙及第一磨牙牙面呈白垩色,伴带状缺损。

36.该疾病应诊断为
A.氟牙症
B.四环素牙
C.先天性梅毒牙
D.釉质发育不全
E.遗传性牙本质发育不全

【答案】D

【解析】根据患牙的位置,并伴有带状缺损的症状,可诊断为重度釉质发育不全。釉质发育不全的患者,多为对称性发病。故D选项描述正确。氟牙症的患者年幼时有在高氟地区的生活史,患牙数量较多,上颌前牙多见,故A选项不符。四环素牙的发病机制是在牙的发育矿化期间,服用了四环素族药物,一般来说,前牙比后牙着色明显,乳牙着色比恒牙明显,故B选项不符。先天性梅毒牙包括半月形切牙和桑葚状磨牙等,主要见于恒牙,乳牙极少受累,故C选项不符。遗传性牙本质发育不全是一种常染色体显性遗传疾病,Ⅰ型伴有成骨

不全症；Ⅱ型显著特征为牙颈部明显缩窄以致形成一个球根状的牙冠；Ⅲ型患者乳牙髓腔增大，大量暴露。影像学上表现为牙齿由于牙本质萎缩而中空，因而称为"壳状牙"。

37. 下列符合该病的描述为
A. 患者具有特定地区的生活史　　B. 乳牙不会发生
C. 与微生物感染有关　　　　　　D. 患牙对酸的抵抗力强，但不耐摩擦
E. 双侧对称发病
【答案】E
【解析】氟牙症：具有地区性分布特点，多见于恒牙，发生在乳牙者甚少，程度亦较轻，因胎盘对氟有一定的屏障作用。对摩擦的耐受性差，但对酸蚀的抵抗力强。故A、B、D选项描述的都是氟牙症。因其临床表现确定为釉质发育不全，釉质发育不全的患牙多为对称性发病。

38. 患牙发育障碍的发生时间是
A. 1岁以内　　　　　　　B. 1～2岁　　　　　　　C. 2～3岁
D. 3～4岁　　　　　　　E. 4岁以上
【答案】A
【解析】11、13、16、21、23、26、31、32、33、36、41、42、43、46出现釉质发育不全，表示致病因素发生在1岁以内；12、22受累，可推断致病因素已延续到出生后的第2年；14、15、17、24、25、27、34、35、37、44、45、47受累则表示致病因素发生在2～3岁以后。

【破题思路】釉质发育不全的诊断和临床表现。

（39～43题共用备选答案）
A. 四环素牙　　　　　B. 氟牙症　　　　　C. 釉质发育不全
D. 浅龋　　　　　　　E. 遗传性乳光牙本质
根据下列临床表现，可诊断为

39. 牙冠呈微黄色半透明，光照下呈现乳光
【答案】E

40. 前牙邻面白垩色或黄褐色，探诊有粗糙感
【答案】D

41. 全口牙釉质呈现灰黄色，表面光滑，前牙着色重于后牙
【答案】A

42. 同一时期发育的牙面上，云雾状白垩色或黄褐色斑块
【答案】B

43. 釉质表面呈白垩色，并出现带状凹陷
【答案】C

【解析】四环素牙着色初呈黄色，在阳光照射下则呈明亮的黄色荧光，以后逐渐由黄色变成棕色或深灰色。这种转变是缓慢的，并被阳光促进，所以切牙的唇面最先变色。一般来说，前牙比后牙着色明显；乳牙着色又比恒牙明显，因为乳牙的釉质较薄、较透明，不易遮盖牙本质中四环素结合物的颜色。氟牙症的临床表现特点是在同一时期萌出牙的釉质上有白垩色到褐色的斑块，严重者还并发釉质的实质缺损。多见于恒牙，发生在乳牙者甚少，程度亦较轻。对摩擦的耐受性差，但对酸蚀的抵抗力强。严重的慢性氟中毒患者，可有骨骼的增殖性变化，骨膜、韧带等均可钙化，从而产生腰、腿和全身关节症状。釉质发育不全的临床表现按程度将其分为轻症和重症。轻症釉质形态基本完整，仅有色泽和透明度的改变，形成白垩状釉质，这是由于矿化不良、折光率改变而形成的，一般无自觉症状。重症牙面有实质性缺损，即在釉质表面出现带状或窝状的棕色凹陷。受累牙往往呈对称性。浅龋位于釉质内，位于牙冠的浅龋可分为窝沟龋和平滑面龋。前者的早期表现为龋损部位色泽变黑，进一步仔细检查可发现黑色色素沉着区下方为龋白斑，呈白垩色改变。用探针检查时有粗糙感或能钩住探针。平滑牙面上的早期浅龋一般呈白垩色点或斑，随着时间延长和龋损继续发展，可变为黄褐色或褐色斑点。浅龋有一定的好发部位。遗传性乳光牙本质临床表现为牙冠呈微黄色半透明，光照下呈现乳光。釉质易从牙本质表面分离脱落使牙本质暴露，从而发生严重的咀嚼磨损。X线片可见牙根短。牙萌出后不久，髓室和根管完全闭锁。

【破题思路】牙发育异常的病因以及临床表现。

疾病	病因	临床表现
釉质发育不全	内分泌失调 严重营养障碍 婴儿和母体的疾病 局部因素：特纳牙	在乳牙、恒牙列均可发生，乳牙受累较少见，龋病发生进展速率较快，同一时期发育的牙齿成组对称地发生，与发育线相吻合，界限清楚
氟牙症	高氟地区居住史	恒牙多见，乳牙很少见 耐酸不耐摩擦
四环素牙	四环素类服药史	恒牙列全口均发生，牙本质呈永久性帽状染色
遗传性乳光牙本质	家族遗传史	髓腔和根管过早地部分或完全堵塞、闭锁
畸形中央尖	成釉器形态分化异常所致	下颌前磨牙多见，下5最多 咬合面颊、舌两尖之间呈副尖或釉质小球。基底部直径约2mm，尖高为2mm
牙内陷	牙冠（成釉器）表面向内卷叠而引起的发育性的形态分化异常	畸形舌侧窝（最轻） 畸形根面沟（易患牙周病，双根管） 畸形舌侧尖 牙中牙（最严重）

（44～46题共用备选答案）

A. 细菌　　　　　　　　B. 四环素类抗生素　　　　　C. 高氟地区居住史
D. 全身疾患或营养障碍　E. 遗传因素

44. 龋病病因是

【答案】A

45. 氟斑牙的病因是

【答案】C

46. 釉质发育不全的主要病因是

【答案】D

【解析】龋病病因的四联因素：细菌（大量证据已经表明，细菌的存在是龋病发生的先决条件）、食物、宿主和时间。氟斑牙的病因是首先肯定水中氟含量过高，另外能否发生氟牙症取决于过多氟进入人体的时机。釉质发育不全的主要病因：①严重营养障碍：维生素A、维生素C、维生素D以及钙磷的缺乏，均可影响成釉细胞分泌釉质基质和矿化。②内分泌失调：甲状旁腺与钙磷代谢有密切关系。甲状旁腺功能降低时，血清中钙含量降低，血磷正常或偏高。③局部因素：常见于乳牙根尖周严重感染，导致继承恒牙釉质发育不全。这种情况往往见于个别牙，以前磨牙居多，又称特纳牙。④婴儿和母体的疾病：小儿的一些疾病，如水痘、猩红热等均可使成釉细胞发育发生障碍。四环素类抗生素是引起四环素牙的病因；遗传因素是引起遗传性牙本质发育不全的病因。

【破题思路】龋病、氟牙症、釉质发育不全、四环素牙、遗传性牙本质发育不全的病因。

（47～49题共用备选答案）

A. 不处理　　　　　　　B. 少量多次磨除　　　　　C. 干髓术
D. 根管治疗术　　　　　E. 根尖诱导成形术

47. 圆而钝的畸形中央尖可

【答案】A

48. 长而尖的畸形中央尖可

【答案】B

49. 畸形中央尖已折断伴有根尖周病变的年轻恒牙可做

【答案】E

【解析】畸形中央尖的治疗：①对圆钝而无妨碍的中央尖可不做处理。②尖而长的中央尖容易折断或被磨损而露髓，牙刚萌出时若发现这种牙尖，可在麻醉和严格的消毒下，将此尖一次磨除，然后制备洞形，按常规进行盖髓治疗。③中央尖折断，已引起牙髓或根尖周病变时，为保存患牙并促使牙根继续发育完成，可采用根尖发育形成术或根尖诱导形成术。对于B选项描述的少量多次磨除，是在适当调整对颌牙的同时，多次少量调磨此尖，这样可避免中央尖折断或过度磨损，且可在髓角部形成足够的修复性牙本质而免于露髓；对于畸形中央尖的处理还有加固防折，有临床研究报道对刚萌出的牙齿上细而尖的中央尖，为防止其日后折断感染，可用强粘接剂和复合树脂在牙尖周围加固，使畸形尖随着牙齿一同发生生理磨耗，促使髓角外形成继发性牙本质，保持牙髓和牙根正常发育。

【破题思路】畸形中央尖的治疗。

治疗	圆钝，接触无碍	不处理、观察
		强粘接剂和复合树脂加固防折
	细而尖	调整对颌牙，多次少量调磨
		一次调磨，盖髓
	牙根形成过短而又发生根尖周围严重感染，或根尖周病变与龈沟相通时拔除	

50. 氟牙症的临床表现特点是
A. 在阳光照射下呈现明亮的黄色荧光
B. 多发生于乳牙且乳牙着色比恒牙明显
C. 对摩擦的耐受性强，对酸蚀抵抗力弱
D. 可发生在单个牙或一组牙
E. 同一时期萌出的牙，釉质上有白垩色到褐色的斑块
【答案】E
【解析】氟牙症的临床表现特点是在同一时期萌出牙的釉质上有白垩色到褐色的斑块，严重者还并发釉质的实质缺损。氟牙症多见于恒牙，发生在乳牙者甚少，程度亦较轻。对摩擦的耐受性差，但对酸蚀的抵抗力强。严重的慢性氟中毒患者，可有骨骼的增殖性变化，骨膜、韧带等均可钙化，从而产生腰、腿和全身关节症状。A选项描述：在阳光照射下呈现明亮的黄色荧光是四环素牙的发病机制；D选项描述：可发生在单个牙或一组牙是釉质发育不全的表现。

【破题思路】氟牙症的临床表现特点是在同一时期萌出牙的釉质上有白垩色到褐色的斑块，严重者还并发釉质的实质缺损。氟牙症多见于恒牙，发生在乳牙者甚少，程度亦较轻。对摩擦的耐受性差，但对酸蚀的抵抗力强。

51. 乳牙氟斑牙少见的原因是
A. 所有乳牙发育矿化在胚胎期完成
B. 母体含氟量低
C. 氟不能通过胚胎屏障
D. 母乳中不含氟
E. 母体摄氟量低于胎盘筛除功能的限度
【答案】E
【解析】氟牙症多见于恒牙，发生在乳牙者甚少，程度亦较轻。这是由于乳牙的发生分别在胚胎期和乳婴期，而胎盘对氟有一定的屏障作用，但如氟摄入量过多，超过胎盘筛除功能的限度时，也能不规则地表现在乳牙上。

【破题思路】氟牙症乳牙少见的原因。

52. 四环素牙外脱色效果不佳的原因为
A. 牙齿着色的方式
B. 牙齿着色的面积
C. 牙齿着色的部位
D. 牙齿着色的程度
E. 四环素族药物的种类
【答案】C
【解析】由于釉质和牙本质同时形成在同一基底膜的相对侧，所以同一次的剂量能在两种组织中形成黄色层，但在牙本质中的沉积比在釉质中高4倍，而且在釉质中仅为弥散性的非带状色素。这是由于牙本质磷灰石晶体小，总表面积比釉质磷灰石晶体大，因而使牙本质吸收四环素的量较釉质多。故四环素牙着色的部位主要在牙本质层，所以外脱色效果不佳。故C选项为正确答案。

【破题思路】四环素牙的着色部位。

53. 遗传性牙本质发育不全的诊断依据是
   A. 牙齿颜色呈白垩色
   B. 隔代遗传
   C. 恒牙列缺失
   D. 牙本质发育异常
   E. 牙齿髓室和根管闭锁，周围支持骨密度增高

【答案】D

【解析】遗传性牙本质发育不全是一组常染色体显性遗传病。最常见的是仅有牙齿结构发育异常的Ⅱ型牙本质发育不全，称为遗传性乳光牙本质。故 D 选项正确。临床表现为牙冠微黄色半透明光照下呈现乳光。釉质易从牙本质表面分离脱落使牙本质暴露，从而发生严重的咀嚼磨损。Ⅰ型伴有成骨不全症；Ⅱ型显著特征为牙颈部明显缩窄以致形成一个球根状的牙冠；Ⅲ型患者乳牙髓腔增大，大量暴露。影像学上表现为牙齿由于牙本质萎缩而中空，因而称为"壳状牙"。

【破题思路】遗传性乳光牙本质的临床表现特点。

54. 釉质发育异常的原因有
   A. 营养障碍
   B. 局部感染
   C. 高热性疾病
   D. 遗传
   E. 上述原因均有

【答案】E

【解析】釉质发育不全的病因：①严重营养障碍：维生素 A、维生素 C、维生素 D 以及钙磷的缺乏，均可影响成釉细胞分泌釉质基质和矿化。②内分泌失调：甲状旁腺与钙磷代谢有密切关系。甲状旁腺功能降低时，血清中钙含量降低，血磷正常或偏高。③婴儿和母体的疾病：小儿的一些疾病，如水痘、猩红热等均可使成釉细胞发育发生障碍。④局部因素：常见于乳牙根尖周严重感染，导致继承恒牙釉质发育不全。这种情况往往见于个别牙，以前磨牙居多，又称特纳牙。

【破题思路】釉质发育不全的病因。

55. 下列哪个时期生活在高氟区，可造成氟牙症发生
   A. 0～7 岁
   B. 8～15 岁
   C. 16～22 岁
   D. 23～30 岁
   E. 31 岁以后

【答案】A

【解析】氟主要损害釉质发育期牙胚的成釉细胞，因此，过多的氟只有在牙齿发育矿化期进入机体，才能导致氟牙症发生。若在 6～7 岁之前，长期居住在饮水中含氟量高的流行区，即使日后迁往他处，也不能避免以后萌出的恒牙受累，反之，如 7 岁后才迁入高氟区者，则不出现氟牙症。

【破题思路】氟牙症的病因：6～7 岁之前，长期居住在饮水中含氟量高的流行区，可造成氟牙症。

56. 牙中牙是
   A. 融合牙
   B. 牙内陷
   C. 双生牙
   D. 额外牙
   E. 畸形中央尖

【答案】B

【解析】牙中牙是牙内陷最严重的一种。牙齿呈圆锥状，且较其固有形态稍大；X 线显示一个牙包于牙中，其实陷入部分的中央不是牙髓，而是含有残余成釉器的空腔。故 B 选项为正确答案。A 选项融合牙：常由两个正常牙胚融合在一起。引起融合的原因，一般认为是压力所致。如果这种压力发生在两个牙钙化之前，则牙冠部融合，如果这种压力发生在牙冠发育完全之后，则形成根融合为一，而冠分为二的牙。牙本质总是相通连的。C 选项双生牙：由一个向内的凹陷将一个牙胚不完全分开而形成不完全的双生牙。通常双生牙为完全或不完全分开的牙冠，有一个共同的牙根和根管。D 选项额外牙：发生可能来自形成过多的牙蕾，也可能是牙胚分裂而成。额外牙可发生在颌骨任何部位，但最多见的是"正中牙"，位于上颌两中切牙之间，常为单发，但也可成对。E 选项畸形中央尖：多见于下颌前磨牙，尤以第二前磨牙最多见，偶见于上颌前磨牙。常为对称性发生。一般均位于𬌗面中央窝处，呈圆锥形突起，故称中央尖。该尖也可出现在颊嵴、舌嵴、近中窝和远中窝。形态可为圆锥形、圆柱形或半球形等，高度 1～3mm。一般认为发生此种畸形是由于牙发育期，牙乳头组织向成釉器突起，在此基础上形成釉质和牙本质。半数的中央尖有髓角深入。

【破题思路】牙内陷的临床分类。

57. 为防止四环素牙的发生，哪些人不宜使用四环素类药物
A. 青年女性
B. 3岁以下小儿
C. 妊娠期、哺乳期妇女和8岁以下儿童
D. 8岁以上儿童
E. 所有人

【答案】C

【解析】为了防止四环素牙的发生，妊娠和哺乳期妇女以及8岁以下的儿童不宜使用四环素类药物。

【破题思路】四环素牙的防治原则：妊娠和哺乳期妇女以及8岁以下的儿童不宜使用四环素类药物。

58. 男，24岁，上大学前一直在河北沧州居住，因上前牙有黄黑斑块要求治疗。检查：11、12、21、22唇面有黄褐色斑块，无缺损，表面光滑，质硬，叩痛（−），冷测验（−），乡亲中亦有相似情况。医师最可能的诊断是
A. 浅龋
B. 氟斑牙
C. 四环素牙
D. 釉质发育不全
E. 静止龋

【答案】B

【解析】氟牙症临床表现的特点是在同一时期萌出的釉质上有白垩色到褐色的斑块。严重者还并发有釉质的实质缺损。根据临床表现及乡亲中亦有相似情况，最应考虑的是氟斑牙。氟斑牙是发育时期，在高氟区生活影响牙的发育。前牙最先受影响，若在此之后搬出高氟区，就可能只有前牙受影响。A选项浅龋的诊断：浅龋位于釉质内，位于牙冠的浅龋可分为窝沟龋和平滑面龋。前者的早期表现为龋损部位色泽变黑，进一步仔细检查可发现黑色色素沉着区下方为龋白斑，呈白垩色改变。用探针检查时有粗糙感或能钩住探针。平滑牙面上的早期浅龋一般呈白垩色点或斑，随着时间延长和龋损继续发展，可变为黄褐色或褐色斑点。浅龋有一定的好发部位。C选项四环素牙的诊断：四环素牙着色初呈黄色，在阳光照射下则呈明亮的黄色荧光，以后逐渐由黄色变成棕色或深灰色。这种转变是缓慢的，并被阳光促进，所以切牙的唇面最先变色。一般来说，前牙比后牙着色明显；乳牙着色又比恒牙明显，因为乳牙的釉质较薄、较透明，不易遮盖牙本质中四环素结合物的颜色。D选项釉质发育不全的诊断：釉质发育不全的临床表现按程度将其分为轻症和重症。轻症釉质形态基本完整，仅有色泽和透明度的改变，形成白垩状釉质，这是由于矿化不良、折光率改变而形成的，一般无自觉症状。重症牙面有实质性缺损，即在釉质表面出现带状或窝状的棕色凹陷。受累牙往往呈对称性。E选项静止龋的诊断：龋病发展到某一阶段时，由于病变环境发生变化，隐蔽部位变得开放，原有致病条件发生了改变，龋病不再继续进行，损害仍保持原状，这种特殊龋损害称为静止龋。也是一种慢性龋。由于相邻牙被拔除，邻面龋的表面容易清洁，牙面菌斑易受到唾液缓冲作用和冲刷力的影响，病变进程自行停止。牙齿咬合面龋损，咀嚼作用可能将龋病损害部分磨平，菌斑不易堆积，病变停止，称为静止龋。

【破题思路】浅龋、氟斑牙、四环素牙、釉质发育不全、静止龋的诊断以及鉴别。

59. 在牙齿发育阶段，如果饮用水中氟含量高于百万分之一，或经其他途径摄入过多的氟，可导致釉质形成不全和钙化不全的是
A. 釉质发育不全
B. 氟牙症
C. 四环素牙
D. 牙本质发育不全症
E. 牙骨质发育不全症

【答案】B

（60～64题共用题干）
男，18岁。自幼多个牙齿色深暗着色，无其他不适，要求诊治。

60. 下列不属于病史采集应询问的内容重点的是
A. 乳牙龋病及治疗情况
B. 婴幼儿时期患病情况
C. 婴幼儿时期患病用药情况
D. 出生地及饮水条件
E. 母亲怀孕时患病情况

【答案】A

【解析】该患者的主诉提出了自幼多个牙齿色深暗着色，医生考虑的问题肯定应集中在牙发育异常的疾病方面。故婴幼儿时期患病情况、婴幼儿时期患病用药情况、母亲怀孕时患病情况、出生地及饮水条件都是应该询问的重点内容。

【破题思路】牙发育异常与乳牙龋病的诊断以及鉴别。

61. 口腔检查的必要项目是
   A. 视诊和探诊
   B. 叩诊和扪诊
   C. 咬诊和松动度
   D. 温度检查
   E. 电活力检查

【答案】A

【解析】因为全口牙发育不全的检查重点是观察患牙着色的特点，包括着色类型和范围，探查釉质表面的光滑度和缺损情况。

【破题思路】牙发育异常的临床检查内容主要为视诊和探诊。

62. 如检查患者发现全口除第三磨牙外多数牙表面呈白垩色或褐色斑块，界限不清，呈云雾状，最应考虑的诊断是
   A. 特纳牙
   B. 牙釉质发育不全
   C. 四环素牙
   D. 氟牙症
   E. 遗传性乳光牙本质

【答案】D

【解析】患者全口除第三磨牙外多数牙表面均呈白垩色或褐色斑块，界限不清，呈云雾状，这些是氟牙症患牙的着色特点。

【破题思路】氟牙症的诊断。

63. 如果要确定诊断，必须问明
   A. 乳牙龋病及治疗情况
   B. 婴幼儿时期患病情况
   C. 婴幼儿患病用药情况
   D. 出生地和生活情况
   E. 家族史

【答案】D

【解析】根据上一问可以诊断该患者为氟牙症，病因为氟摄入量过多。氟牙症与患者出生地和生活情况有关。

【破题思路】氟牙症的病因。

64. 治疗方法不应考虑
   A. 稀盐酸脱色
   B. 漂白脱色
   C. 树脂贴面
   D. 烤瓷贴面
   E. 根管治疗后内脱色

【答案】E

【解析】对氟牙症患牙的治疗，可以用磨除、酸蚀涂层法、复合树脂修复和烤瓷冠修复等方法。根据患牙着色的程度不等，选项A～D提出的治疗方法均有可能用到，只有根管治疗后内脱色是不应该考虑的，因为氟牙症的色素来源是釉质发育的异常而不是牙髓。

【破题思路】氟牙症的治疗。

（65～67题共用备选答案）
   A. 牙齿结构异常
   B. 牙齿形态异常
   C. 牙齿数目异常
   D. 牙齿萌出异常
   E. 牙齿结构、形态均异

65. 牙釉质发育不全症

【答案】A

【解析】在牙齿发育期间，由于全身疾病、营养障碍或严重的乳牙根尖周感染，导致的釉质结构异常称为釉质发育不全症。

66. 氟斑牙

【答案】A

【解析】氟牙症又称氟斑牙或斑釉牙。氟牙症是氟摄入量过高引起的一种特殊类型的釉质发育不全，为结构异常。

67. 畸形中央尖

【答案】B

【解析】畸形中央尖是牙齿在发育期间，成釉器形态分化异常所致的牙形态发育异常。

【破题思路】牙发育异常较为复杂，大体可分为以下类型：

结构发育异常	釉质发育不全、牙本质发育不全、氟牙症、四环素牙
形态发育异常	大小异常：过小牙、过大牙
	外形异常：双生牙、结合牙、融合牙、牙内陷、畸形中央尖
数目异常	先天性缺牙、多生牙
萌出异常	早萌、迟萌、埋伏和阻生牙

（68～71题共用备选答案）

A. 氟斑牙　　　　　　　B. 先天性梅毒牙　　　　　　C. 畸形舌侧窝
D. 畸形中央尖　　　　　E. 釉质发育不全

下述牙位分别是上述何种疾病的好发牙位

68. 前磨牙

【答案】D

【解析】畸形中央尖多见于下颌前磨牙，尤以第二前磨牙最多见。

69. 上侧切牙

【答案】C

【解析】畸形舌侧窝是牙内陷最轻的一种。由于舌侧窝呈囊状深陷窝，容易滞留食物残渣，利于细菌滋生；再加上囊底存在发育上的缺陷，常引起牙髓的感染、坏死及根尖周病变，常发生于上颌侧切牙。

70. 同时期发育的牙

【答案】E

【解析】釉质发育不全可发生在单个牙或一组牙；而氟牙症发生在多数牙。釉质发育不全、恒牙受累表现为在同一时期发育的牙齿成组、对称地出现釉质发育不全的形态异常。

71. 上中切牙和第一磨牙

【答案】B

【解析】梅毒牙多见于11、16、21、26、31、32、36、41、42、46，少见于乳牙列。主要是由于梅毒对组织损害最严重的时期，是在胚胎末期及出生后第1个月；如果梅毒在胚胎早期即严重侵犯组织，则可导致胎儿流产。

【破题思路】各种发育异常的好发牙位。

疾病	好发牙位	诊断
釉质发育不全	出生后第一年（1岁以内）：上颌1、3、6，下颌1、2、3、6 出生后第二年：上颌2 出生后2～3岁以后：4、5、7	同一时期发育的牙齿成组对称地发生、与发育线相吻合、界限清楚
氟牙症	一组牙或全口牙	有在高氟区的生活史
四环素牙	全口牙	四环素族用药史，牙本质呈帽状永久着色
遗传性牙本质发育不全	Ⅰ型：乳牙受累较恒牙更严重 Ⅱ型：乳牙、恒牙均受累	髓腔和根管过早地部分或完全堵塞、闭锁
畸形中央尖	下颌前磨牙多见，下5最多	髓室顶中心有向咬合面的突起，常见根尖部呈喇叭口状
牙内陷	上颌侧切牙	畸形舌侧窝（最轻） 畸形根面沟（易患牙周病，双根管） 畸形舌侧尖 牙中牙（最严重）

第二单元 牙发育异常

72. 以下不是氟牙症临床表现的是
A. 分为白垩色型和缺损类型
B. 同一时期萌出牙的釉质上有白垩色到褐色的斑块，严重者还并发釉质的实质缺损
C. 多见于恒牙，发生在乳牙者甚少，程度也较轻
D. 色斑的边界比较明确，其纹线与釉质的生长发育线相平行吻合
E. 对摩擦的耐受性差，但对酸的抵抗力强

【答案】D

【解析】氟牙症临床表现的特点是在同一时期萌出的釉质上有白垩色到褐色的斑块。严重者并发有釉质的实质缺损。根据临床表现及乡亲中亦有相似情况，最应考虑的是氟斑牙。氟斑牙是发育时期，在高氟区生活影响牙的发育。前牙最受影响，若在此之后搬出高氟区，就可能只有前牙受影响。多见于恒牙，发生在乳牙者甚少，程度亦较轻。对摩擦的耐受性差，但对酸蚀的抵抗力强。严重的慢性氟中毒患者，可有骨骼的增殖性变化，骨膜、韧带等均可钙化，从而产生腰、腿和全身关节症状。故本题A、B、C、E选项描述正确。釉质发育不全的临床特点：在同一时期形成釉质遭受障碍时，可在牙面上形成带状缺陷，色斑的边界比较明确，其纹线与釉质的生长发育线相平行吻合。故D选项描述的是釉质发育不全。

【破题思路】氟牙症的临床特点。

73. 下列哪项不是先天性梅毒牙的临床表现
A. 主要见于恒牙，乳牙很少见
B. 半月形切牙
C. 桑葚状磨牙
D. 蕾状磨牙
E. 锥形牙

【答案】E

【解析】先天性梅毒牙包括半月形切牙、桑葚状磨牙和蕾状磨牙。主要见于恒牙，乳牙极少受累。半月形切牙亦称哈钦森牙。先天性梅毒牙患者有3项特征：①间质性角膜炎；②中耳炎或耳聋；③半月形切牙。这种切牙的切缘比牙颈部狭窄，切缘中央有半月形缺陷，切牙之间有较大间隙。桑葚状磨牙：先天性梅毒牙患者第一恒磨牙的牙尖皱缩，表面粗糙，釉质呈多个不规则的小结节和坑窝凹陷，散在于近𬌗面处，故有桑葚之称；牙尖向中央聚拢，牙横径最大处是在牙颈部。蕾状磨牙：第一恒磨牙较正常牙小，圆顶状。近中面观，牙尖聚拢，但冠部无沟隙或缺损环绕。除了外形畸形外，牙齿表面光滑。

【破题思路】先天性梅毒牙的临床表现。

74. 釉质发育不全与浅龋鉴别的临床表现是
A. 无自觉症状
B. 白垩色釉质
C. 釉质呈黑褐色
D. 牙面有实质性缺损
E. 受累牙呈对称性

【答案】E

【解析】釉质发育不全的临床表现按程度将其分为轻症和重症。轻症釉质形态基本完整，仅有色泽和透明度的改变，形成白垩状釉质，这是由于矿化不良、折光率改变而形成的，一般无自觉症状。重症牙面有实质性缺损，即在釉质表面出现带状或窝状的棕色凹陷。受累牙往往呈对称性。故E选项为正确答案。浅龋位于釉质内，位于牙冠的浅龋可分为窝沟龋和平滑面龋。前者的早期表现为龋损部位色泽变黑，进一步仔细检查可发现黑色色素沉着区下方为龋白斑，呈白垩色改变。用探针检查时有粗糙感或能钩住探针。平滑牙面上的早期浅龋一般呈白垩色点或斑，随着时间延长和龋损继续发展，可变为黄褐色或褐色斑点。浅龋有一定的好发部位。故A、B、C、D选项对于这两种疾病都有所表现，只有釉质发育不全才有对称性。

【破题思路】釉质发育不全与浅龋鉴别的临床表现。

75. 畸形舌侧窝的治疗主要取决于
A. 患者年龄
B. 患牙牙位
C. 窝的形状
D. 窝底探诊
E. 并发症

【答案】E

【解析】畸形舌侧窝的治疗应视其牙髓是否遭受感染而定。早期应按深龋处理，将空腔内软化组织去净，形成洞形，间接盖髓。若去腐质时露髓，应将内陷处钻开，然后根据牙髓状态和牙根发育情况，选择进一步处

理方法。若牙外形也有异常，在进行上述治疗后酌情进行冠修复，以恢复牙齿原来的形态和美观。所以，对于畸形舌侧窝的治疗主要取决于其并发症。

【破题思路】畸形舌侧窝的治疗。

(76～77题共用备选答案)
A. 氟牙症 B. 先天性梅毒牙 C. 畸形舌侧窝
D. 畸形中央尖 E. 釉质发育不全

76. 病损表现在同时期发育的牙的是
【答案】E

77. 侵犯上中切牙和第一磨牙者是
【答案】B

【解析】釉质发育不全发生于同时期发育的牙齿，常为成组的和对称的牙齿，故 E 选项是第 82 题的正确答案；先天性梅毒牙侵犯 11、16、21、26、31、32、36、41、42、46，少见于乳牙列，故 B 选项为第 83 题的正确答案。对于氟牙症的好发牙位是在同一时期萌出的牙齿，多见于恒牙，甚少发生在乳牙；畸形舌侧窝常见于上颌侧切牙，偶发于上颌中切牙或尖牙；畸形中央尖多见于下颌前磨牙，尤其第二前磨牙最多见，偶见于上颌前磨牙。

(78～79题共用备选答案)
A. X 线片上显示线样透射影，易被误认为副根管或双根管
B. X 线表现为根尖周骨质有一圈致密骨白线围绕
C. X 线片表现不断形成的牙本质将髓腔和根管过早地部分或完全的堵塞、闭锁
D. X 线检查可见髓室顶中心有向𬌗面中央部突起的畸形部分，并常见未发育完成呈喇叭形的根尖部
E. X 线片示一个牙包于牙中，其实陷入部分的中央不是牙髓，而是含有残余成釉器的空腔

78. 畸形中央尖 X 线检查可见
【答案】D

79. 畸形根面沟可在 X 线片上显示
【答案】A

80. 对釉质发育不全不必要的处理是
A. 口服钙片 B. 涂氟治疗 C. 充填缺损
D. 贴面修复 E. 全冠修复
【答案】A

【解析】釉质发育不全的治疗：釉质发育不全的病损发生在牙齿发育时期，牙齿萌出后才显示，口服钙片已无任何作用。由于矿化较差，易磨耗，一旦患龋发展较快，应进行涂氟等防治处理。如果缺损严重，可采用复合树脂修复或贴面修复，甚至可进行全冠修复。注意本题是否定问题。

81. 用四环素族药物可致恒牙发生四环素牙的时期是
A. 胚胎 4 个月 B. 胚胎 6 个月 C. 出生以前
D. 7 岁以前 E. 8 岁以后
【答案】D

【解析】四环素牙的病因：人类出生以后到 7 岁以前是全部牙齿发育和钙化完成的时期，四环素族药物能导致四环素牙，正是在牙齿发育和钙化完成的时期。

82. 引起氟牙症的主要致病因素是
A. 婴儿期高热性疾病 B. 母亲妊娠期的疾病 C. 发育期缺微量元素
D. 人体氟摄入量过低 E. 人体氟摄入量过高
【答案】E

【解析】氟牙症的病因首先肯定水中氟含量过高，其次是取决于过多的氟进入人体的时机。

83. 釉质发育不全造成上颌侧切牙切缘受累时，可推断障碍发生在出生后第
A. 4 个月 B. 8 个月 C. 10 个月
D. 1 年 E. 2 年
【答案】E

【解析】11、13、16、21、23、26、31、32、33、36、41、42、43、46 出现釉质发育不全，表示致病因素

发生在1岁以内；12、22受累，可推断致病因素已延续到出生后的第2年；14、15、17、24、25、27、34、35、37、44、45、47受累则表示致病因素发生在2～3岁以后。

84. 多发生在前磨牙上的形态发育异常是
    A. 畸形舌侧尖　　　　　　　　B. 畸形中央尖　　　　　　　　C. 畸形舌侧窝
    D. 牙中牙　　　　　　　　　　E. 特纳牙
    【答案】B
    【解析】畸形舌侧尖、畸形舌侧窝、牙中牙为好发生于上颌侧切牙的形态异常；釉质发育不全发生于同时期发育的牙齿，常为成组的和对称的牙齿；畸形中央尖多见于下颌前磨牙，尤其第二前磨牙最多见，偶见于上颌前磨牙；故B选项为本题的正确答案。釉质发育不全的病因中局部因素，常见于乳牙根尖周严重感染，导致继承恒牙釉质发育不全，这种情况往往见于个别牙，以前磨牙居多，又称特纳牙。

85. 四环素牙中的着色物质主要沉积于
    A. 牙釉质　　　　　　　　　　B. 牙本质　　　　　　　　　　C. 牙骨质
    D. 牙髓　　　　　　　　　　　E. 齿槽骨
    【答案】B
    【解析】由于釉质和牙本质同时形成在同一基底膜的相对侧，所以同一次的剂量能在两种组织中形成黄色层，但在牙本质中的沉积比在釉质中高4倍，而且在釉质中仅为弥散性的非带状色素。这是由于牙本质磷灰石晶体小，总表面积比釉质磷灰石晶体大，因而使牙本质吸收四环素的量较釉质多。所以四环素牙着色的部位主要在牙本质层。

86. 人体氟摄入量高的主要来源是
    A. 粮食中氟含量高　　　　　　B. 素菜中氟含量高　　　　　　C. 饮水中氟含量高
    D. 燃料中氟含量高　　　　　　E. 空气中氟含量高
    【答案】C
    【解析】首先肯定水中氟含量过高是氟牙症的病因，我国现行水质标准氟浓度为0.5～1mg/L应是适宜的；能否发生氟牙症取决于过多的氟进入人体的时机。氟主要损害釉质发育期牙胚的成釉细胞，因此，过多的氟只有在牙发育矿化期间进入人体，才能发生氟牙症。若在6～7岁之前，长期居住在饮水中含氟量高的流行区，即使日后迁往他处，也避免不了以后萌出的恒牙受累，反之，如7岁后才迁入高氟区者，则不出现氟牙症。

87. 牙发育早期，由牙乳头局部增生并向成釉器突起所导致的成釉器形态分化异常的牙齿疾病是
    A. 畸形舌侧窝　　　　　　　　B. 牙内陷　　　　　　　　　　C. 畸形中央尖
    D. 牙中牙　　　　　　　　　　E. 畸形根面沟
    【答案】C
    【解析】畸形中央尖的病因：一般认为发生此畸形是由于牙发育期，牙乳头组织向成釉器突起，在此基础上形成釉质和本质；牙内陷为牙发育时期，成釉器过度卷叠或局部过度增殖，深入到牙乳头中所致，根据牙内陷的深浅程度及其形态变异，临床上可分为畸形舌侧窝、畸形根面沟、畸形舌侧尖和牙中牙。

88. 女，36岁。主诉左下后牙残根，要求拔除。平时无不适症状。查左下第一前磨牙牙冠黄褐色残根状，探诊硬且光滑，牙髓活力电测验同对照正常牙。该牙应诊断为
    A. 残根　　　　　　　　　　　B. 深龋　　　　　　　　　　　C. 静止龋
    D. 特纳牙　　　　　　　　　　E. 慢性龋
    【答案】D
    【解析】当乳磨牙根尖周炎未及时治疗，常引起其下方正在发育的继承恒牙，造成个别牙的牙釉质发育不全，称为特纳牙。该患者左下第一前磨牙的所见就是特纳牙的临床表现，常被误认为龋坏残根，质地与牙齿硬度一致；其他选项均有质的变化，色深，质软，形态改变，即可诊断为龋病。

第三单元 牙急性损伤

1. 牙震荡主要表现为
   A. 牙周膜损伤，牙齿硬组织及牙龈无损伤
   B. 牙周膜及牙龈组织损伤，牙体硬组织无损伤
   C. 牙龈组织、牙周膜、牙体硬组织损伤
   D. 牙龈组织及牙体硬组织损伤，牙周膜无损伤
   E. 牙周膜、牙体硬组织、牙槽骨损伤

   【答案】A
   【解析】牙震荡是牙周膜的轻度损伤，又称为牙挫伤或创伤性根周膜炎，通常不伴牙体组织的缺损。

2. 牙完全脱位离体后，应急处理方法为
   A. 彻底刮净根面
   B. 用纱布包好后去医院
   C. 牙槽窝止血
   D. 体外完成根管治疗术后再植
   E. 就地用自来水冲洗牙齿再放入原位

   【答案】E
   【解析】完全脱位牙在0.5h内进行再植，90%患牙可避免牙根吸收。因此，牙脱位后，应立即将牙放入原位，如牙已落地污染，应就地用生理盐水或无菌水冲洗，然后放入原位。如果不能即刻复位，可将患牙置于患者的舌下或口腔前庭处，也可放在盛有牛奶、生理盐水或自来水的杯子内，切忌干藏，并尽快到医院就诊。故E选项为正确答案。如果脱位在2h以后再就诊者，牙髓和牙周膜内细胞已坏死，不可能期望牙周膜重建，因而只能在体外完成根管治疗术，并经根面和牙槽窝刮治后，将患牙植入固定。

3. 牙再植后，X线片显示牙根炎症性吸收的时间是
   A. 伤后2～4周
   B. 伤后1～4个月
   C. 伤后半年
   D. 伤后5个月
   E. 伤后半年以上

   【答案】B
   【解析】炎症性吸收：在被吸收的牙根面与牙槽骨之间有炎症性肉芽组织，其中有淋巴细胞、浆细胞和分叶粒细胞。再植前牙干燥或坏死牙髓存在，都是炎症性吸收的原因。炎症性吸收在受伤后1～4个月即可由X线片显示，表现为广泛的骨透射区和牙根面吸收。如系牙髓坏死引起，及时采取根管治疗术，常能使吸收停止。

4. 牙震荡的处理方法首选
   A. 患牙休息，定期观察
   B. 调磨观察，服止痛药
   C. 调磨观察，结扎固定
   D. 活力测验，活髓切断
   E. 活力测验，根管治疗

   【答案】A

5. 牙本质暴露但未露髓的冠折牙，形成足够修复性牙本质的时间是
   A. 冠折后4～6周
   B. 冠折后2～4周
   C. 冠折后6～8周
   D. 冠折后8～10周
   E. 冠折后10～12周

   【答案】C
   【解析】冠折牙本质已暴露，并有轻度敏感者，可行脱敏治疗。敏感严重者，用临时塑料冠，内衬氧化锌丁香油糊剂粘固，待有足够修复性牙本质形成后（6～8周），再用复合树脂修复牙冠形态，接近牙髓腔时须用氢氧化钙制剂垫底，以免对牙髓产生刺激。

6. 患者，男，21岁，左上1因外伤完全脱落而来诊。关于治疗方法的选择错误的是
   A. 外伤半小时内立即再植
   B. 如果牙齿落地已污染应就地用生理盐水冲洗牙齿立即复位
   C. 若牙脱位时间超过2h，只能在体外做根管治疗后再植
   D. 已污染的脱位牙经生理盐水冲洗后，若不立即复位，则需干燥保存
   E. 脱位牙已污染，经生理盐水冲洗后，可放在牛奶杯内保存待复位

   【答案】D
   【解析】完全脱位牙在0.5h内进行再植，90%患牙可避免牙根吸收。因此，牙脱位后，应立即将牙放入原位，如牙已落地污染，应就地用生理盐水或无菌水冲洗，然后放入原位。如果不能即刻复位，可将患牙置于患者的舌下或口腔前庭处，也可放在盛有牛奶、生理盐水或自来水的杯子内，切忌干藏，并尽快到医院就诊。如果脱位在2h以后再就诊者，牙髓和牙周膜内细胞已坏死，不可能期望牙周膜重建，因而只能在体外完成根管治疗术，并经根面和牙槽窝刮治后，将患牙植入固定。

7. 患儿，男性，9岁，1h前外伤，自觉上前牙变短。临床检查发现左上中切牙较邻牙短2mm，牙冠完整，叩诊（+），牙龈轻度红肿，X线片示根尖周膜间隙消失。该牙的正确处理为
   A. 待其自然萌出，定期观察　　B. 复位后固定　　C. 根管治疗后复位固定
   D. 复位固定2周后根管治疗　　E. 拔除
【答案】A
【解析】对嵌入性脱位的年轻恒牙，不可强行拉出复位，以免造成更大的创伤，诱发牙根和边缘牙槽突的吸收。因此，对症处理，继续观察，任其自然萌出是最可取的处理方法，一般半年内，患牙能萌出到原来的位置。

8. 牙再植后，牙根的牙骨质和牙本质可被吸收并由骨质所代替。这种置换发生的时间是
   A. 受伤后2～4周　　B. 受伤后4～6周　　C. 受伤后6～8周
   D. 受伤后8～10周　　E. 受伤后10～12周
【答案】C
【解析】骨性粘连，牙根的牙骨质和牙本质可被吸收并由骨质所代替，发生置换性吸收，从而使牙根与牙槽骨紧密相连。临床表现为牙松动度减少，X线片示无牙周间隙。这种置换性吸收发生在受伤后6～8周，可能是暂时性的，能自然停止，也可以呈进行性，直至牙脱落。这个过程可持续数年或数十年。

9. 完全脱位恒牙保存在湿润环境中再植后行根管治疗的最佳时机是
   A. 复位后即刻行根管治疗　　B. 再植后3～4周　　C. 再植后2个月
   D. 再植后3个月　　E. 再植后6个月
【答案】B
【解析】根尖发育完全的脱位牙，若就诊迅速或复位及时，应在术后3～4周再做根管治疗术。因为这类牙再植后，牙髓不可能重建血循环，势必坏死，进而引起炎症性的牙根吸收或根尖周病变。如果再植前做根管治疗术，延长了体外时间，将导致牙根吸收。一般人牙再植后3～4周，松动度减少，而炎症性吸收又正好于此时开始，所以再植后3～4周做根管治疗术是最佳时期。

（10～12题共用备选答案）
   A. 调𬌗　　B. 充填治疗　　C. 安抚后无症状时充填治疗
   D. 活髓切断术治疗　　E. 牙髓治疗

10. 恒牙冠1/2折断，露髓，牙根正常，不松动
【答案】E
【解析】冠折牙髓已暴露的前牙，对牙根发育完全者应用牙髓摘除术；对年轻恒牙应根据牙髓暴露多少和污染程度做活髓切断术，以利于牙根的继续发育。当根端发育完成后，有人主张还应行根管治疗术，因为钙化过程将持续进行并堵塞根管，而在以后做桩核冠修复需要做根管治疗时，却难以进行根管预备和桩的植入，导致难以完成桩核冠修复。

11. 切角部分折断，牙本质暴露，牙根正常，不松动
【答案】B

12. 釉质部分折断，牙根正常，不松动
【答案】A
【解析】冠折缺损少，牙本质未暴露的冠折，可将锐缘磨光。

13. 男，15岁，因左上前牙外伤侧向脱位做了复位固定结扎，固定结扎的时间应是
   A. 1周　　B. 4周　　C. 2周
   D. 3个月　　E. 6个月
【答案】C
【解析】部分脱位牙，应在局麻下复位，结扎固定2周。术后3、6和12个月进行复诊，若发现牙髓已坏死，应及时做根管治疗。

14. 女，10岁，上颌前牙外伤3天，检查发现左上中切牙冠折，近中切角斜形牙体缺损，牙髓暴露，穿髓孔直径约2mm，探痛明显，叩痛（+），松动（-），冷刺激激发痛。X线片示左上中切牙根管口呈喇叭口状。该患牙首选的治疗是
   A. 间接盖髓术　　B. 直接盖髓术　　C. 活髓切断术
   D. 根管治疗术　　E. 拔除患牙
【答案】C
【解析】年轻恒牙外伤以保存活髓为原则。题干中信息示穿髓孔大，可排除A。患者10岁，左上中切牙冠折，X线片示左上一根管口呈喇叭口状，提示该牙根未发育完全。穿髓孔直径约2mm，穿髓孔较大，此时行

直接盖髓术预后不佳，故首选治疗应该是活髓切断术，保存活髓，使牙根继续发育。

15. 牙外伤国际分类法中，以下不属于牙齿脱位损伤的是
    A. 牙震动　　　　　　　　B. 牙槽骨骨折　　　　　　　C. 嵌入性脱位
    D. 半脱位　　　　　　　　E. 侧方脱位
    【答案】B

16. 关于牙震荡的描述，正确的是
    A. 对牙震荡的患牙做牙髓活力测验　　　　B. 年轻恒牙在受震荡后，牙髓不会丧失活力
    C. 年轻恒牙在受震荡后，活力很快丧失　　D. 牙齿受震荡后，一般有移位
    E. 牙震荡一般不伴有牙体组织的缺损
    【答案】E
    【解析】牙震荡是牙周膜的轻度损伤，通常不伴牙体组织的缺损，故E选项描述正确。牙震荡的临床表现：伤后患牙有伸长感，轻微松动和叩痛，龈缘还可有少量出血，说明牙周膜有损伤。若做牙髓活力测验，其反应不一。通常受伤后无反应，而在数周或数月后反应开始恢复。3个月后仍有反应的牙髓，则大多数能继续保持活力。伤后一开始牙髓活力测验有反应的患牙，若后期转变成无反应，则表示牙髓已发生坏死，同时牙可变色。

17. 牙震荡是
    A. 牙周膜损伤　　　　　　B. 釉质损伤　　　　　　　　C. 牙本质损伤
    D. 牙骨质损伤　　　　　　E. 龈组织损伤
    【答案】A
    【解析】牙震荡是牙周膜的轻度损伤，通常不伴牙体组织的缺损，所以牙震荡仅牙周膜损伤。

18. 女，16岁，3天前右上中切牙外伤，现咬物痛，要求治疗。检查：右上1牙冠完整，叩痛（+），电测验无活力，Ⅰ度松动，龈无红肿、扪痛，未见异常，X线片见根折线在根尖1/3处。该患牙第一次的处理是
    A. 调𬌗观察　　　　　　　B. 盖髓治疗　　　　　　　　C. 活髓切断
    D. 根管治疗　　　　　　　E. 固定结扎
    【答案】A
    【解析】对根尖1/3折断，在许多情况下只上夹板固定，无须牙髓治疗，有可能出现修复并维持牙髓活力，那种认为根折牙应进行预防性牙髓治疗的观点是不正确的。因为根折后立即进行根管治疗常常有可能把根管糊剂压入断端之间，反而影响其修复。但当牙髓坏死时，则应迅速进行根管治疗术。所以根尖1/3折断，可先调𬌗观察。

（19～21题共用题干）
患者，女，7岁，右上颌中切牙外伤冠折、切角缺损，即刻就诊。口腔检查发现：露髓孔大，探痛明显，可疑叩痛。

19. 治疗首选
    A. 直接盖髓术　　　　　　B. 活髓切断术　　　　　　　C. 拔髓术
    D. 根管治疗术　　　　　　E. 塑化疗法
    【答案】B

20. 进行这种治疗成功的关键是
    A. 保证患者无痛　　　　　B. 保持无菌操作　　　　　　C. 止血彻底
    D. 盖髓剂的选择　　　　　E. 拔髓彻底
    【答案】B

21. 若治疗成功、家长要求修复缺损的牙冠，应
    A. 局部麻醉备牙，全冠修复　　　　　　　B. 桩冠修复
    C. 打固位钉，复合树脂充填　　　　　　　D. 切角嵌体
    E. 解释病情，待患儿成年后再做修复
    【答案】C
    【解析】对年轻恒牙应根据牙髓暴露多少和污染程度做活髓切断术，以利于牙根的继续发育。当根端发育完成后，有人主张还应行根管治疗术，因为钙化过程将持续进行并堵塞根管，而在以后做桩核冠修复需要做根管治疗时，却难以进行根管预备和桩的植入，导致难以完成桩核冠修复。故B选项为19题的正确答案。年轻恒牙牙冠的缺损，可用复合树脂修复，故C选项为21题的正确答案。对于活髓切断术成功的关键是保证无菌操作，故B选项为20题的正确答案。

22. 嵌入性牙脱位多见于
   A. 错位牙　　　　　　　B. 松动牙　　　　　　　C. 牙周病患牙
   D. 乳牙和年轻恒牙　　　E. 牙冠较短的恒牙
   【答案】D
   【解析】嵌入性脱位是指牙齿向深部嵌入时临床牙冠变短，邻面或切缘低于正常邻牙；多见于乳牙和年轻恒牙；在复位后2周内应行根管治疗术，但对年轻恒牙，不可强行拉出复位，可随访观察，任其自然萌出。

23. 关于牙震荡的描述，正确的是
   A. 对牙震荡的患牙做牙髓活力测验，其反应不一　　B. 年轻恒牙在受震荡后，牙髓不会丧失活力
   C. 年轻恒牙在受震荡后，活力很快丧失　　　　　　D. 牙齿受震荡后，一般会有移位
   E. 牙震荡一般都伴有牙体组织的缺损
   【答案】A
   【解析】牙震荡的临床表现：伤后患牙有伸长感，轻微松动和叩痛，龈缘还可有少量出血，说明牙周膜有损伤。若做牙髓活力测验，其反应不一。通常受伤后无反应，而在数周或数月后反应开始恢复。3个月后仍有反应的牙髓，则大多数能继续保持活力。伤后一开始牙髓活力测验有反应的患牙，若后期转变成无反应，则表示牙髓已发生坏死，同时可变色。

24. 牙脱位后可以发生各种并发症，除了
   A. 牙髓坏死　　　　　　B. 髓腔变窄或消失　　　C. 牙根外吸收
   D. 边缘性牙槽突吸收　　E. 颞下颌关节紊乱病
   【答案】E
   【解析】牙脱位后可发生的并发症：牙髓坏死、牙髓腔变窄或消失、牙根外吸收、边缘性牙槽突吸收。

25. 对于年轻恒牙的嵌入性脱位，宜采用的治疗方案是
   A. 任其自然萌出　　　　B. 拉出复位　　　　　　C. 根管治疗
   D. 正畸治疗　　　　　　E. 根管治疗＋拉出复位
   【答案】A
   【解析】对嵌入性脱位的年轻恒牙，不可强行拉出复位，以免造成更大的创伤，诱发牙根和边缘牙槽突的吸收。因此，对症处理，继续观察，任其自然萌出是最可取的处理方法，一般半年内，患牙能萌出到原来的位置。

26. 患者，男性，19岁，上前牙外伤1h。经检查，诊断为牙震荡。下列处理措施中错误的是
   A. 1~2周内应使患牙休息　　　　　　　　　B. 若牙髓活力测验，患牙无反应，应做根管治疗
   C. 受伤后1、3、6、12个月定期复查　　　　D. 观察1年后，若牙髓活力测验正常，可不进行处理
   E. 若有牙髓坏死迹象，应进行根管治疗
   【答案】B
   【解析】牙震荡治疗，1~2周内应使患牙休息，故A选项描述正确；受伤后1、3、6、12个月应定期复查，故C选项描述正确；观察1年后，若牙冠不变色，牙髓活力测验正常，可不进行处理，故D选项描述正确；若有牙髓坏死迹象时，应进一步行根管治疗术，故E选项描述正确；必须记住，在年轻恒牙，其活力可在受伤1年后才丧失。

27. 患者2年前上前牙外伤后出现咬合痛，后逐渐好转，未治疗，此后牙冠逐渐变色。其可能的原因为
   A. 色素沉着　　　　　　B. 牙髓坏死　　　　　　C. 牙髓矿化
   D. 牙髓息肉　　　　　　E. 牙内吸收
   【答案】B
   【解析】牙外伤的并发症：牙髓充血、牙髓出血、牙髓暂时失去感觉、牙髓坏死、牙髓钙化、牙根吸收。

(28~30题共用题干)
患儿，男，7岁，上前牙冠外伤半小时就诊。口腔检查见右上中切牙冠斜折，探及较大穿髓孔，叩痛（+），X线片示患牙根尖孔未发育完成。

28. 若对患牙进行牙髓电测验，与对照牙比较，其最可能的结果为
   A. 敏感　　　　　　　　B. 迟钝　　　　　　　　C. 正常
   D. 无反应　　　　　　　E. 非常敏感
   【答案】D
   【解析】一些患者就诊时，牙髓活力测验无反应，但6~8周后可出现反应。据推测，无活力反应是牙髓在外伤时血管和神经受损所引起的"休克"所致，随其"休克"的逐渐恢复而再出现活力反应。

29. 首选治疗为
   A. 活髓切断术　　　　　　　　B. 根尖诱导成形术　　　　　　C. 牙髓摘除术
   D. 直接盖髓术　　　　　　　　E. 根管治疗术
   【答案】A
   【解析】对年轻恒牙应根据牙髓暴露多少和污染程度做活髓切断术，以利于牙根的继续发育。当根端发育完成后，有人主张还应行根管治疗术，因为钙化过程将持续进行并堵塞根管，而在以后做桩核冠修复需要做根管治疗时，却难以进行根管预备和桩的植入，导致难以完成桩核冠修复。

30. 进行这种治疗成功的关键是
   A. 盖髓剂的选择　　　　　　　B. 无菌操作　　　　　　　　　C. 正确开髓
   D. 局麻方式的选择　　　　　　E. 正确选择暂封剂
   【答案】B
   【解析】活髓切断术成功最关键在于无菌操作，不要使牙髓受到污染物刺激。

【破题思路】冠折的临床表现以及治疗方法。

临床表现		治疗
冠折 未露髓		① 少量釉质折断无症状：磨光锐缘 ② 少量牙本质折断：玻璃离子覆盖，6~8周无症状复合树脂修复 ③ 牙本质折断近髓：间接盖髓或RCT
冠折 露髓	恒牙：RCT后冠修复 ① <1mm，直接盖髓 ② 年轻恒牙>1mm，活髓切断 ③ 出血暗红或不易止住：根尖诱导	

(31～33题共用题干)
患者，男，20岁，1h前进食时咀嚼硬物伤及上前牙。临床检查：左上中切牙牙冠完整，叩痛（+），松动Ⅰ度，龈缘少量出血，患牙无移位。

31. 若患牙牙髓电测验无反应，其最可能的原因为
   A. 牙髓坏死　　　　　　　　　B. 牙髓充血　　　　　　　　　C. 牙髓钙化
   D. 牙髓休克　　　　　　　　　E. 牙髓感染
   【答案】D
   【解析】外伤后的患牙短期内会有牙髓休克，一些患者就诊时，牙髓活力测验无反应，但6~8周后可出现反应。据推测，无活力反应是牙髓在外伤时血管和神经受损所引起的"休克"所致，随其"休克"的逐渐恢复而再出现活力反应。

32. 该牙可诊断为
   A. 牙震荡　　　　　　　　　　B. 牙髓炎　　　　　　　　　　C. 牙脱位
   D. 牙折　　　　　　　　　　　E. 根尖周炎
   【答案】A
   【解析】外伤患牙只有牙周膜轻度损伤，不伴有牙体硬组织和周围软组织明显外伤称为牙震荡。

33. 该牙即刻处理为
   A. 不需治疗　　　　　　　　　B. 调𬌗，观察　　　　　　　　C. 松牙固定
   D. 根管治疗　　　　　　　　　E. 根尖诱导成形术
   【答案】B
   【解析】牙震荡患牙若无明显疼痛症状可调𬌗，观察即可。

(34～37题共用题干)
患者，男，30岁，外伤致上前牙松动，伸长，疼痛。临床检查：右上中切牙切缘伸长约2mm，舌侧移位，叩痛（++），松动Ⅱ度。牙龈撕裂。X线片示根尖与牙槽窝间隙明显增宽。

34. 该牙诊断为
   A. 完全性牙脱位　　　　　　　B. 部分性牙脱位　　　　　　　C. 嵌入性牙脱位
   D. 牙震荡　　　　　　　　　　E. 牙折

【答案】B

【解析】部分性牙脱位常有疼痛、松动和移动等表现，同时因患牙伸长而出现咬合障碍。X线片示牙根尖与牙槽窝的间隙明显增宽。

35. 该牙正确的处理方法是
A. 拔除　　　　　　　　　　B. 复位固定后立即行根管治疗　　　　C. 复位固定，定期观察
D. 根管治疗后复位固定　　　E. 体外根管治疗，搔刮根面后再植

【答案】C

【解析】部分性牙脱位可以在局麻下复位，结扎固定2周。术后3、6和12个月进行复查，若发现牙髓坏死，应及时做根管治疗术。

36. 该牙可能发生的并发症不包括
A. 牙髓坏死　　　　　　　　B. 牙髓钙化　　　　　　　　　　　　C. 牙根外吸收
D. 牙髓增生　　　　　　　　E. 边缘性牙槽突吸收

【答案】D

【解析】牙脱位后可出现牙髓坏死、牙髓腔变窄或消失、牙根外吸收、边缘性牙槽突吸收。

37. 该牙的愈合方式可能为
A. 牙周膜愈合　　　　　　　B. 骨性粘连　　　　　　　　　　　　C. 炎症性吸收
D. B+C　　　　　　　　　　E. A+B+C

【答案】E

【解析】牙再植术后的愈合方式：牙周膜愈合、骨性粘连、炎症性吸收。

（38～39题共用题干）

患者，男，16岁，主诉摔伤上前牙3h，伤后自觉患牙松动，疼痛。临床检查见21临床牙冠变短，与对颌牙失去咬合，未露髓，牙齿动度约2mm，叩痛（+），X线片检查见患牙牙根连续性破坏。

38. 该疾病应诊断为
A. 牙震荡　　　　　　　　　B. 部分性牙脱位　　　　　　　　　　C. 嵌入性牙脱位
D. 完全牙脱位　　　　　　　E. 牙折

【答案】C

【解析】嵌入性牙脱位：牙向深部嵌入，临床牙冠变短，𬌗面或切缘低于正常牙。

39. 对该病的治疗，正确的是
A. 即刻复位，固定　　　　　B. 根管治疗后复位，固定　　　　　　C. 对症治疗，观察其自然萌出
D. 复位后2周，行根管治疗　E. 降低咬合，使患牙休息

【答案】D

【解析】嵌入性的脱位牙，在复位后2周应做根管治疗术。对嵌入性脱位的年轻恒牙，不可强行拉出复位，任其自然萌出是最可取的处理方法，一般在半年内患牙能萌出到原来的位置。

【破题思路】脱位可分为部分性脱位和完全脱位。

类型		临床表现	治疗
部分性脱位	脱出性	松动Ⅲ度，患牙伸长 X线：根尖周间隙明显增宽	局麻下复位，结扎固定2周
	侧向性	侧向移位 X线：一侧根尖周膜间隙增宽	
	嵌入性	临床牙冠变短 X线：根尖周膜间隙消失	复位后2周作RCT，对年轻恒牙不可强行拉出复位，半年内可萌出
完全性脱位 （牙槽窝空虚）		①在0.5h内再植，90%患牙牙根可避免吸收 ②2h以后再就诊者，体外完成RCT ③可将患牙置于患者的舌下或口腔前庭处，也可放在盛有牛奶、生理盐水最好或自来水的杯子内，切忌干藏 ④2h之内：年轻恒牙，不要贸然拔髓 ⑤2h之内：恒牙，清理，复位后3～4周进行RCT	

（40～42题共用题干）

患者，男，19岁，因上前牙外伤2h就诊。

40. 为了解患牙是否有根折，应进行
    A. 视诊　　　　　　　　B. 叩诊　　　　　　　　C. 松动度检查
    D. X线片检查　　　　　　E. 温度测验
    【答案】D
    【解析】X线片检查是诊断根折的重要指标，但不能显示全部根折病例。摄片时中心射线必须与折裂线一致或平行，方能在X线片上显示折裂线，如果中心射线的角度大于正、负15°～20°，很难观察到折裂线。X线片不仅有助于根折的诊断，而且也便于复查时比较。

41. 若患者诊断为左上中切牙冠折，露髓孔直径为2mm，最好进行哪种治疗
    A. 活髓切断术　　　　　　B. 根尖诱导成形术　　　　C. 根管治疗
    D. 干髓治疗　　　　　　　E. 盖髓术
    【答案】C
    【解析】因题干中患者年龄为19岁，上前牙萌出年龄为6～7岁，恒牙萌出3～5年牙根发育完全，所以该患牙为恒牙。冠折露髓者，对牙根发育完成者应行根管治疗术，对年轻恒牙应根据牙髓暴露多少及污染程度做活髓切断或根尖诱导成形术，以利于牙根的继续发育。

42. 根尖1/3处折断的患牙处理为
    A. 固定并定期观察　　　　B. 牙髓状况良好，可调𬌗，观察　　　C. 不治疗
    D. 牙髓治疗　　　　　　　E. 定期观察
    【答案】B
    【解析】对根尖1/3折断，在许多情况下只上夹板固定，无须牙髓治疗，有可能出现修复并维持牙髓活力，那种认为根折牙应进行预防性牙髓治疗的观点是不正确的。因为根折后立即进行根管治疗常常有可能把根管糊剂压入断端之间，反而影响其修复。但当牙髓坏死时，则应迅速进行根管治疗术。一般认为根折越靠近根尖其预后越好。当根折仅限于牙槽内时，对预后是很有利的，但折裂累及龈沟或发生龈下折时，常使治疗复杂而且预后亦差。根尖1/3处根折的患牙，如牙髓状况良好，可调𬌗后观察。

【破题思路】根折的治疗方法。

根折部位	叩痛	松动度	治疗
根尖1/3	无或轻度	无或轻度	①测定并记录牙髓活动情况 ②根尖1/3处断断：调𬌗观察 ③其他部位：未与龈沟相通者，立即复位夹板固定4周，定期复查 ④其他部位：折断线与口腔相通者，去除牙冠后断根有一定长度，可切龈、正畸牵引后桩冠修复。牙根过短可拔除
根中1/3	明显 叩诊浊音	Ⅱ～Ⅲ度	
近龈1/3			

43. 女，8岁，前牙外伤1周后就诊，右上中切牙冠折2/3，近中达龈下1mm，露髓处探诊不痛，叩诊(+)，出血暗红，Ⅰ度松动。X线片未见根折，根发育8期。处理方法选择
    A. 氢氧化钙活髓切断术　　B. 牙髓血管再生术　　　　C. 根尖诱导成形术
    D. 根管治疗术　　　　　　E. 拔除
    【答案】B

第四单元　牙慢性损伤

1. 不属于楔状缺损致病因素的是
A. 横刷牙　　　　　　　　　B. 酸蚀　　　　　　　　　　C. 应力疲劳
D. 牙龈退缩　　　　　　　　E. 牙颈部结构薄弱

【答案】D

【解析】与楔状缺损的发生和发展有关的因素有：不恰当的刷牙方法、酸的作用、牙颈部结构的特点、应力疲劳。

2. 牙隐裂时不宜采用哪种治疗措施
A. 调𬌗排除干扰　　　　　　　　　　　　B. 治疗后及时做全冠保护
C. 隐裂浅时用釉质粘接剂处理　　　　　　D. 裂纹达牙本质浅层时，备洞，银汞充填
E. 有牙髓病变者，牙髓治疗后全冠修复

【答案】D

【解析】牙隐裂的治疗：①对因治疗：消除创伤性𬌗力，调磨过陡的牙尖。②均衡全口𬌗力的负担：诊治其他部位的牙齿疾病，修复缺失牙等。③2～4度隐裂对症治疗：并发牙髓病、根尖周病时进行相应的治疗。④防止劈裂：在做牙髓治疗的同时，应该大量调磨牙尖斜面，永久充填体选用复合树脂为宜；多数隐裂牙仅用调整咬合不能消除致劈裂的力量，故对症治疗之后，必须及时做全冠保护。如果隐裂为近远中贯通型，牙髓治疗的同时应做带环或全冠保护，防止牙髓治疗过程中牙冠劈裂。⑤5度隐裂患牙根据牙位和劈裂位置，可做截根术、半切术。因银汞合金充填后会膨胀，禁用于隐裂牙齿的充填。

3. 患者，男，35岁，2个月前开始右上后牙遇冷热酸痛，咀嚼不适，咬到牙齿某一点时引起剧痛，近一周出现阵发性自发痛。检查发现右上6叩痛明显，牙齿不松动，遇冷热引起疼痛，未发现龋坏，咬诊出现定点疼痛。根据患者的症状和临床检查，引起患牙疼痛的最可能原因是
A. 牙周炎　　　　　　　　　B. 牙隐裂　　　　　　　　　C. 牙震荡
D. 重度磨损　　　　　　　　E. 咬合创伤

【答案】B

【解析】牙隐裂患者最常见的主诉是较长时间的咀嚼不适或咬合痛，病史可长达数月甚至数年。咬在某一特殊部位引起剧烈疼痛是该病的特征性症状。好发于中老年患者的后牙咬合面，以上颌第一磨牙最常见。对于裂纹的染色检查用2.5%碘酊或其他的染料类药物可使牙面裂纹清晰可见。故B选项为正确答案。牙震荡的定义为：牙周膜的轻度损伤，根尖周牙周膜充血、渗出，甚至轻微出血，常伴有牙髓充血和水肿。牙齿轻微酸痛感，垂直向或水平向叩痛（±～+），不松动，无移位，可有对冷刺激一过性敏感症状。X线片表现正常或根尖牙周膜增宽。重度磨损：釉质完全丧失，牙髓暴露或继发性牙本质暴露，切缘的继发性牙本质或牙髓暴露，牙颈部缺损深大于2mm。

4. 咬诊主要用于检查
A. 牙髓炎　　　　　　　　　B. 慢性根尖周炎　　　　　　C. 牙隐裂
D. 牙本质过敏　　　　　　　E. 牙周炎

【答案】C

【解析】牙隐裂的检查方法为咬诊。牙髓炎的检查方法为温度测验；慢性根尖周炎和牙周炎主要依靠X线片来诊断；牙本质过敏症可以用机械刺激的方法检查。

5. 患者，50岁，因左侧上后牙咬物痛3个月就诊，自述咬在某一特定位置时引起较强烈的痛。查：左上6咬合面磨损，可见牙本质暴露，颊尖高陡，近中边缘嵴至舌尖方向似有隐裂。进一步确定隐裂的检查方法是
A. 叩诊检查　　　　　　　　B. 温度检测　　　　　　　　C. 碘酊染色
D. 电活力测验　　　　　　　E. X线片检查

【答案】C

【解析】牙隐裂是指发生在牙冠表面的细小、不易发现的、非生理性的细小裂纹。牙位以第一磨牙好发，其次是第二磨牙和前磨牙；部位以前磨牙和磨牙的颊侧颈部、上颌磨牙的近中腭尖等多见。症状有激发痛、咬合痛、自发痛等。疼痛程度与裂缝的深度相关。利用灯光和口镜多角度照射、深色液体（如碘酊、龙胆紫等）的浸染等，有助于裂线的发现；棉卷咬诊、探针加力探诊时如出现明确的疼痛即可确诊。故对此患者诊断为牙

隐裂，检查方法为碘酊染色。

6. 牙隐裂好发于
   A. 下颌第一磨牙 B. 上颌第一磨牙 C. 下颌第二磨牙
   D. 上颌第二磨牙 E. 上颌前磨牙
   【答案】B
   【解析】牙隐裂患者最常见的主诉是较长时间的咀嚼不适或咬合痛，病史可长达数月甚至数年。咬在某一特殊部位引起剧烈疼痛是该病的特征性症状。好发于中老年患者的后牙咬合面，以上颌第一磨牙最常见。对于裂纹的染色检查用2.5%碘酊或其他的染料类药物可使牙面裂纹清晰可见。

7. 严重𬌗面磨损引起颞颌关节紊乱病的主要原因是
   A. 颌间垂直距离过短，引起关节损伤 B. 边缘嵴和发育沟缺损，导致𬌗面外形不完整
   C. 不均匀磨损遗留高陡牙尖，造成咬合创伤 D. 牙本质过敏，造成𬌗力不足，损害关节
   E. 长期的咀嚼使𬌗力集中，损害关节
   【答案】A
   【解析】磨损可导致的疾病有：牙本质过敏症，一般是磨损等原因导致牙本质暴露出现的酸痛感，磨损愈快、愈重，酸痛感就愈明显；食物嵌塞，边缘嵴和发育沟缺损，导致𬌗面外形不完整；牙髓和根尖周病，过度磨损会导致髓腔暴露，细菌侵入而引起牙髓病、根尖周病；颞下颌关节功能紊乱综合征，𬌗面的重度磨损会导致颌间距离过短，从而引起颞下颌关节病损，出现相应的症状，如关节弹响、疼痛等；创伤，不均匀磨损遗留高陡牙尖，造成咬合创伤。

8. 在临床上，发生楔状缺损的常见频率顺序是
   A. 中切牙、侧切牙、尖牙、前磨牙、磨牙 B. 前磨牙、尖牙、磨牙、侧切牙、中切牙
   C. 尖牙、中切牙、侧切牙、前磨牙、磨牙 D. 尖牙、前磨牙、磨牙、中切牙、侧切牙
   E. 侧切牙、中切牙、尖牙、前磨牙、磨牙
   【答案】B
   【解析】发生楔状缺损的常见频率顺序是：前磨牙、尖牙、磨牙、侧切牙、中切牙。

9. 属于牙体慢性损伤的组别是
   A. 磨损、氟牙症、牙内陷 B. 楔状缺损、牙脱位、四环素牙
   C. 牙隐裂、楔状缺损、磨损 D. 畸形中央尖、牙内陷、四环素牙
   E. 氟牙症、磨损、牙脱位
   【答案】C
   【解析】牙体慢性损伤有非龋性牙体慢性损伤（磨损、牙酸蚀症、楔状缺损）和牙裂（牙隐裂、牙根纵裂、𬌗创伤性牙根横断）。

10. 男，20岁，昨夜右侧后牙痛未眠，痛为阵发性，服止痛片无效，查右上6牙冠未见龋，叩痛（-），不松动，冷刺激引起剧痛。引起该患牙牙髓疾病的最可能原因是
    A. 隐匿龋 B. 牙隐裂 C. 发育异常
    D. 楔状缺损 E. 咬合创伤
    【答案】B
    【解析】查右上6牙冠未见龋，叩痛（-），不松动，冷刺激引起剧痛，据此临床表现可考虑为牙隐裂。牙隐裂是指发生在牙冠表面的细小、不易发现的、非生理性的细小裂纹。牙位以第一磨牙好发，其次是第二磨牙和前磨牙；部位以前磨牙和磨牙的颊侧颈部、上颌磨牙的近中腭尖等多见。症状有激发痛、咬合痛、自发痛等。疼痛程度与裂缝的深度相关。

11. 关于酸蚀症，正确的是
    A. 仅有牙本质感觉过敏症状 B. 多见于喜食甜食者
    C. 由酸雾或酸酐作用于牙齿而造成 D. 无牙体实质缺损
    E. 可引起楔状缺损
    【答案】C
    【解析】酸蚀症是因长期接触酸或酸酐造成牙体硬组织丧失的疾病。其脱矿过程与酸的关系明确，与细菌无关。

12. 牙齿纵折最明显的症状是
    A. 牙伸长感 B. 咀嚼痛 C. 冷刺激痛
    D. 牙周袋溢脓 E. 热刺激痛

【答案】B

【解析】牙根纵裂是指发生在牙根的纵行裂开。一旦发现，预后很差，往往需要复杂的治疗，甚至拔除。患者多为中老年人，牙位以前磨牙和磨牙多见。症状有不同程度的咬合痛，反复出现的牙周脓肿等。因为破坏发生在深部的牙根，检查不易发现，X 线牙片对于诊断是必要的。

13. 下列哪项不是牙磨损的并发症

A. 牙隐裂　　　　　　　　B. 颞下颌关节紊乱病　　　　　　C. 食物嵌塞

D. 牙髓病　　　　　　　　E. 创伤性溃疡

【答案】A

【解析】磨损可导致的疾病有：牙本质过敏症、食物嵌塞、牙髓和根尖周病、颞下颌关节功能紊乱综合征、创伤。

14. 前磨牙楔状缺损应选用的最佳充填材料是

A. 树脂改性的玻璃离子粘固粉　　B. 化学固化复合树脂　　　　　C. 磷酸锌粘固粉

D. 银汞合金　　　　　　　　E. 聚羧酸锌粘固粉

【答案】A

【解析】前磨牙的楔状缺损充填时，材料选择一方面考虑材料的粘接性能、溶解度和强度等，另一方面也要考虑美容效果。答案列出的材料中，充填前磨牙的楔状缺损选用的最佳充填材料是树脂改性的玻璃离子粘固粉，因其有化学性粘接，能释放氟而预防继发龋，颜色接近自然牙色，故 A 选项为最佳答案；化学固化复合树脂易变色；银汞合金要求做固位形，且美容效果不好；磷酸锌粘固粉和聚羧酸锌粘固粉虽有一定的粘接性能，但溶解度和强度明显低于玻璃离子粘固粉。

（15～16 题共用题干）

患者，女性，40 岁，主诉左上后牙遇冷热酸甜刺激时酸痛，无自发痛及夜间痛史。临床检查见左上第一磨牙牙合面磨耗，部分牙本质暴露，冷刺激无明显反应，颊面颈部楔形缺损，近髓，冷刺激敏感，探诊轻微不适。

15. 该疾病应诊断为

A. 磨损　　　　　　　　B. 牙本质过敏症　　　　　　C. 楔状缺损

D. 可复性牙髓炎　　　　　　E. 磨牙症

【答案】C

16. 该病首要的治疗方法是

A. 调牙合　　　　　　　　B. 脱敏　　　　　　　　C. 修复楔状缺损

D. 安抚治疗　　　　　　　　E. 咬合板治疗

【答案】C

【解析】楔状缺损是发生在牙齿唇、颊面颈部的硬组织缺损。典型的缺损由两个斜面组成，口小底大，呈楔形。楔状缺损往往发生在同一患者的多个牙。一般上颌牙重于下颌牙，口角附近的牙多见于其他区域的牙。楔状缺损的治疗：①缺损不深、症状不明显者可不做处理；②有过敏症状可做脱敏治疗；③缺损较深者可行充填修复；④缺损达牙髓腔，有牙髓感染或根尖周病时，应做相应的治疗；⑤已经或几乎导致牙齿横折者，可在根管治疗术完成后，做桩核冠修复。

17. 患者半年来因右侧后牙咬合痛、冷热痛要求治疗。查：右上 6 无龋，近中可疑隐裂，冷、热测引起疼痛，刺激去除后疼痛持续数秒，叩痛，右侧后牙不同程度磨损，探诊敏感。该患者主诉牙治疗原则为

A. 不治疗　　　　　　　　B. 调牙合　　　　　　　　C. 脱敏

D. 牙髓治疗后全冠修复　　　　　　E. 备洞充填

【答案】D

【解析】对于深的裂线，防止劈裂，在牙髓治疗的同时，应该大量调磨牙尖斜面，永久充填体选用复合树脂为宜。多数隐裂牙仅用调整咬合不能消除致劈裂的力量，故对症治疗之后，必须及时做全冠保护。如果隐裂为近远中贯通型，牙髓治疗的同时应做带环或全冠保护，防止牙髓治疗过程中牙冠劈裂。

（18～20 题共用题干）

患者，女性，32 岁，左上后牙冷热刺激疼痛 2 周，无自发痛史。口腔检查：左上第一、二前磨牙颊侧颈部缺损至牙本质浅层，表面坚硬光滑，无色素沉着，探诊敏感，冷刺激敏感，刺激去除后即缓解，叩诊（-），牙周检查（-）。

18. 该牙可诊断为

A. 磨损　　　　　　　　B. 楔状缺损　　　　　　　　C. 牙隐裂

D. 深龋　　　　　　　　E. 牙周萎缩

【答案】B

19. 其主要病因是
A. 刷牙　　　　　　　　　　B. 牙颈部结构薄弱　　　　　　C. 牙体组织疲劳
D. 酸的作用　　　　　　　　E. 应力集中
【答案】A

20. 最佳治疗方法是
A. 改正刷牙方式，无须特别治疗　　B. 再矿化治疗　　　　　　C. 脱敏
D. 复合体　　　　　　　　　E. 药物治疗
【答案】D

【解析】楔状缺损是发生在牙齿唇、颊面颈部的硬组织缺损。典型的缺损由两个斜面组成，口小底大，呈楔形。楔状缺损往往发生在同一患者的多个牙。一般上颌牙重于下颌牙，口角附近的牙多见于其他区域的牙。故B为18题的正确答案。与楔状缺损的发生和发展有关的因素有：不恰当的刷牙方法、酸的作用、牙颈部结构的特点、应力疲劳。刷牙不当与楔状缺损有密切的关系，故19题选A。临床流行病学的研究表明：①不刷牙的人很少发生楔状缺损，横向刷牙者，常有严重的楔状缺损；②楔状缺损不发生在牙齿的舌面；③唇向错位的牙楔状缺损常比较严重；④楔状缺损的牙常伴有牙龈退缩、牙根暴露。研究还发现，楔状缺损的严重程度与牙刷毛的硬度、牙膏中颗粒的直径、刷牙的力度呈正相关。楔状缺损的治疗：①缺损不深、症状不明显者可不做处理。②有过敏症状可做脱敏治疗。③缺损较深者可行充填修复；楔状缺损有牙体缺损时可采用复合体或者复合树脂充填。④缺损达牙髓腔，有牙髓感染或根尖周病时，应做相应的治疗。⑤已经或几乎导致牙齿横折者，可在根管治疗术完成后，做桩核冠修复。故20题选D。

21. 患者，男性，54岁，左下后牙咀嚼痛，冷测敏感，偶有自发痛。查：左下第一磨牙未见龋坏及隐裂，近中可探及深牙周袋。X线片可见近中根管影像全长增宽、边缘整齐。最可能的诊断为
A. 根折　　　　　　　　　　B. 内吸收　　　　　　　　　　C. 外吸收
D. 牙根纵裂　　　　　　　　E. 牙周炎
【答案】D

【解析】牙根纵裂是指发生在牙根的纵行裂开。一旦发现，预后很差，往往需要复杂的治疗，甚至拔除。患者多为中老年人，牙位以前磨牙和磨牙多见。症状有不同程度的咬合痛，反复出现的牙周脓肿等。因为破坏发生在深部的牙根，检查不易发现，X线牙片对于诊断是必要的。X线片明显的根裂，不论是根尖片还是全口片，都能为诊断提供证据。X线片的特点是，边缘整齐，不论其长度如何，均通过根尖孔。早期在根尖处变宽，根裂方向与根管长轴一致；根裂发生时间较长者，裂片会发生移位。该患者症状符合牙根纵裂的诊断，故选D。

22. 发生楔状缺损的主要原因是
A. 不正确的刷牙　　　　　　B. 牙颈部结构　　　　　　　　C. 酸的作用
D. 牙体组织疲劳　　　　　　E. 殆力
【答案】A

【解析】刷牙是发生楔状缺损的主要原因，其理由是：不刷牙的人很少发生典型的楔状缺损；不发生在牙的舌面；唇向错位的牙楔状缺损比较严重；楔状缺损常伴有牙龈退缩。

23. 牙隐裂的常见临床表现之一是
A. 多见于上前牙　　　　　　B. 隐裂明显可见　　　　　　　C. 温度测验正常
D. 裂与窝沟重叠　　　　　　E. 裂不越过边嵴
【答案】D

【解析】牙隐裂的位置：隐裂起自磨牙和前磨牙的咬合面的窝沟，如磨牙和前磨牙的中央窝沟，上磨牙的舌沟等沟底。临床见隐裂与这些窝沟重叠，向一侧或两侧延伸，越过边缘嵴。隐裂方向多为咬合面的近中和（或）远中向走行，或沿一主要承受咬合力的牙尖，如上磨牙近中舌尖附近的窝沟走行。偶见颊舌向隐裂纹。

24. 最有助于检查牙隐裂的方法是
A. 视诊　　　　　　　　　　B. 探诊　　　　　　　　　　　C. 叩诊
D. 碘染色　　　　　　　　　E. X线片
【答案】D

【解析】牙隐裂是指发生在牙冠表面的细小、不易发现的、非生理性的细小裂纹。牙位以第一磨牙好发，其次是第二磨牙和前磨牙；部位以前磨牙和磨牙的颊侧颈部、上颌磨牙的近中腭尖等多见。症状有激发痛、咬合痛、自发痛等。疼痛程度与裂缝的深度相关。利用灯光和口镜多角度照射、深色液体（如碘酊、龙胆紫等）的浸染等，有助于裂线的发现；棉卷咬诊、探针加力探诊时如出现明确的疼痛即可确诊。

(25～27题共用备选答案)
A. 上下颌单尖牙和前磨牙　　B. 同一时期萌出的牙　　C. 上颌磨牙
D. 前磨牙　　E. 下颌前牙
下述疾病最常发生的一组牙是
25. 牙隐裂
【答案】C
26. 楔状缺损
【答案】D
27. 牙釉质发育不全
【答案】B
【解析】牙隐裂是指发生在牙冠表面的细小、不易发现的、非生理性的细小裂纹。牙位以第一磨牙好发，其次是第二磨牙和前磨牙；部位以前磨牙和磨牙的颊侧颈部、上颌磨牙的近中腭尖等多见。故 C 选项为 25 题的正确答案。楔状缺损与年龄间存在正变关系，即年龄越大，缺损越重。患者多有横刷牙的习惯。罹患的牙齿为多个甚至全口。常以口角附近的牙齿（尖牙、前磨牙）为重。多见于中年以上患者的前磨牙，其次是第一恒磨牙和尖牙，有时范围涉及第二恒磨牙以前的全部牙齿。故 D 选项为 26 题的正确答案。同一时期釉质形成障碍时，可表现为同一时期萌出的牙齿釉质发育障碍，故 B 选项为 27 题的正确答案。

【破题思路】慢性损伤好发牙位、病因以及治疗。

疾病	好发牙位	病因	治疗
楔状缺损	前磨牙其次是尖牙和第一恒磨牙	①不恰当的刷牙方法：最主要的病因 ②酸的作用 ③牙颈部结构的特点 ④应力疲劳：好发于中老年人	消除病因：使用正确的刷牙方法；纠正口腔内的酸性环境颈部缺损应尽早使用粘接修复材料改善该处的应力集中状况
磨损	磨牙咬合面或功能牙尖	牙齿组织结构不完善，咬合关系不良、咬合力负担过重，硬食习惯，不良习惯，全身系统性疾病	改变饮食习惯及不良习惯，治疗全身疾病，制作𬌗垫等
酸蚀症	唇颊面舌腭面	①外源性酸（唇颊面）②内源性酸（舌腭面）	①吃酸食后漱口，定期用3%的小苏打漱口，用有再矿化作用的牙膏刷牙等 ②工业酸可戴防酸口罩
牙隐裂	上颌第一磨牙最常见	创伤性𬌗力是牙隐裂发生的重要原因	对因、对症治疗，防止劈裂，根据牙位和劈裂的位置可做截根、半切、拔除术
牙根纵裂	下颌第一磨牙近中根和近中颊根多见	原发性牙根纵裂继发性牙根纵裂	对因、对症治疗，手术（截根术或半截根术、拔除术）

28. 男，46岁，左上后牙自觉不适数月，有自发痛史。检查发现左上第一磨牙牙尖高陡，见裂纹越过斜嵴达远中边缘，叩痛（±），冷测无反应。治疗方法为
A. 暂不处理，定期复查　　B. 𬌗垫　　C. 根管治疗
D. 全冠修复　　E. 粘接裂纹
【答案】C

(29～31题共用题干)
患者，男，45岁，右上后牙咬合痛2个月余。临床检查：右上第一磨牙近中边缘嵴可疑裂纹，探诊（−），叩痛（±），冷热刺激可引起疼痛，去除刺激1min左右疼痛可缓解。
29. 该患者还应做下列哪项检查
A. 根尖片　　B. 染色检查　　C. 咬合片
D. 光导纤维　　E. 试验性备洞
【答案】B
30. 引起该患者主诉牙最可能的原因为
A. 隐裂　　B. 牙本质敏感症　　C. 磨损
D. 慢性牙髓炎　　E. 𬌗创伤

【答案】A

31. 该主诉牙最佳处理为
    A. 无须治疗，定期观察
    B. 调船后观察
    C. 银汞合金充填
    D. 根管治疗后全冠修复
    E. 复合树脂充填
【答案】D
【解析】牙隐裂是指发生在牙冠表面的细小、不易发现的、非生理性的细小裂纹。牙位以第一磨牙好发，其次是第二磨牙和前磨牙；部位以前磨牙和磨牙的颊侧颈部、上颌磨牙的近中腭尖等多见。利用灯光和口镜多角度照射、深色液体（如碘酊、龙胆紫等）的浸染等，有助于裂线的发现；棉卷咬诊、探针加力探诊时如出现明确的疼痛即可确诊。故对此患者诊断为牙隐裂，检查方法为碘酊染色。对于牙隐裂的治疗如果症状不明显，可调船后随诊观察，若患牙症状较重出现牙髓反应，则应行根管治疗后全冠修复。

32. 牙齿磨耗程度取决于
    A. 食物种类
    B. 牙齿硬度
    C. 咀嚼习惯
    D. 患者年龄
    E. 以上皆是
【答案】E
【解析】牙齿磨耗程度受食物种类、牙齿硬度、咀嚼习惯、患者年龄等的影响。

33. 创伤性牙隐裂治疗上应首先
    A. 开髓失活
    B. 全冠修复
    C. 备洞充填
    D. 调整咬合
    E. 拔除患牙
【答案】D
【解析】引起创伤性牙隐裂的主要原因是咬合创伤，咬合有早接触点，咬合不正常，故应首选调整咬合。

34. 牙隐裂线不明显时常采用的检查方法是
    A. 咬诊
    B. 电活力检测
    C. 碘酊染色
    D. 探诊
    E. 冷热诊
【答案】C
【解析】咬诊、探诊、染色法、透照法均可用于隐裂牙的检查。牙隐裂隐裂线不明显时常采用的检查方法是染色法，对无症状隐裂牙也能检查出来。

35. 男，45岁，教师，因进食时牙酸疼，检查4|4牙龈萎缩、无龋、牙颈部楔状缺损、牙清洁。每日刷牙2次，造成楔状缺损的原因不必考虑的是
    A. 刷牙方法不正确
    B. 牙刷毛太硬
    C. 刷牙用力过大
    D. 喜进甜食
    E. 牙膏中摩擦剂粗糙
【答案】D
【解析】临床流行病学的研究表明：①不刷牙的人很少发生楔状缺损，横向刷牙者，常有严重的楔状缺损；②楔状缺损不发生在牙齿的舌面；③唇向错位的牙楔状缺损常比较严重；④楔状缺损的牙常伴有牙龈退缩、牙根暴露。研究还发现，楔状缺损的严重程度与牙刷毛的硬度、牙膏中颗粒的直径、刷牙的力度呈正相关。故用排除的方法可知D选项为本题的正确答案。喜进甜食是发生龋病的因素。

(36～38题共用题干)

男，42岁，3天来右上后磨牙痛加重，冷热加剧，夜间痛而来就诊。近1年多来，右上磨牙进食时咬到某特定位置时出现撕裂样痛，冷热敏感，平时咬物不适。检查：16咬合面似有近远中方向越过边缘嵴的细裂纹，颊尖高陡，无龋洞，不松动，叩痛（+）。

36. 为明确诊断做的重要检查是
    A. 染色检查
    B. 温度测验
    C. 咬合关系检查
    D. 电活力测验
    E. X线片检查
【答案】B
【解析】因为患者主诉有自发痛和温度敏感，这些症状为牙髓炎的疼痛特点，明确诊断必须用温度测验确定患牙。

37. 最可能的诊断是
    A. 可复性牙髓炎
    B. 急性牙髓炎
    C. 慢性牙髓炎急性发作
    D. 急性根尖周炎
    E. 慢性根尖周炎
【答案】C

【解析】因为患者牙痛的病史长达1年多，3天前右上后磨牙开始痛重，冷热加剧，夜间痛而来就诊，检查叩痛（+），表明患牙的诊断应是慢性牙髓炎急性发作。

38. 为明确致病因素所做的检查不包括

A. 咬诊　　　　　　　　　　B. 染色检查　　　　　　　　　C. 咬楔检查
D. 温度测验　　　　　　　　E. 电活力测验

【答案】E

【解析】因为患牙检查结果"16咬合面似有近远中方向越过边缘嵴的细裂纹，颊尖高陡，无龋洞，不松动"表明牙髓的感染不是龋损和牙周疾病引起的；加上病史提供的"近1年多来，右上磨牙进食时咬到某特定位置时出现撕裂样痛，冷热敏感，平时咬物不适"均提示患牙可能有牙硬组织疾病——牙隐裂，牙隐裂的检查项目A～D项均可，唯有电活力测验对明确致病因素没有帮助，电活力测验是检查牙髓坏死的方法。

第五单元　牙本质敏感症

1. 牙本质过敏症不是一种
   A. 常见的症状　　　　　　　　B. 独立的疾病　　　　　　　　C. 龋病的症状
   D. 磨损的症状　　　　　　　　E. 牙外伤症状
   【答案】B
   【解析】牙本质过敏症（又称牙本质敏感症）是指牙齿受到生理范围内的刺激，包括机械、化学、温度、渗透压等时出现的短暂、尖锐的疼痛或不适的现象。刺激的类型有机械（包括摩擦或咬硬物）、温度（冷、热）、化学（酸、甜）、渗透压等。症状特点是随着刺激的来源和离去而迅速出现和消失。一般会累及到几个牙，甚至全口牙。牙本质敏感症是一种症状，而不是一种独立的疾病。

2. 临床检查牙齿敏感症的主要方法是
   A. 冷刺激　　　　　　　　　　B. 热刺激　　　　　　　　　　C. 酸、甜刺激
   D. 尖锐探针探查　　　　　　　E. 叩诊
   【答案】D
   【解析】牙本质过敏症的主要表现为刺激痛。酸、甜、冷、热等化学和温度刺激可导致酸痛，刷牙、吃硬性食物等机械刺激可导致更为明显的酸痛。探诊是检查牙本质过敏症最常用和简单的方法，即用探针的尖端轻轻划过牙齿的可疑部位，观察患者的反应。

3. 关于牙本质敏感症，正确的是
   A. 并不是所有牙本质暴露的牙齿都出现敏感症状　　　B. 是一种独立的疾病
   C. 涂局部麻醉药于牙本质表面能减轻症状　　　　　　D. 症状不受健康和气候的影响
   E. 刺激去除后仍痛
   【答案】A
   【解析】牙本质过敏症是指牙齿受到生理范围内的刺激，包括机械、化学、温度、渗透压等时出现的短暂、尖锐的疼痛或不适的现象。刺激的类型有机械（包括摩擦或咬硬物）、温度（冷、热）、化学（酸、甜）、渗透压等。症状特点是随着刺激的来源和离去而迅速出现和消失。一般会累及到几个牙，甚至全口牙。牙本质过敏症是一种症状，而不是一种独立的疾病。

4. 患者，男性，73岁，进食时自觉右下后牙酸痛，无自发痛史。临床检查：右下第一、二磨牙磨耗严重，探诊敏感，冷测（-），叩诊（-），松动（-），牙结石Ⅰ度。其可能的诊断为
   A. 浅龋　　　　　　　　　　　B. 中龋　　　　　　　　　　　C. 深龋
   D. 釉质发育不全　　　　　　　E. 牙本质敏感症
   【答案】E
   【解析】牙本质敏感症是指牙齿受到生理范围内的刺激，包括机械、化学、温度、渗透压等时出现的短暂、尖锐的疼痛或不适的现象。刺激的类型有机械（包括摩擦或咬硬物）、温度（冷、热）、化学（酸、甜）、渗透压等。症状特点是随着刺激的来源和离去而迅速出现和消失。一般会累及到几个牙，甚至全口牙。酸、甜、冷、热等化学和温度刺激可导致酸痛，刷牙、吃硬性食物等机械刺激可导致更为明显的酸痛。该患者症状符合牙本质敏感症的诊断，故选E。

5. 临床上对牙本质敏感症的主要检查方法是
   A. 探诊　　　　　　　　　　　B. 咬诊　　　　　　　　　　　C. 叩诊
   D. 电测验　　　　　　　　　　E. 化学刺激
   【答案】A
   【解析】牙本质敏感症主要表现为刺激痛，尤其对机械刺激最敏感，故探诊是临床检查牙本质敏感症最常用的方法之一。

6. 下列关于牙本质敏感症治疗的论述中，不包括
   A. 牙本质敏感症可以自愈，不必治疗　　　　　　B. 牙面的过敏点可用麝香草酚脱敏
   C. 牙颈部可用NaF脱敏　　　　　　　　　　　　D. 较局限的敏感区，可做充填治疗
   E. 对牙本质敏感的有效治疗是必须封闭牙本质小管
   【答案】A

064

【解析】该题考查的知识点是牙本质过敏症的治疗原则。提供的答案中,"牙本质过敏症可以自愈,不必治疗"不是治疗原则。虽然牙本质过敏症可以自愈,但须经过一定的时间。如果患牙症状明显,影响进食则必须治疗。

(7～8题共用题干)

患者,女性,42岁,近2个月来右上后牙遇冷水及吃甜酸食痛,咬硬物酸软无力,无自发痛史。检查见:右上6釉质磨损,浅黄牙本质外露,硬而光滑,探针探划时有一点酸痛难忍。

7. 该患者的主诉问题是
   A. 浅龋　　　　　　　　　B. 牙隐裂　　　　　　　　C. 牙髓炎
   D. 釉质发育不全　　　　　E. 牙本质敏感症
   【答案】E

8. 应做的处理是
   A. 调磨观察　　　　　　　B. 脱敏治疗　　　　　　　C. 充填治疗
   D. 牙髓治疗　　　　　　　E. 全冠修复
   【答案】B

9. 对牙本质过敏症患牙,最敏感的刺激是
   A. 冷　　　　　　　　　　B. 热　　　　　　　　　　C. 酸
   D. 机械　　　　　　　　　E. 甜
   【答案】D
   【解析】牙本质敏感症的是指牙齿上暴露的牙本质部分受到机械、化学或温度刺激时,产生一种特殊的酸、"软"、疼痛的症状。牙本质过敏症不是一种独立的疾病,而是多种牙体疾病共有的一种症状。故E选项为第一问的正确答案。牙本质过敏症的治疗原则:症状较轻者、敏感区广泛或位于龈下者,可首选家中自用脱敏剂,如使用抗牙本质过敏牙膏或漱口液等;中重度患者,可由医生使用药物脱敏治疗或激光治疗;长期不愈的重症患者,必要时采取有创性的治疗如根管治疗术等。牙本质敏感症的主要表现为激发痛,以机械刺激最为显著,其次为冷、酸、甜等,刺激去除后疼痛立即消失。

10. 男,50岁,右下后牙冷酸食及刷牙时有酸痛感,刺激去除后酸痛感立即消失。检查:右下颌第一磨牙𬌗面磨损,暴露牙本质,探诊颊斜面有酸痛区,叩痛(-)。考虑该患者的疾病是
    A. 浅龋　　　　　　　　　B. 牙隐裂　　　　　　　　C. 磨牙症
    D. 酸蚀症　　　　　　　　E. 牙本质敏感症
    【答案】E
    【解析】牙本质敏感症的主要表现为激发痛,以机械刺激最为显著,其次为冷、酸、甜等,刺激去除后疼痛立即消失。用探针尖在牙面上寻找一个或敏感点或敏感区,引起患者特殊的酸、"软"、痛症状。敏感点多发生在咬合面釉牙本质界、牙本质暴露处或牙颈部釉牙骨质界处;可发现在一个或多个牙上。该患者症状符合牙本质敏感症的诊断,故选E。

11. 牙本质敏感症的发病机制被认为是
    A. 体液学说　　　　　　　B. 化学细菌学说　　　　　C. 活体学说
    D. 流体动力学说　　　　　E. 蛋白溶解学说
    【答案】D
    【解析】关于牙本质过敏症的发生机制,迄今还处于学说状态。代表性的学说有3个,分别是神经终末传导学说、成牙本质细胞传导学说和流体动力学说。其中流体动力学说认为牙本质小管内液体流动起重要作用。即作用于牙本质表面的刺激会引起牙本质小管内的液体发生多向流动,这种流动传到牙髓,会引起牙髓神经纤维的兴奋而产生痛觉。电镜观察发现,成牙本质细胞突只见于牙本质小管腔的内1/4,其余部分充满液体;任何轻微刺激都会引起牙本质小管内液体氟流动。另有研究牙本质小管内液体的膨胀系数与牙本质小管壁的系数相差甚大,温度刺激可使小管内液体膨胀或收缩,导致液体发生流动。流体动力学说是目前被广为接受的学说。

12. 下列不引起牙本质敏感的疾病是
    A. 磨损　　　　　　　　　B. 龋病　　　　　　　　　C. 牙周萎缩,牙颈部外露
    D. 楔状缺损　　　　　　　E. 牙髓坏死
    【答案】E
    【解析】牙本质敏感症是牙齿受到外界刺激,如温度(冷、热)、化学物质(酸、甜)以及机械作用(摩擦、咬硬物)等引起的酸痛症状,当用尖锐的探针在牙面上滑动时,可找到一个或数个过敏区,它发作迅速、疼痛尖锐、时间短暂,是各种牙体疾病的共有症状,是由于釉质的完整性受到破坏牙本质暴露所致。磨耗、楔状缺

损、牙折、龋病、牙周萎缩均可发生牙本质过敏。

13. 正常情况下，最易引起牙本质敏感症的釉牙骨质界结构为
   A. 少量牙骨质覆盖在牙釉质表面
   B. 多量牙骨质覆盖在牙釉质表面
   C. 牙釉质与牙骨质端端相接
   D. 牙釉质与牙骨质分离
   E. 以上都不是
   【答案】D
   【解析】釉牙骨质界釉质和牙骨质在牙颈部相连，其相连处有3种不同情况：约有60%是牙骨质少许覆盖在釉质上；约30%是釉质和牙骨质端端相连；还有10%是两者不相连处牙本质暴露，而为牙龈所覆盖。在后一种情况下，一旦牙龈萎缩，暴露牙本质即容易发生牙本质过敏。

14. 治疗牙本质敏感的药物不包括
   A. 麝香草酚
   B. 75%氟化钠甘油糊剂
   C. 氯化锶
   D. 硝酸银
   E. 2%碘酊
   【答案】E
   【解析】药物脱敏治疗根据敏感点的部位选用合适的脱敏药物或方法。常用治疗药物及方法有：①氟化物：氟离子能减少牙本质小管的直径，从而减压传导；②氯化锶：为中性盐，高度水溶性，毒性很低；③氨硝酸银：隔湿，拭干过敏区，涂硝酸银液，再用丁香油还原，至呈黑色为止，还原后所产生还原银，沉淀于牙本质小管中可隔绝传导，应用时，要注意口腔软组织的保护，勿使灼伤；④碘化银：涂3%碘酊0.5min后，再以10%～30%硝酸银液涂擦，可见灰白色沉淀附着于过敏区，0.5min后，如法再涂擦1～2次即可奏效，这是利用硝酸银能使牙齿硬组织内蛋白质凝固而形成保护层，碘酊与硝酸银作用产生新生碘化银沉积于牙本质小管内，从而阻断了传导，但单纯碘酊达不到效果；⑤树脂类脱敏剂。

15. 银化合物治疗牙本质敏感症是利用其
   A. 抗菌作用
   B. 抗牙菌斑作用
   C. 机械性阻塞作用
   D. 抑制黏附作用
   E. 减少酸产生作用
   【答案】C
   【解析】牙齿感觉过敏的发病机制中，流体动力学说被广为接受。根据这个理论，对过敏的有效治疗是必须封闭牙本质小管，以减少或避免牙本质内的液体流动。银化合物沉积于牙本质小管内，从而阻断传导，为机械性阻塞作用，故C选项为正确答案。

第六单元 牙髓疾病

1. 牙髓病的主要致病因素是
   A. 综合因素
   B. 物理因素
   C. 化学因素
   D. 免疫因素
   E. 感染因素

【答案】E
【解析】引起牙髓病和根尖周病的原因主要是细菌感染、物理和化学刺激以及免疫反应等，其中细菌感染是导致牙髓病和根尖周病的主要因素。综合因素包括全身疾病、增龄变化、特发因素等。物理因素包括急性创伤、慢性创伤、温度、电流、激光灯。化学因素主要有充填材料、酸蚀剂和粘接剂以及消毒药物等。除以上因素外，牙髓病和根尖周病致病因素还包括一些原因不明的牙外吸收、牙内吸收及病毒感染等。

2. 感染根管内的主要细菌是
   A. 变形链球菌
   B. 韦氏球菌
   C. 金黄色葡萄球菌
   D. 肺炎球菌
   E. 产黑色素类杆菌

【答案】E
【解析】感染根管内的主要细菌是专性厌氧菌，较常见的有卟啉单胞菌、普氏菌、梭形杆菌、消化链球菌、放线菌等。卟啉单胞菌和在以往分类中属于类杆菌属中的产黑色素类杆菌，是感染根管内最常见的优势菌。

3. 引起牙髓暴露的原因主要是
   A. 深龋
   B. 外伤
   C. 牙隐裂
   D. 意外露髓
   E. 楔状缺损

【答案】A
【解析】深龋是引起牙髓暴露的主要原因，龋病、牙折、楔状缺损、磨损、牙隐裂以及治疗不当等均可引起牙髓直接暴露于口腔环境，使细菌直接侵入牙髓。

4. 可复性牙髓炎行盖髓术治疗后复诊的时间应为
   A. 3～4天
   B. 5～6天
   C. 7～8天
   D. 1～2周
   E. 2～3个月

【答案】D

5. 由牙周引起牙髓感染的最主要途径是通过
   A. 根尖孔
   B. 副根尖孔
   C. 侧支根管
   D. 牙本质小管
   E. 发育缺陷的结构

【答案】A
【解析】根尖孔及侧支根管是牙髓和牙周组织联系的通道。一方面，感染或坏死的牙髓组织、根管内的细菌及毒性产物，通过根尖孔或侧支根管波及根尖周组织导致根尖周或根侧方的病变；另一方面，在牙周病时，深牙周袋内的细菌可以通过根尖孔或侧支根管侵入牙髓，引起牙髓感染，称为"逆行性牙髓炎"。

6. 咬合创伤导致患牙牙髓坏死的因素是
   A. 物理因素
   B. 化学因素
   C. 局部感染
   D. 免疫作用
   E. 遗传因素

【答案】A
【解析】物理因素包括急性创伤、慢性创伤、温度、电流、激光灯。
咬合创伤属于慢性创伤，是物理因素。

7. 下列因素中哪项不是牙髓感染的途径
   A. 牙髓暴露
   B. 牙本质小管
   C. 牙周袋途径
   D. 血源感染
   E. 化学刺激

【答案】E
【解析】引起牙髓感染的途径主要包括暴露的牙本质小管、牙髓暴露、牙周袋途径和血源感染。

8. 若牙体缺损累及牙本质或牙髓，可能出现下述临床问题，除了
   A. 牙髓刺激症状
   B. 牙髓变性或坏死
   C. 根尖病变
   D. 牙髓炎
   E. 牙龈炎

【答案】E

【解析】牙龈炎主要由菌斑引起，或者是其他疾病表现在牙龈上的症状，与牙体缺损无关，故选 E；牙体缺损累及牙本质层或牙髓属于急性创伤，可造成根尖部的血管的挫伤或断裂，使牙髓血供受阻，引起牙髓退变、炎症或坏死，故排除其余选项。

9. 下列因素可以造成牙髓或根尖周的慢性损伤，除了
   A. 创伤性咬合　　　　　　B. 磨牙症　　　　　　C. 窝洞充填物
   D. 修复体过高　　　　　　E. 备洞

【答案】E

【解析】创伤性咬合、磨牙症、窝洞充填物或冠修复体过高都可以引起慢性的咬合创伤，从而影响牙髓的血供，导致牙髓变性或坏死。故正确选项为 E。备洞是去除龋坏组织，制备良好的固位形和抗力形。

10. 牙髓失活剂使用不当，可引起
    A. 弥散性硬化性骨髓炎　　B. 颌骨化学性坏死　　C. 牙骨质增生
    D. 牙髓钙化　　　　　　　E. 牙内吸收

【答案】B

【解析】牙髓失活剂封药时间过长导致砷制剂烧穿髓腔底部，导致药物性或化学性根尖周炎，甚至颌骨化学性骨髓炎直至颌骨化学性坏死。

11. 牙髓失活法最严重的并发症是
    A. 封药后疼痛　　　　　　B. 亚砷酸烧伤牙周组织　　C. 急性牙髓炎
    D. 急性根尖周炎　　　　　E. 牙龈乳头炎

【答案】B

【解析】牙髓失活最严重的并发症是烧伤牙周组织导致牙周组织的坏死。

12. 牙髓温度测验最常用的温度范围是
    A. <10℃　　　　　　　　B. 15～20℃　　　　　　C. 25～30℃
    D. 35～40℃　　　　　　　E. 45～50℃

【答案】A

【解析】正常牙髓对冷热刺激有一定的耐受阈，对 20～50℃的水一般无明显反应，10～20℃的冷水和 50～60℃的热水很少引起疼痛，故以低于 10℃为冷刺激，高于 60℃为热刺激，因此常用温度范围为 <10℃。

13. 做牙髓活力温度测验时，应将冷热刺激源置于
    A. 待测牙唇（颊）面颈 1/3 或中 1/3 处　　B. 待测牙殆面中央
    C. 待测牙腭舌侧中 1/3　　　　　　　　　　D. 待测牙唇颊面切殆 1/3
    E. 待测牙舌腭侧切殆 1/3

【答案】A

14. 以下是可作为牙髓活力温度测验的热刺激源，除了
    A. 热水　　　　　　　　　B. 热牙胶　　　　　　　C. 加热的金属器械
    D. 橡皮轮打磨生热　　　　E. 四氯乙烷

【答案】E

【解析】牙髓活力温度测验冷测法可选用的刺激物：冰棒、冷水、干冰、四氟乙烷等。热测法可选用的刺激物有加热的牙胶棒、热水、电子加热器或者已做金属冠者可采用橡皮轮打磨生热。

15. 怀疑左下第一磨牙有可复性牙髓炎进行牙髓活力测验时，同颌对侧同名牙丧失，应先检查的牙是
    A. 左下第一磨牙　　　　　B. 左下第二磨牙　　　　C. 右上第一磨牙
    D. 右下第二磨牙　　　　　E. 左下第一前磨牙

【答案】C

【解析】牙髓活力测验时先测对照牙，再测可疑患牙。对照牙应首先选择同颌对侧同名牙，如果该牙丧失、有病变或有修复体，可选择对颌对侧同名牙。

16. 牙髓电活力测验用于通过检查
    A. 牙髓血流来反映牙髓的病理状态　　　　B. 牙髓血流来反映牙髓的病变过程
    C. 牙髓血流来反映牙髓的生活状态　　　　D. 牙髓神经的兴奋性来反映牙髓的病理状态
    E. 牙髓神经的兴奋性来反映牙髓的生活状态

【答案】E

【解析】牙髓电活力测验是通过牙髓电活力测验仪来检测牙髓神经成分对电刺激的反应，主要用于判断牙髓"生"或"死"的状态。牙髓温度测验是根据患牙对冷、热刺激的反应来判断牙髓状态的一种诊断方法。

17. 牙髓电活力测验时注意
 A. 用单电极测验　　　　　B. 不要隔离唾液　　　　　C. 先测对照牙，后测患牙
 D. 在牙面的颈 1/3 部位测验　　E. 结果用（+）、（-）表示

【答案】C

【解析】牙髓电活力测验时注意事项：先测正常对照牙，后测患牙；不用单电极测验；测量前要吹干被测牙并隔离唾液；在牙唇（颊）面的中 1/3 部位测验；临床上对牙髓活力测验反应的描述仅为"正常和无反应"。

18. 牙髓活力电测验探头应放置于
 A. 釉牙骨质界　　　　　B. 牙骨质　　　　　　　C. 唇面中 1/3 釉质处
 D. 舌面颈 1/3 釉质处　　E. 唇面切 1/3 釉质处　　F. 防止牙体折裂

【答案】C

【解析】牙髓电活力测验时探头一般放在牙唇（颊）面中 1/3 釉质处。也有学者主张将探头放在颈 1/3 处，该处釉质更薄，更接近牙本质，但探头不能接触牙龈，以免出现假阳性结果。

19. 用电测验器来检测牙髓状况，有时会出现假象，发生假阴性反应的主要原因如下，除了
 A. 探头或电极接触了牙龈，使电流流向牙周组织
 B. 患者事先用过镇静剂
 C. 患牙根尖未发育完全
 D. 根管过度钙化的老年患牙
 E. 外伤的患牙

【答案】A

【解析】

假阳性反应	假阴性反应
探头或电极接触大面积的金属修复体或牙龈	患者事先用过镇痛剂、麻醉剂、酒精饮料
未充分隔湿或干燥受试牙	探头或电极未能有效地接触牙面
液化坏死的牙髓	根尖尚未发育完全的新萌出牙
患者过度紧张和焦虑	根管内过度钙化的牙
	才受过外伤的患牙可对电刺激无反应

20. 临床确诊牙髓坏死的最有效检查是
 A. 视诊　　　　　B. 温度测验　　　　　C. 电活力测验
 D. 穿髓孔探诊　　E. 光纤透照

【答案】D

【解析】判断牙髓处于何种状态，可复性、急性或者慢性牙髓炎宜选择温度测验；电活力测验用于判断牙髓是"生"或"死"的状态，但是由于操作的关系可能出现假性反应，故确诊牙髓坏死的最有效检查方法是穿髓孔探诊，探诊疼痛代表牙髓有活力，探诊无反应代表牙髓坏死。

【破题思路】判断牙髓活力最可靠的检测方法是试验性备洞，对两颗位于上下颌或者均在上颌但不相邻的患牙无法做出最后诊断时，可用选择性麻醉。

21. 不能判断患牙是位于上颌还是下颌时，采用哪种辅助诊断手段
 A. 染色法　　　　　B. 咬诊　　　　　C. 透照法
 D. 选择性麻醉　　　E. 视诊

【答案】D

【解析】当其他诊断方法对两颗可疑患牙不能做出最后鉴别，且两颗牙分别位于上、下颌或该两颗牙均在上颌但不相邻时，采取选择性麻醉可确诊患牙。上、下颌牙齿无法鉴别时宜选择麻醉上颌牙齿。可疑牙均在上颌，宜局部麻醉位置相对靠前的牙齿。

22. 在病理学上，慢性牙髓炎包括
   A. 牙髓充血　　　　　　　　B. 逆行性牙髓炎　　　　　　C. 慢性溃疡性牙髓炎
   D. 牙髓退变　　　　　　　　E. 牙内吸收
   【答案】C
   【解析】慢性牙髓炎在组织病理学上分为慢性闭锁性牙髓炎、慢性溃疡性牙髓炎、慢性增生性牙髓炎。

牙髓充血	①生理性牙髓充血；②病理性牙髓充血
急性牙髓炎	①急性浆液性牙髓炎；②急性化脓性牙髓炎
慢性牙髓炎	①慢性闭锁性牙髓炎；②慢性增生性牙髓炎；③慢性溃疡性牙髓炎
牙髓坏死	坏死、坏疽
牙髓退变	空泡性变、纤维性变、网状萎缩、钙化
牙内吸收	—

23. 可复性牙髓炎临床表现的特点是
   A. 患牙有深龋洞　　　　　　B. 冷水入洞后痛
   C. 有阵发性自发痛　　　　　D. 热测引起迟缓痛
   E. 冷测一过性敏感
   【答案】E
   【解析】可复性牙髓炎相当于牙髓病的组织病理学分类中的"牙髓充血"，表现为冷热酸甜刺激痛，温度测验尤其是冷测验表现为一过性敏感，刺激去除后，仅持续数秒即缓解。

   【破题思路】冷水入洞后痛——龋病。
   有阵发性自发痛——不可复性牙髓炎。
   热测引起迟缓痛——慢性牙髓炎。

24. 可复性牙髓炎与不可复性牙髓炎的鉴别要点为
   A. 是否有自发痛　　　　　　B. 是否有叩痛
   C. X线片上根尖区是否有暗影　D. 牙体是否有缺损
   E. 患牙是否松动
   【答案】A
   【解析】可复性牙髓炎与不可复性牙髓炎的区别关键在于：

	自发痛	温度测验	叩痛
可复性牙髓炎	无	一过性敏感	无
不可复性牙髓炎	有	反应程度重，持续时间长	可有

25. 急性化脓性牙髓炎有特点的症状是
   A. 自发痛阵发性加重　　　　B. 冷刺激可缓解疼痛
   C. 热刺激可缓解疼痛　　　　D. 痛向对侧面部放散
   E. 刺激除去痛立即消失
   【答案】B
   【解析】急性化脓性牙髓炎可表现为"热痛冷缓解"、放散性痛，疼痛不能定位。

   【破题思路】急性化脓性牙髓炎——"热痛冷缓解"。
   急性浆液性根尖周炎——紧咬牙疼痛缓解。

26. 牙髓充血区别于浆液性牙髓炎的特点是
   A. 无探痛　　　　　　　　　B. 无叩痛　　　　　　　　　C. 无自发性痛
   D. 无温度刺激痛　　　　　　E. 无化学刺激痛
   【答案】C

27. 可复性牙髓炎选用的盖髓剂为
A. 抗生素+激素
B. 聚羧酸锌水门汀
C. 氧化锌丁香油糊剂
D. 碘仿糊剂
E. 磷酸锌水门汀
【答案】C

28. 急性牙髓炎需要与下列哪种疾病进行鉴别
A. 急性牙周脓肿
B. 急性浆液性根尖周炎
C. 龈乳头炎
D. 慢性闭锁性牙髓炎
E. 急性化脓性根尖周炎
【答案】C
【解析】急性牙髓炎需要与三叉神经痛、龈乳头炎和上颌窦炎相鉴别，故正确选项为C。

【破题思路】

鉴别诊断	三叉神经痛	龈乳头炎	上颌窦炎
疼痛性质	电击、针扎、撕裂痛，程度剧烈	持续的胀痛	持续的胀痛
疼痛部位	定位并沿三叉神经放散痛 突然发作，时间短暂	能定位	上颌4、5、6区胀痛 上颌窦前壁压痛
疼痛特点	有"扳机点"，突然发作 神经止痛药（卡马西平）有效	食物嵌塞 牙间乳头探痛，出血	头痛、鼻塞及流脓鼻涕

29. 口腔内叩诊可以检查以下症状，除了
A. 牙髓炎症程度
B. 根尖周病范围
C. 牙齿的松动度
D. 黏膜肿胀范围
E. 溃疡基底情况
【答案】A

30. 鉴别急性牙髓炎和三叉神经痛的要点是
A. 阵发性痛
B. 放散性痛
C. 扳机点的有无
D. 做过牙髓治疗
E. 服止痛片无效
【答案】C
【解析】鉴别急性牙髓炎和三叉神经痛的要点是扳机点的有无。扳机点的存在是三叉神经痛的特征性表现之一。

31. 急性牙髓炎的自然结局是
A. 牙髓变性
B. 牙髓萎缩
C. 牙髓钙化
D. 牙髓坏死
E. 牙髓充血
【答案】D
【解析】各型牙髓炎未经治疗最终发展为牙髓坏死。

32. 临床最多见的牙髓疾病是
A. 急性牙髓炎
B. 慢性牙髓炎
C. 牙髓充血
D. 牙髓钙变
E. 牙内吸收
【答案】B
【解析】慢性牙髓炎是临床最多见的一型牙髓炎，而在深龋的进展过程中，牙髓早已经有了慢性炎症，所以选项B正确。

33. 慢性闭锁性牙髓炎的临床表现如下，除了
A. 不定时的自发痛
B. 热测引起迟缓痛
C. 洞内探及穿髓孔
D. 叩诊多有不适感
E. 有过自发痛病史
【答案】C
【解析】可探及穿髓孔是慢性溃疡性牙髓炎的表现，故选C。
慢性闭锁性牙髓炎表现为：无明显的自发痛，有时可出现阵发性隐痛或钝痛，有长期的冷、热刺激痛史；查及深龋洞、冠部充填体或其他近髓的牙体硬组织疾患；探诊洞内患牙感觉较为迟钝，去净腐质后无肉眼可见的露髓孔；患牙对温度测验和电测验的反应可为敏感，也可为迟缓性痛；多有轻度叩痛（+）或叩诊不适（±）。

【破题思路】

	慢性闭锁性牙髓炎	慢性溃疡性牙髓炎	慢性增生性牙髓炎
特点	长期的冷热刺激痛，阵发性隐痛、定时钝痛。可定位患牙		
穿髓孔	去净腐质不可见	去除腐质可见	红色的肉芽组织增生探之无痛但极易出血
温度测验	迟缓痛或迟钝	敏感	迟钝
叩诊	（+）或（±）	（-）	
X线		可有根尖周牙周膜影像模糊、增宽	

34. 年轻恒牙容易形成的牙髓炎是
A. 牙髓坏死　　　　　　　B. 慢性增生性牙髓炎　　　　　C. 慢性闭锁性牙髓炎
D. 牙髓钙化　　　　　　　E. 化脓性牙髓炎
【答案】B
【解析】慢性增生性牙髓炎发生条件有2个，即患牙根尖孔粗大，血运丰富以及穿髓孔较大，足以允许炎症牙髓增生成息肉状并自髓腔突出。因此，慢性增生性牙髓炎多见于青少年患者。慢性增生性牙髓炎一般无自发痛，有时进食时患牙疼痛或有出血现象。检查患牙大而深的龋洞中有红色、"蘑菇"形状的肉芽组织，又称作"牙髓息肉"，探之无痛但极易出血。

【破题思路】

牙髓息肉	肉芽组织充满大而深的龋洞，探之无痛但极易出血
牙龈息肉	龈乳头邻拾面龋洞增生形成肉芽组织
牙周膜息肉	肉芽组织由髓室底穿孔处长入连通髓腔的龋损内

35. 慢性牙髓炎就诊时的临床表现如下，除了
A. 冷热刺激痛　　　　　　B. 食物入洞痛　　　　　　　C. 自发痛剧烈
D. 咬痛轻叩痛　　　　　　E. 洞内穿髓孔
【答案】C

36. 残髓炎最有价值的诊断指征为
A. X线检查　　　　　　　B. 电测验　　　　　　　　　C. 温度测验
D. 病史　　　　　　　　　E. 去除原充填物检查患牙根管深处有无疼痛
【答案】E
【解析】残髓炎也属于慢性牙髓炎。发生在经牙髓治疗后的患牙，由于残留少量炎症根髓或多根牙遗漏未做处理的根管，进而在治疗后又出现慢性牙髓炎的症状，因而命名为残髓炎。其诊断要点为：①有慢性牙髓炎的症状，常有咬合不适或轻咬合痛；②有牙髓治疗史，患牙冠见有做过牙髓治疗的充填体或暂封材料；③强温度刺激患牙有迟缓性痛以及叩诊疼痛；④探查根管内有疼痛感觉。

37. 残髓炎的临床表现如下，除了
A. 无牙病治疗史　　　　　B. 自发性钝痛　　　　　　　C. 热水引起钝痛
D. 叩诊引起轻痛　　　　　E. 根管深部探痛
【答案】A
【解析】残髓炎是经过牙髓治疗的患牙出现了牙髓炎症状表现，强温度刺激患牙有迟缓性痛以及叩痛；且根管深部有探痛，完善治疗后症状消失。

38. 在X线片上，髓室及根管影像完全消失，不能分辨出髓腔界线表示有
A. 牙髓充血　　　　　　　B. 牙髓炎　　　　　　　　　C. 弥漫性牙髓钙化
D. 牙髓坏死　　　　　　　E. 牙内吸收
【答案】C

【解析】牙髓钙化有2种形式：一种是结节性钙化称髓石；一种是弥漫性钙化，X线片表现为髓室及根管影像完全消失，不能分辨出髓腔界线。牙髓充血、牙髓炎和牙髓坏死在X线上没有异常表现。牙内吸收表现为髓腔有局部扩大呈圆形、卵圆形密度减低影像，因此E错误。弥漫性牙髓钙化在X线片上表现为髓腔内散在的粟粒状密度增高影，有时整个髓腔影像消失，代之以均匀致密影像。

39. 诊断牙髓钙化的主要手段是
A. 视诊　　　　　　　　B. 光纤透照　　　　　　　C. 温度测验
D. 电活力测验　　　　　E. X线片检查
【答案】E
【解析】牙髓钙化临床无明显自觉症状，部分患者疼痛发生与体位变化有关，一般与温度刺激无关。主要诊断借助于X线片检查。

【破题思路】

牙髓病	X线表现
牙髓坏死	根尖周影像无明显异常
牙髓钙化	髓腔内阻塞的钙化物——髓石 髓腔的透射影像消失——弥漫性钙化
牙内吸收	髓腔内局限性不规则的膨大透射区

40. 急性牙髓炎自发痛时间的特点为
A. 吃饭痛　　　　　　　B. 饭后痛　　　　　　　　C. 遇冷痛
D. 遇热痛　　　　　　　E. 夜间痛
【答案】E

41. 对急性牙痛患者在未明确患牙前，切忌
A. 先问全身情况　　　　B. 先做局麻止痛　　　　　C. 先行温度测验
D. 先做患牙探诊　　　　E. 先拍X线片
【答案】B
【解析】急性牙痛且患牙未明确多数系牙髓炎症，止痛操作固然重要，但在未明确患牙时局麻止痛会导致牙髓活力测验等检查失去效果，更加无法确定患牙，所以禁忌局麻止痛。

42. 成人患牙三氧化二砷封药时间为
A. 30~40min　　　　　　B. 24~48h　　　　　　　　C. 3天
D. 半个月　　　　　　　E. 1个月
【答案】B
【解析】三氧化二砷作为失活剂一般封药24~48h，所以B正确。多聚甲醛有凝固蛋白的作用，能使坏死组织无菌性干化，封药时间为2周左右。金属砷作用缓慢，较三氧化二砷（亚砷酸）安全，封药时间为10~12天。

43. 下列哪项不是直接盖髓术的适应证
A. 根尖孔未发育完全，外伤露髓　　　　　　B. 因龋露髓的乳牙
C. 意外穿髓孔直径不超过0.5mm的恒牙　　　D. 穿髓孔为1mm，根尖尚未发育完全的恒牙
E. 外伤露髓，穿髓孔直径不超过0.5mm
【答案】B
【解析】直接盖髓术的适应证为：根尖孔尚未发育完全，因机械性或外伤性露髓的年轻恒牙；根尖孔已完全发育，机械性或外伤性露髓，穿髓孔直径不超过0.5mm的恒牙。
直接盖髓术的禁忌证为：龋源性露髓的乳牙；临床检查有不可复性牙髓炎或根尖周炎表现的患牙。
因龋露髓的乳牙为直接盖髓的禁忌证，故答案为B选项。

44. 直接盖髓术最重要的注意事项是
A. 无痛　　　　　　　　B. 动作轻巧　　　　　　　C. 去净腐质
D. 无菌操作　　　　　　E. 充分止血
【答案】D
【解析】无菌操作防止牙髓感染，才能保证直接盖髓术的成功，术中的无菌操作是直接盖髓术成功的保证。

无痛、动作轻巧、去净腐质和充分止血也是直接盖髓术的要求,但不是最重要最根本的。

45. 盖髓术中氢氧化钙制剂的主要作用是
A. 强缓冲作用　　　　　　　B. 屏障作用　　　　　　　C. 促进硬组织形成
D. 抑制细菌产酸　　　　　　E. 激活酸性磷酸酶
【答案】C
【解析】氢氧化钙盖髓剂的作用：强碱性作用、诱导修复性牙本质形成、激活碱性磷酸酶的活性以及具有一定的抗菌作用。

46. 用于盖髓剂的氢氧化钙制剂的pH为
A. 9～12　　　　　　　　　B. 7～8　　　　　　　　　C. 12.3～14
D. 14.1～15　　　　　　　　E. 6.5～6.9
【答案】A
【解析】临床使用最广的盖髓剂包括氢氧化钙和MTA。

氢氧化钙	强碱性，pH为9～12，可中和酸性物质，有抗炎作用，促进牙本质桥形成
MTA	有与氢氧化钙类似的强碱性及一定的抑菌作用，具有良好的密闭性、生物相容性、诱导成骨性和X线阻射性

47. 下列关于MTA的说法错误的是
A. 可用于直接盖髓术　　　　B. 与蒸馏水以一定比例混合后呈酸性　　C. 有抑菌作用
D. 生物相容性好　　　　　　E. 广泛用于修补髓室穿孔和根管侧穿
【答案】B
【解析】无机三氧化物聚合物（MTA）临床上作为盖髓剂用于直接盖髓术和活髓切断术，还广泛用于髓室底穿孔修补、根管侧穿修补、根尖诱导成形和根尖倒充填等。MTA具有良好的密闭性、生物相容性、诱导成骨性和X线阻射性，具有与氢氧化钙类似的强碱性及抗菌功能。使用时将粉末状MTA和蒸馏水按比例混合，初期呈碱性凝胶，3h后pH值升至12.5有与氢氧化钙相似的强碱性。

48. 根管治疗的非适应证是
A. 牙髓坏死　　　　　　　　B. 急性根尖周炎　　　　　　C. 慢性根尖周炎
D. 牙髓-牙周联合病变　　　　E. 根管闭锁的根尖周炎
【答案】E
【解析】根管治疗的适应证和非适应证为：

适应证	非适应证
牙髓病根尖周病	在牙列中无功能无修复价值的患牙
牙周-牙髓联合病变	牙周情况差的患牙
外伤牙	可疑病灶感染的病原牙
某些非龋性牙体硬组织疾病	张口受限，无法治疗
意向性摘除牙髓的患牙	全身情况不佳
	患者不愿意接受根管治疗

根管闭锁的根尖周炎由于根管闭锁不通不能进行完善的根管治疗。

49. 下列关于活髓切断术的叙述不必要的一项是
A. 去净腐质，消毒窝洞　　　　B. 局部麻醉，橡皮障隔湿
C. 术前口服抗生素　　　　　　D. 去净髓室顶，切除冠髓
E. 止血、放盖髓剂、氧化锌丁香油暂封窝洞
【答案】C

50. 根管最狭窄处所处的位置应除了
A. 根尖狭窄　　　　　　　　B. 根尖牙本质牙骨质界　　　　C. 生理性根尖孔
D. 距解剖性根尖0.5～1mm　　E. X线片上根尖的位置
【答案】E
【解析】根管在接近根尖处有一个狭窄的部位，是牙本质牙骨质界，即生理性根尖孔，距离解剖性根尖孔约0.5～1mm。这个部位就是髓腔预备的终止点，也是根管充填的终止点，也称根尖止点。

51. 测量根管工作长度，测量方法错误的是
A. 患者感觉法　　　　　　　B. 根管器械探测法　　　　　　　C. X线片根管测量法
D. 根管长度电测量仪　　　　E. X线数字成像技术
【答案】A
【解析】确定根管工作长度（WL）的方法主要包括：
电测法：根尖定位仪是目前临床最常用的根管长度的测定设备。
X线片估测法：电测法与X线片法相比，具有简便、快捷、准确、减少X射线等优点，但患牙为年轻恒牙或者乳牙时测量不够准确，可与X线片法联合使用。依据患者的感觉或者医生的感觉都是不准确的，故选A。

52. 根管充填的终止点应位于
A. 解剖性根尖孔　　　　　　B. 生理性根尖孔　　　　　　　　C. 距根尖2mm
D. X线片上根尖的位置　　　E. 根尖分歧
【答案】B
【解析】根管充填的终止点位于生理性根尖孔，距离解剖性根尖孔约0.5～1mm。

53. 下列不适于根管冲洗的溶液是
A. 3%过氧化氢溶液　　　　　B. 17%EDTA　　　　　　　　　　C. 5.25%次氯酸钠溶液
D. 2%氯己定溶液　　　　　　E. 葡萄糖酸钙溶液
【答案】E
【解析】根管冲洗的目的：①消毒灭菌根管；②可溶解坏死牙髓组织；③去除牙本质碎屑、微生物及代谢产物；④去除玷污层；⑤润滑根管壁。目前最常用的根管冲洗药物是0.5%～5.25%次氯酸钠和17%乙二胺四乙酸（EDTA），也可以用过氧化氢、氯己定、氯亚明（氯胺-T）、抗生素等作为根管冲洗液。葡萄糖酸钙溶液不具备这些性质。

54. 根管预备时，前牙的工作长度具体指
A. 前牙的根管长度　　　　　B. X线片上牙齿长度　　　　　　C. 前牙髓腔实际长度
D. 根管口到根尖狭窄部长度　E. 切缘到根尖狭窄部长度
【答案】E
【解析】工作长度指从牙冠部的参考点到达根尖狭窄处牙本质牙骨质交界的距离，牙冠部的参考点在前牙常用切缘，后牙在牙尖或者洞缘，所以E正确，而A、D的参考点不对，所以都错误。X线片上牙齿长度只能用于估测，准确率不大，所以B错误。前牙髓腔实际长度不包括根管。

55. 关于用Ca(OH)₂进行根管封药的说法错误的是
A. 促进根尖孔封闭　　　　　B. 杀菌作用　　　　　　　　　　C. 刺激性小，安全无毒
D. 促进根尖周骨组织修复　　E. 封闭牙本质小管
【答案】E
【解析】氢氧化钙呈强碱性而具有很强的抗菌性，对牙本质渗透力强，能减轻疼痛，毒性低，对根尖周骨组织有修复作用，具用促进根尖孔的封闭等特性。但它不具有封闭牙本质小管的作用。

56. 下列关于根管充填的时机不正确的是
A. 无自觉症状　　　　　　　B. 无明显叩痛　　　　　　　　　C. 根管内无渗出
D. 根尖区暗影消失　　　　　E. 髓腔无异味
【答案】D
【解析】根管治疗达到以下条件时可以进行根管充填：①已经过严格的根管预备和消毒；②患牙无疼痛或其他不适；③暂封材料完整；④根管无异味，无明显渗出；⑤必须在严格隔湿条件下进行。窦道的存在、根尖区暗影并不是根管充填的绝对禁忌证。

57. 关于根管充填的目的和作用不正确的是
A. 消除根管内残余感染　　　B. 阻断根管与根尖组织的交通　　C. 封闭根管系统，阻止再感染
D. 促进根尖周病变愈合　　　E. 去除牙髓组织
【答案】E
【解析】根管充填的目的在于通过严密的填塞来封闭根管系统，消除病原体从口腔和根尖周组织进入根管系统的途径，杜绝根管系统的再感染。充填根管不仅有堵塞作用，还可将残留的病原体包绕和封闭，使其无害化。去除牙髓组织是根管预备阶段。

58. 根管治疗中可能引起最严重后果的意外是
A. 器械折断　　　　　　　　B. 根管壁侧穿　　　　　　　　　C. 急性根尖周炎

D. 器械误吞、误吸　　　　　　　E. 皮下气肿

【答案】D

【解析】根管治疗的并发症有急性炎症反应、器械分离于根管内、髓腔穿孔、器械落入消化道及呼吸道、皮下气肿、牙折等。器械落入消化道及呼吸道的情况是极少见的，但也是极严重的。误吞、误吸最好的预防方法是安装橡皮障。

59. 牙髓炎开髓引流的注意事项如下，除了
   A. 局麻下进行　　　　　　　B. 锐利的钻针　　　　　　　C. 近髓处穿通
   D. 不穿通髓腔　　　　　　　E. 穿髓孔出血

【答案】D

60. 关于逆行性牙髓炎，下列说法错误的是
   A. 其感染源于深牙周袋　　　　　　　B. 细菌可通过根尖孔或侧副根管进入牙髓
   C. 牙髓感染的走向为从根部牙髓向冠部牙髓　　　D. 由根分叉部感染引起的牙髓炎多为局限性牙髓炎
   E. 由根尖方向逆行感染引起的牙髓炎，疼痛并不剧烈

【答案】E

【解析】逆行性牙髓炎患者有长期牙周炎病史。近期出现急性牙髓炎或慢性牙髓炎的症状，如表现为急性牙髓炎症状，疼痛加剧。

61. 根管预备的注意事项之一是
   A. 首先确定工作长度　　　　B. 冲洗只在机械预备后进行　　　　C. 根管应尽量扩大
   D. 器械须超出根尖狭窄部　　E. 可用镍钛锉钻通阻塞根管

【答案】A

【解析】做根管预备前必须测定工作长度，以避免根管预备不足或超出根尖狭窄部。工作长度指从冠部参照点到根尖牙本质牙骨质界的距离。根管预备时须保持根尖狭窄部的原始位置，不能超出。根管预备时扩大根管，形成由根管口至根尖的连续锥形状态。探查通畅根管用预弯的小号K锉。冲洗应伴随在根管预备的每一步操作中。

62. 临床上对感染根管的消毒首选
   A. 樟脑酚棉球髓腔封药　　　　B. 甲醛甲酚棉球髓腔封药　　　　C. 甲醛甲酚棉捻根管封药
   D. 氢氧化钙棉球髓腔封药　　　E. 氢氧化钙糊剂根管封药

【答案】E

【解析】本题考核的知识点是感染根管治疗中的诊间封药。氢氧化钙以其强碱性起到抑菌、中和炎症产物和促进组织修复的作用，被推荐为目前临床首选的根管内消毒药物。其作用方式需直接接触根管壁和根尖周组织，所以临床应用时须将氢氧化钙糊剂充填入完成清理和成形的根管中，同时又起到机械屏障作用。用棉球蘸上药物放入髓腔不能起到上述作用，加之酚类和醛类药物毒副作用较大，现已不推荐使用。

63. 根尖狭窄部一般距牙齿根尖的距离为
   A. 0mm　　　　　　　　　B. 0.1～0.2mm　　　　　　　　C. 0.3～0.4mm
   D. 0.5～1.0mm　　　　　　E. 2.1～3.0mm

【答案】D

【解析】本题考核的知识点是根管治疗。根据离体牙测量资料，根尖狭窄部距牙齿根尖距离为0.5～1.0mm。这个距离是口腔医生测量工作长度时的参考数据。其他选项均是干扰选项。

64. 根管充填时主牙胶尖的长度应该是
   A. 工作长度　　　　　　　　B. 牙齿长度　　　　　　　　C. 根管长度
   D. 髓腔长度　　　　　　　　E. X线片牙长度

【答案】A

【解析】本题考核的知识点是根管治疗。根管充填时主牙胶尖的长度应该是工作长度。工作长度指示的根管是根管充填材料必须填满和严密封闭的空间，不等于牙齿长度、根管长度、髓腔长度和X线片上的牙长度。

65. 无痛技术的局部麻醉方法主要包括
   A. 局部浸润麻醉和阻滞麻醉　　　B. 局部浸润麻醉和牙周膜内注射　　　C. 牙周膜内注射和牙髓内注射
   D. 阻滞麻醉和牙髓内注射　　　　E. 牙周膜内注射和骨内注射

【答案】A

【解析】无痛技术包括麻醉法和失活法。常用的麻醉法包括局部浸润麻醉和阻滞麻醉。

【破题思路】

麻醉法	
局部浸润麻醉	适用于上颌牙、下颌前牙和乳牙
阻滞麻醉	上牙槽后神经阻滞麻醉适用于上颌磨牙 下牙槽神经阻滞麻醉适用于下颌磨牙
牙周膜内麻醉	牙髓麻醉不全的补充麻醉，适用于血友病患者
牙髓内麻醉	浸润和阻滞麻醉不全时的补充麻醉
失活法	
多聚甲醛	凝固蛋白、坏死牙髓组织无菌性干化 封药时间：2周
金属砷	作用较慢。封药时间：10~12天
亚砷酸	禁用于乳牙。封药时间：24~48h

66. 具有牙髓失活功能的药物是
A. 樟脑酚　　　　　　B. 甲醛甲酚　　　　　　C. 多聚甲醛
D. 对苯二酚　　　　　E. 丁卡因

【答案】C

【解析】具有牙髓失活功能的药物包括多聚甲醛、金属砷和三氧化二砷（亚砷酸）。由于三氧化二砷（亚砷酸）无自限性，常对根尖周造成破坏，故临床已不推荐使用。

67. 可造成牙髓坏死的原因如下，除了
A. 牙外伤　　　　　　B. 探龋感染　　　　　　C. 重度氟牙症
D. 畸形中央尖折断　　E. 复合树脂充填后

【答案】B

68. 影响间接盖髓术预后的因素如下，除了
A. 适应证的选择　　　B. 盖髓剂的用量　　　　C. 牙髓的修复能力
D. 术中的牙髓损伤　　E. 全身的健康状况

【答案】B

【解析】间接盖髓术预后与以下因素有关：适应证的选择，操作时牙髓损伤的程度，患牙牙髓、牙本质修复的能力，盖髓剂的选择和患者的全身健康状况。间接盖髓术预后与盖髓剂的用量无关。

【破题思路】

分类	适应证
间接盖髓术	深龋引起的可复性牙髓炎 外伤冠折或牙体预备后的大面积牙本质暴露
直接盖髓术	机械性或外伤性露髓的年轻恒牙 意外穿髓，穿髓孔直径不超过0.5mm

直接盖髓术预后与以下因素有关：
①牙髓暴露的类型、范围、位置和时间；②操作时牙髓损伤的程度；③盖髓剂的选择；④边缘渗漏的存在；⑤患牙牙髓、牙本质器官修复的能力；⑥患者的全身健康状况。

69. 确诊残髓炎的可靠方法是
A. 电活力测验　　　　B. 化学测验　　　　　　C. 温度测验
D. 探查根管深部　　　E. 探查牙周袋

【答案】D

【解析】残髓炎的诊断要点：①有牙髓治疗史；②具有牙髓炎疼痛的特点；③探查根管深部有探痛。只有

第三个诊断要点列在选项内。

70. 属于开髓器械的有
A. G 钻　　　　　　　　　B. 长柄球钻　　　　　　　C. P 钻
D. Endo-Z 钻　　　　　　 E. K 型扩孔钻
【答案】D
【解析】髓腔预备器械包括开髓器械和根管探查器械。

开髓器械	高速和低速手机、各种裂钻和球钻 开髓钻（全瓷或烤瓷冠修复的患牙髓腔开通） Endo-Z 钻或 Diamendo 钻（后牙穿髓后揭去髓顶和成形开髓孔）
根管探查器械	根管探针 光滑髓针

71. 若条件允许，下列情况可用一次法完成根管治疗的是
A. 急性根尖周炎患牙　　　　　　　B. 再治疗患牙
C. 局部肿胀患牙　　　　　　　　　D. X 线片表现为根尖阴影大的患牙
E. 根管无感染的牙齿
【答案】E
【解析】对于确诊牙髓炎而无根尖周炎迹象的患牙，可直接完成根管治疗，即一次性根管治疗。

72. 根尖诱导成形术进行永久充填的指征不包括
A. 瘘管闭合　　　　　　　　　　　B. 患牙无明显松动和疼痛
C. 牙根继续发育　　　　　　　　　D. 根尖有明显硬组织形成
E. 根尖透射区缩小
【答案】E
【解析】根尖诱导成形术进行永久充填的指征包括：无临床症状，包括患牙无明显松动、牙龈瘘管闭合、根管内药物干燥、根管内根尖端有钙化物沉积、X 线片显示根尖周病变愈合、牙根继续发育。

73. 当细菌侵入牙本质，牙本质的厚度为多少时，牙髓内可找到细菌
A. 2mm　　　　　　　　　　B. 1mm　　　　　　　　　　C. 0.3mm
D. 0.2mm　　　　　　　　　E. 0.1mm
【答案】D
【解析】当龋损累及牙本质深层，细菌在未进入牙髓腔之前，其毒性产物就可以通过牙本质小管引起牙髓的炎症反应。

牙本质内细菌距牙髓 < 1.1mm 时	牙髓出现轻度炎症
＜ 0.5mm 时	牙髓发生明显的炎症
≤ 0.2mm 时	牙髓内可以找到细菌

74. 根管消毒药的性能要求是
A. 渗透性能弱　　　　　　　　　　B. 消毒作用短暂　　　　　　　C. 不使管壁染色
D. 弱的杀菌作用　　　　　　　　　E. 对根尖周组织无刺激
【答案】E
【解析】根管消毒药物性能要求有广谱杀菌、渗透力强、效果持续、对根尖周组织无明显的刺激和损害等特点。

75. 根管预备逐步后退法中将用于根尖部预备的最后一支锉称为
A. 初锉　　　　　　　　　　B. 末锉　　　　　　　　　　C. 主锉
D. 回锉　　　　　　　　　　E. 通畅锉
【答案】C
【解析】根管预备逐步后退法中将用于根尖部预备的最后一支锉称为主锉。主锉又称为主尖锉，代表根尖部预备的最大程度，亦代表终末工作宽度。

76. 下列有关直接盖髓术的叙述中，错误的是
A. 隔离口水，消毒牙面　　　　　　B. 冲洗窝洞用温生理盐水
C. 盖髓剂必须放在穿髓孔上方　　　D. 穿髓孔直径必须大于 0.5 mm

E. 盖髓后用氧化锌丁香油糊剂暂封

【答案】D

77. 标准化扩孔钻和锉的刃部长度为

A. 16mm　　　　　　　　B. 18mm　　　　　　　　C. 21mm
D. 25mm　　　　　　　　E. 28mm

【答案】A

【解析】根管切削器械ISO规格尺寸规定器械的工作端切割刃的长度为16mm。

【破题思路】

器械的长度	从尖端到柄的距离：21mm、25mm、28mm、31mm
器械的锥度	0.02mm（长度每增加1mm直径增加0.02mm） 刃部末端直径（D2）=D1+0.32
器械的编号	器械编号=尖端直径（D1）×100

78. 10号标准化扩孔钻和锉的尖端直径和刃部末端直径为

A. 0.01mm 和 0.40mm　　　B. 0.10mm 和 0.42mm　　　C. 0.15mm 和 0.47mm
D. 0.15mm 和 0.32mm　　　E. 0.10mm 和 0.32mm

【答案】B

【解析】器械编号=尖端直径（D1）×100，刃部末端直径（D2）=D1+0.32，故10号标准化扩孔钻和锉的尖端直径和刃部末端直径分别为0.10mm和0.42mm。

79. 对于感染根管的治疗更强调

A. 根管清创的质量　　　B. 根管成形的形态　　　C. 根管冲洗的频率
D. 根管封药的时间　　　E. 根管充填的方法

【答案】A

【解析】根管治疗时有效进行根管清理以去除细菌感染病因，是根管治疗成功的首要前提之一。根据根管感染的程度，临床可将患牙分为3类：

患牙分类	治疗原则
活髓患牙	感染控制的重点在于严格坚持无菌操作
死髓患牙（感染根管）	加强根管清创外，还要通过根管封药清除残余感染
再治疗患牙	细菌培养和药敏试验，应用敏感药物 效果不佳时考虑根管外科手术

80. 失活剂导致的牙周组织坏死的临床表现如下，除了

A. 封药后自觉胀痛不适　　　B. 龈组织呈暗灰色坏死　　　C. 牙龈组织的探痛明显
D. 牙轻度咬合痛和叩痛　　　E. 严重者牙槽骨可坏死

【答案】C

81. 临床上，感染经根尖孔引起牙髓的炎症称为

A. 慢性牙髓炎　　　　　　B. 急性牙髓炎　　　　　　C. 可复性牙髓炎
D. 逆行性牙髓炎　　　　　E. 不可复性牙髓炎

【答案】D

【解析】逆行性牙髓炎的感染来源于深的牙周袋，是感染通过近牙颈部和根分叉部侧支根管或者根尖方向引起的牙髓炎。

82. 叩诊的注意事项之一是

A. 先叩正常牙，后叩患病牙齿　　　　B. 用器械的尖头工作端做叩诊
C. 力量按从大到小的顺序进行　　　　D. 方向和牙长轴垂直查根尖部
E. 方向与牙长轴一致查根周部

【答案】A

【解析】正确的叩诊及注意事项如下：

检查内容	垂直叩——根尖部组织有无炎症 侧向叩——牙周膜有无炎症
器械	平头金属器械的末端
方法	先叩对照牙（对侧同名牙或邻牙），后叩患牙
力量	先轻后重，正常牙不疼为适宜力量
结果	叩痛（－）：适宜力量叩诊反应同正常牙 叩痛（±）：适宜力量叩诊引起不适或异样感 叩痛（＋）：重叩引起轻痛 叩痛（＋＋）：介于（＋）和（＋＋＋）之间 叩痛（＋＋＋）：轻叩引起剧烈疼痛

83. 牙髓坏死的临床表现如下，除了
　　A. 牙暗灰不透明　　　　　　B. 患牙叩诊正常　　　　　　C. 牙冠变黑褐色
　　D. 电活力测验无反应　　　　E. 温度测验正常
【答案】E
【解析】该题考查的知识点是牙髓坏死的临床表现。备选答案中，牙暗灰不透明、患牙叩诊正常、牙冠变黑褐色和电活力测验无反应均为牙髓坏死的临床表现。而温度测验正常则与牙髓坏死的临床表现相反。牙髓坏死后对温度无反应，偶尔在牙髓坏疽时，热测引起根管内气体膨胀而有感觉。注意该题提的是否定问题，因此标准答案为E，其他均为干扰答案。

84. 根管治疗术最重要的无菌操作是
　　A. 术者双手浸泡消毒　　　　B. 紫外线消毒所有器械　　　C. 治疗前氯己定含漱
　　D. 碘伏擦拭患牙　　　　　　E. 橡皮障隔离患牙
【答案】E
【解析】该题考查的知识点是根尖周炎的治疗。已感染的患牙，一端与口腔相通，另一端通过根尖孔与颌骨的骨髓腔相通，因此根尖周病治疗技术每步骤都严格要求无菌操作。虽然其他项都有利于无菌操作，但与橡皮障隔离相比作用要小。

85. 根管治疗术后疗效评估观察时间为
　　A. 1年　　　　　　　　　　B. 半年　　　　　　　　　　C. 2年
　　D. 3～5年　　　　　　　　E. 5年以上
【答案】C
【解析】我国中华口腔医学会牙体牙髓病学会和世界卫生组织（WHO）规定初步疗效判断在术后2年。

86. 疼痛的发作方式属于病史中的
　　A. 系统病史　　　　　　　　B. 主诉　　　　　　　　　　C. 个人史
　　D. 现病史　　　　　　　　　E. 患病史
【答案】D
【解析】问诊收集病史是疾病诊断的第一步。询问内容包括：
主诉：包括患病的部位、主要症状和持续的时间；
现病史：疾病开始的时间、临床表现、影响因素、疾病的发作方式、疾病的发展过程和治疗经过；
系统病史：患者的全身疾病史、用药史、出血史；
家族史：询问某些遗传性口腔疾病的家族史，利于诊断。

87. 根管治疗完成后，牙齿强度降低的主要原因是
　　A. 牙质缺少水分而脱水　　　B. 缺乏营养的供给而脆弱　　C. 牙冠结构的缺损
　　D. 咬合力量太大　　　　　　E. 充填物过高
【答案】C
【解析】牙髓失去活力后脆性会增加，但是根管治疗完成后，牙齿强度降低的主要原因是牙冠结构的缺损。

88. 根管扩大的标准是
　　A. 至少比原来根管直径扩大1个器械号　　B. 至少比原来根管直径扩大2个器械号
　　C. 至少比原来根管直径扩大3个器械号　　D. 按照医师个人习惯
　　E. 只要牙胶尖能进入根管即可
【答案】C

【解析】临床普遍采用的标准是主锉比初锉大 3 个 ISO 标准号，至少扩大到 25 号，便于彻底清除根管内的感染物质并利于根管充填。

【破题思路】

通畅锉	探查了解整个根管的走向并通畅根管 一般采用 08 号或 10 号预弯的 K 锉
初锉	能到达工作长度且抽出时有紧缩感的最大号锉
主锉	完成根尖预备的最大号锉，代表终末工作宽度

89. 使用次氯酸钠作为根管冲洗剂，下列错误的是
A. 有杀菌作用　　　　　　　B. 可润滑根管器械　　　　　　C. 可溶解坏死组织
D. 有止血作用　　　　　　　E. 浓度为 2%～5.25%

【答案】D

【解析】常用的根管冲洗剂主要有 0.5%～5.25% 次氯酸钠、17%EDTA、氯己定。

次氯酸钠	氧化作用、新生氧作用和氯化作用，刺激性强 溶解残余牙髓组织和有机碎屑
EDTA	去除根管壁的玷污层 在预备钙化和弯曲根管的初始阶段辅助效果较明显
氯己定	阳离子表面活性剂，具有广谱的抗菌特性，不会耐药
2% 氯胺-T	较强的杀菌力，刺激性较小，溶解坏死组织也小
过氧化氢	释放新生态氧，具有杀菌和除臭作用

90. 患者，男，18 岁，上前牙受伤，但未折断，半年后，该牙逐渐变色，变色的原因是
A. 患牙失去血液供应　　　B. 细菌分解产物进入牙本质小管　　　C. 脓性分泌物进入牙本质小管
D. 胆固醇结晶进入牙本质小管　　　E. 血红蛋白的分解产物进入牙本质小管

【答案】E

【解析】外伤牙变色是由牙髓出血导致的，牙齿外伤后牙髓血管破裂，血液渗入牙本质小管，血红蛋白分解为有色化合物使牙齿变色。因牙齿未折断，细菌没有进入牙髓。外伤牙的牙髓中不会产生胆固醇结晶。

91. 患者，男，52 岁，3 日来右下牙痛为阵发性。进冷热食均痛，夜间痛不能入睡，痛时引起耳后痛。2 年来牙痛反复发作，外院曾诊断为"三叉神经痛"服药治疗无效而来求治。该患者主诉疾病最可能是
A. 急性牙髓炎　　　　　　B. 慢性牙髓炎急性发作　　　　　　C. 急性根尖周炎
D. 急性中耳炎　　　　　　E. 三叉神经痛

【答案】B

【解析】由上可知患者有自发痛、冷热刺激痛、夜间痛、放射痛，提示有急性牙髓炎，但是有 2 年牙痛反复发作史，所以诊断为慢性牙髓炎急性发作，所以 B 正确，A 错误。急性根尖周炎无冷热刺激痛，所以 C 错误。急性中耳炎无牙痛表现，所以 D 错误。三叉神经痛的疼痛有扳机点，而且诊断为"三叉神经痛"，服药治疗无效。

92. 患者，女性，33 岁，因左侧上下后牙有自发性疼痛放散至头面部两天来诊。检查：左上第一磨牙牙体未见明显异常，疼痛与温度测试无关，牙髓活力测验表现为迟钝，X 线片示髓腔内有阻射的钙化物，对该牙进行局部麻醉可缓解疼痛，该牙最可能的诊断为
A. 三叉神经痛　　　　　　B. 牙髓钙化　　　　　　C. 牙髓坏死
D. 残髓炎　　　　　　　　E. 上颌窦炎

【答案】B

93. 患者夜间右侧牙痛不能眠来急诊。牙痛涉及右侧牙和面颞部，查见右上 6O 龋深。患者右侧面和颞部痛的性质属于
A. 钝痛　　　　　　　　　B. 激发痛　　　　　　　　C. 自发痛
D. 阵发性痛　　　　　　　E. 放散性痛

【答案】E

【解析】急性牙髓炎会出现同侧面和颞部的放散性疼痛。

94. 患者1日来左侧后牙持续跳痛来急诊。查见左下6O龋深，冷测时疼痛缓解。请问热测时患牙的反应是

    A. 同对照牙　　　　　　　　B. 引起剧痛　　　　　　　　C. 一过性敏感
    D. 引起迟缓痛　　　　　　　E. 无反应

【答案】B

【解析】急性化脓性牙髓炎的典型症状是温度测验冷测时疼痛缓解，热测验时出现剧烈疼痛。

95. 患者，男性，62岁，左下前牙充填后2天，出现自发痛，温度刺激加重。查：左下尖牙颊侧颈区树脂充填物，冷测（+++），叩痛（±）。该牙2天前处理中的问题最可能是

    A. 牙髓情况误判　　　　　　B. 材料选择不当　　　　　　C. 充填时未垫底
    D. 腐质未去净　　　　　　　E. 备洞时热刺激

【答案】A

【解析】患牙出现自发痛，温度刺激加重为急性牙髓炎的症状，而症状出现在充填后2天，说明在治疗时患牙牙髓的情况判断有误。

96. 患者，女性，46岁，因左侧后牙自发性阵发痛，夜间不能入睡2日来诊。检查发现左上第二磨牙和左下第二磨牙均有较深龋坏。用哪种方法可以定位疼痛患牙

    A. 探诊　　　　　　　　　　B. 叩诊　　　　　　　　　　C. 热测
    D. 冷测　　　　　　　　　　E. 麻醉法

【答案】E

【解析】上下牙同时怀疑为患牙不能明确诊断时，可通过麻醉法定位患牙。方法是麻醉上颌牙齿，如果疼痛症状缓解，说明患牙为上颌第二磨牙；如果麻醉后疼痛不能缓解，说明患牙为下颌第一磨牙。

97. 患者左下后牙进热饮时痛1周，平时无不适。查左下第一磨牙咬合面深龋，探洞底硬，稍敏感，叩痛（+）。热测刺激过去20s后患牙痛重。考虑可能的诊断是

    A. 深龋　　　　　　　　　　B. 慢性龋　　　　　　　　　C. 急性牙髓炎
    D. 可复性牙髓炎　　　　　　E. 慢性闭锁性牙髓炎

【答案】E

【解析】患者左下后牙进热饮时痛1周，热测刺激过去20s后患牙痛重，说明温度测验结果为迟缓痛，叩痛（+），为慢性闭锁性牙髓炎临床表现。

98. 患者2周前因右下6DO龋洞在外院做银汞合金充填。术后遇冷敏感症状加重。叩痛（+），近日有阵发性自发痛，昨晚因疼痛难以入眠。诊断最可能为

    A. 继发龋　　　　　　　　　B. 牙髓坏　　　　　　　　　C. 急性牙髓炎
    D. 慢性牙髓炎　　　　　　　E. 可复性牙髓炎

【答案】C

【解析】患牙充填术后出现自发性阵发性疼痛，且夜间加重难以入眠，是慢性牙髓炎急性发作的典型症状。题干中没有该选项，而慢性牙髓炎急性发作属于急性牙髓炎。

99. 患儿，7岁，右下后牙自发痛伴夜间痛1日，冷热刺激加重疼痛，查右下6殆面深龋，探洞底感疼痛。未穿髓，叩痛（−），冷测敏感。临床诊断为

    A. 急性牙髓炎　　　　　　　B. 慢性牙髓炎　　　　　　　C. 急性根尖周炎
    D. 慢性根尖周炎　　　　　　E. 牙髓坏死

【答案】A

【解析】急性牙髓炎的典型症状为：自发痛、阵发痛，疼痛不能定位，夜间痛，温度刺激加剧疼痛。题干中描述为"自发痛伴夜间痛1日，冷热刺激加重疼痛"，与急性牙髓炎症状相符。

100. 女，33岁，右下后牙进食痛已3个月，平时热饮痛。查右下7O洞深，探硬，不敏感，叩痛（+），冷测迟钝。该患牙诊断最可能是

    A. 深龋　　　　　　　　　　B. 牙髓坏死　　　　　　　　C. 急性牙髓炎
    D. 慢性牙髓炎　　　　　　　E. 可复性牙髓炎

【答案】D

【解析】右下后牙进食痛已3个月，平时热饮痛。查7O洞深，探硬，不敏感，叩痛（+），冷测迟钝。符合慢性牙髓炎的症状。

101. 男，40岁，右上后牙咬物痛已半年，1天前夜间牙痛急诊。查见右上6银汞充填体边缘有龋，叩痛

（+），热测引起剧痛，放散至右颞部。该患牙最可能的诊断是

A. 继发深龋　　　　　　　　B. 牙本质过敏　　　　　　　　C. 可复性牙髓炎
D. 慢性闭锁性牙髓炎　　　　E. 慢性牙髓炎急性发作

【答案】E

【解析】患牙咬物痛已半年，1天前夜间牙痛急诊。查见银汞充填体边缘有龋，叩痛（+），热测引起剧痛，放散至右颞部，符合慢性牙髓炎急性发作。

102. 患者，男性，37岁，左上颌后牙自发痛放散至头面部5天，在社区医院将左上第一磨牙开髓引流未见明显缓解，来诊。检查：左上第一磨牙𬌗面开髓孔，左上第一磨牙及第二前磨牙牙体未见龋坏及牙周病变，叩痛（+）、冷热刺激敏感、不松动、对𬌗未见明显异常。该患者最可能患哪种疾病

A. 残髓炎　　　　　　　　　B. 急性上颌窦炎　　　　　　　C. 三叉神经痛
D. 急性牙髓炎　　　　　　　E. 可复性牙髓炎

【答案】B

【解析】牙体检查未见明显异常，无三叉神经痛临床表现，位置在左上第一磨牙及第二前磨牙，是上颌窦的位置，可考虑为上颌窦炎症。

103. 患者，男性，29岁，右上后牙自发痛2天。查：右上第一磨牙未见明显龋坏，远中有食物嵌塞，龈乳头充血，冷测（+）。最可能的诊断为

A. 牙隐裂　　　　　　　　　B. 牙髓炎　　　　　　　　　　C. 急性龈乳头炎
D. 龈裂　　　　　　　　　　E. 牙周炎

【答案】C

【解析】牙体未见明显龋坏，但是龈乳头有明显症状，患牙可以定位，可以诊断为急性龈乳头炎。

104. 患者，男性，46岁，左上后牙食物嵌塞，要求补牙。该牙半年前曾有冷热刺激痛、自发痛，现无明显不适。查：左上第二前磨牙远中龋达牙本质深层、冷测无反应、未探及穿髓孔、叩痛（-），应诊断为

A. 深龋　　　　　　　　　　B. 可复性牙髓炎　　　　　　　C. 慢性牙髓炎
D. 牙髓坏死　　　　　　　　E. 龈乳头炎

【答案】D

【解析】患牙曾有自发痛，现无明显不适，说明牙髓已坏死，但未出现症状，可诊断为牙髓坏死。

105. 男，20岁，一日前左上中切牙外伤。检查：患牙冠折露髓，叩痛（+），不松动，冷测一过性敏感。X线片检查未见根折。治疗应为

A. 间接盖髓　　　　　　　　B. 直接盖髓　　　　　　　　　C. 活髓切断
D. 根管治疗　　　　　　　　E. 根尖诱导成形术

【答案】D

【解析】冠折露髓，叩痛（+），不松动，冷测一过性敏感，X线片检查未见根折，应行根管治疗术后修复治疗。

106. 患者，男性，48岁，左下后牙咬硬物时，偶可引起明显疼痛半年余，近两天进冷热食物疼痛较重，要求治疗。查：左下第一磨牙𬌗面磨耗重、舌尖陡高、探诊敏感、远中可见隐裂、冷测（+）、刺激去除后持续数秒、叩痛（±）。该牙的治疗方案应为

A. 调𬌗　　　　　　　　　　B. 脱敏　　　　　　　　　　　C. 备洞充填
D. 全冠修复　　　　　　　　E. 牙髓治疗后全冠修复

【答案】E

【解析】牙齿磨耗较重，出现牙髓症状，可行牙髓治疗后全冠修复。

107. 患者右上后牙深龋未露髓、冷测（++）、刺激去除后十几秒可缓解，治疗方案应为

A. 直接盖髓术　　　　　　　B. 安抚术　　　　　　　　　　C. 活髓切断术
D. 根管治疗术　　　　　　　E. 双层垫底、充填

【答案】D

【解析】深龋未露髓、冷测（++）、刺激去除后十几秒可缓解，此为慢性牙髓炎症状，需要根管治疗。

108. 患者右上后牙冷热痛半年余，临床检查：牙冠完整，无明显龋坏，近中边缘嵴见细小裂纹，冷刺激疼痛明显，刺激去除后疼痛持续约1min，叩诊（+）。该患牙的治疗原则为

A. 观察，定期复诊　　　　　B. 调𬌗　　　　　　　　　　　C. 脱敏治疗
D. 根管治疗后全冠修复　　　E. 备洞充填后全冠修复

【答案】D

【解析】刺激去除后疼痛持续1min说明出现了慢性牙髓炎症状，需要根管治疗后全冠修复。

109. 患者，男性，50岁，左下第二磨牙隐裂，拟行根管治疗，X线片显示左下第二磨牙近中根管中度弯曲。宜选择哪种方法进行根管预备
   A. 镍钛器械+逐步深入法 B. 镍钛器械+标准法 C. 镍钛器械+逐步后退法
   D. 不锈钢器械+逐步后退法 E. 不锈钢器械+标准法
   【答案】A
   【解析】镍钛器械因其不易折断，故比较适用于弯曲根管。逐步深入法，可以避免器械过早进入弯曲根管，减少器械折断机会，也能避免预备弯曲根管时形成台阶。

110. 男，35岁，因下前牙急性根尖周炎行根管治疗，第一次的处理必须做
   A. 开髓开放 B. 局部麻醉 C. 开髓拔髓
   D. 开髓封失活剂 E. 麻醉下拔除
   【答案】C
   【解析】急性根尖周炎根管治疗第一次处理需做开髓拔髓，释放髓腔压力，释放有毒物质。

111. 患者因楔状缺损，复合树脂充填后咬合痛。查：左上尖牙颊侧颈区树脂充填物在咬诊时疼痛、冷测（++），去除刺激后疼痛持续几秒钟。治疗方案应为
   A. 去除充填物，氧化锌丁香油安抚 B. 去除充填物，氢氧化钙护髓，重新充填
   C. 去除充填物，改用玻璃离子充填 D. 根管治疗
   E. 脱敏治疗
   【答案】D
   【解析】左上尖牙颊侧颈区树脂充填物在咬诊时疼痛、冷测（++），去除刺激后疼痛持续几秒钟，此为慢性牙髓炎症状，应行根管治疗。

112. 男，15岁，因右下6急性根尖周炎进行根管治疗。在根管预备后，选择52%次氯酸钠、3% H_2O_2，交替冲洗根管，选择该组冲洗液的原因如下，除了
   A. 能溶解根管壁牙本质
   B. 能产生新生氧
   C. 有充分发泡作用能使根管内碎屑朝着牙冠方向排出
   D. 有很强的杀菌作用
   E. 对坏死组织有溶解作用
   【答案】A
   【解析】5%次氯酸钠、3% H_2O_2 交替冲洗的作用：能产生新生氧，有充分发泡作用能使根管内碎屑朝着牙冠方向排出，有很强的杀菌作用，对坏死组织有溶解作用。

113. 女，23岁，上前牙2年前不慎折断，未及时处理，现上唇肿胀，检查发现1｜牙冠冠折3/4，叩痛（+++），根管口暴露，探诊（-），牙体变色，前庭沟变浅，并有波动，为缓解疼痛、消除急性炎症，对该病例应及时进行以下应急处理，除了
   A. 根管开放引流 B. 消炎止痛 C. 拔牙引流
   D. 切开排脓 E. 根管冲洗上药
   【答案】C
   【解析】患牙可进行如下应急处理：根管开放引流，消炎止痛，切开排脓，根管冲洗上药，不应拔出。

114. 根尖囊肿的诊断要点如下，除了
   A. 牙髓活力正常，不松动 B. 根管内有浅黄透明囊液 C. 镜下囊液中胆固醇结晶
   D. X线透射区周边白线围绕 E. 被压迫移位的邻牙和根吸收
   【答案】D

115. 患儿，15岁，下颌第一中切牙龋深及髓，探无反应，叩痛（+++），唇侧牙龈充血，无明显肿胀，扪痛，松动Ⅱ度，当日临床处理宜采用
   A. 封丁香油球安抚 B. 全身应用抗生素 C. 开髓引流
   D. 牙龈切开引流 E. 活髓切断术
   【答案】C
   【解析】牙龈无明显脓肿切开指征，故可以开髓引流治疗。

116. 患者，男性，42岁，1年前左上前牙因牙龈小疱曾行根管治疗，现该牙又出现肿痛，来诊。查：右上中切牙原充填物在根方黏膜充血、扪痛、叩痛（+）、松动Ⅱ度，X线示根管内严密充填、根尖区骨质破坏范围

较大。此时宜采取的治疗措施是

A. 抗炎、止痛　　　　　　B. 重新根管治疗　　　　　　C. 抗炎后行根尖手术
D. 重新根管治疗＋根尖手术　　E. 拔除患牙

【答案】C

【解析】根管充填良好，可以在充分抗炎后行根尖手术治疗患区。

117. 患者，男性，38岁，左上第一磨牙牙髓坏死，初诊拔髓后第2日出现左侧面部肿胀，患牙有浮出感，剧烈疼痛，不敢咬合。可能的原因是

A. 血源感染　　　　　　B. 器械超出根尖孔，引起急性创伤　　　　　　C. 坏死物质推出根尖孔
D. 药物刺激过强　　　　E. 免疫反应

【答案】C

【解析】拔髓后2日出现急性根尖炎症状，说明在初诊治疗时可能有坏死物质被推出根尖孔，造成感染。

118. 男，62岁，患牙偶有与体位有关的自发痛。检查发现：无明显龋损及其他牙体硬组织病变，牙髓活力测验敏感，叩诊（－），无松动，牙周检查（－）。X线片示：髓腔内有阻射物。应诊断为

A. 牙髓钙化　　　　　　B. 可复性牙髓炎　　　　　　C. 牙髓坏死
D. 残髓炎　　　　　　　E. 逆行性牙髓炎

【答案】A

119. 男，31岁，上前牙牙体变色半年余，无自发痛，曾有外伤史，牙体检查无龋损及其他牙体硬组织病变，X线片示：根尖无明显异常。牙髓活力电测验无反应，叩诊（－），无松动，牙周检查（－）。应诊断为

A. 慢性闭锁性牙髓炎　　　B. 牙髓钙化　　　　　　C. 牙髓坏死
D. 慢性根尖周炎　　　　　E. 慢性牙周炎

【答案】C

120. 女，30岁，发现上前牙变色2年，无疼痛，检查：右上中切牙色暗黄，无光泽，无缺损，叩诊（－），电活力测验（－），X线片上根尖周未见异常。患牙有外伤史。右上中切牙可能的诊断为

A. 牙髓钙化　　　　　　B. 牙内吸收　　　　　　C. 牙髓坏死
D. 慢性根尖周炎　　　　E. 氟斑牙

【答案】C

【解析】牙髓坏死无明显自觉症状，牙冠变色，牙髓无活力。诊断要点：①无自觉症状，曾有牙髓炎或牙外伤史；②牙冠呈暗黄色和灰色并失去光泽；③冷热诊和电诊均无反应；④探诊深龋的穿髓孔无反应，开放髓腔时可有恶臭。题干提示牙冠变色且无光泽。

121. 患者上前牙因龋充填后3天出现自发痛，咬合痛。查：11叩痛（＋＋），松动Ⅰ度，充填体完整，牙龈轻度红肿，冷、热测无反应。该患牙3天前处理中的问题最可能是

A. 牙髓情况误判　　　　B. 材料选择不当　　　　　　C. 洞形制备不当
D. 充填时未垫底　　　　E. 腐质没有去尽

【答案】A

【解析】充填后3天出现自发痛，咬合痛，牙龈轻度红肿，冷、热测无反应，说明已经出现急性牙髓炎的症状。充填后短期出现症状的原因是牙髓情况误判。

122. 患者，男性，30岁，右面部弥漫性疼痛3天，鉴别是否为牙源性疼痛最有价值的检查手段是

A. 拍摄曲面体层片　　　　B. 叩诊和牙髓电活力检查　　　　　　C. 选择性麻醉
D. 问诊和探诊　　　　　　E. 牙齿松动度检查

【答案】B

【解析】患者右面部弥漫性疼痛，若为牙源性疼痛，则会出现叩痛，牙髓电活力检查无反应。曲面体层片主要用于检查是否有非牙源性病变，如颌骨囊肿等。如果出现牙齿疼痛不能判断上下颌时宜选择性麻醉。探诊主要用于龋病或者牙本质敏感症的检查。

123. 患者，16岁，右下后牙夜间痛1天，查见右下第一前磨牙咬合面畸形中央尖折断痕迹，冷测引起剧痛，叩痛（－）。诊断为

A. 急性龋　　　　　　　B. 可复性牙髓炎　　　　　　C. 急性牙髓炎
D. 慢性牙髓炎　　　　　E. 急性根尖周炎

【答案】C

【解析】患者出现夜间痛，冷测引起剧痛，是急性牙髓炎的典型症状。病因是畸形中央尖折断引起牙髓感染。

124. 患者左上第一前磨牙深龋洞，热测引起剧烈疼痛，刺激去除后持续一段时间，诊断应为

A. 可复性牙髓炎 B. 急性牙髓炎 C. 根尖周炎
D. 慢性牙髓炎 E. 逆行性牙髓炎

【答案】D

【解析】深龋洞，热测引起剧烈疼痛，刺激去除后持续一段时间，是典型的慢性牙髓炎的症状。

125. 患者，女性，37岁，因左上面颊部肿胀1日就诊。检查：左上面颊肿胀，口内检查发现左上颊黏膜转折处红肿，压痛，无波动感。|6近中邻𬌗面龋，探痛（－），叩痛（+++），温度诊（－）。应采取的应急处理为
A. 开髓引流＋切开排脓 B. 开髓引流＋消炎止痛
C. 开髓引流＋切开排脓＋消炎止痛 D. 切开排脓＋消炎止痛
E. 消炎止痛

【答案】B

【解析】面颊部肿胀，黏膜转折处红肿，压痛，无波动感，探痛（－），叩痛（+++），温度诊无反应，诊断为急性根尖周炎。其应急处理措施为开髓引流＋消炎止痛。无波动感，不能切开引流。

126. 患者，女性，37岁，近3周来下前牙遇冷热痛。检查见下侧切牙近中舌面龋深近髓未探及穿髓孔，冷测一过性敏感。其处理是
A. 定期观察 B. 服药治疗 C. 充填治疗
D. 间接盖髓 E. 根管治疗

【答案】D

【解析】龋深近髓未探及穿髓孔，冷测一过性敏感，诊断为可复性牙髓炎，治疗方案为间接盖髓。

127. 实习医生准备为患者进行牙髓活力电测验，但其带教老师却否定了他的建议，原因可能为
A. 患者为女性 B. 患者年龄大 C. 患者年龄小
D. 患者经济状况差 E. 患者带有心脏起搏器

【答案】E

【解析】牙髓活力电测验禁用于带有心脏起搏器的患者。

128. 老年患者，左下第一前磨牙根管治疗时，发现根管内钙化物阻挡，根管预备时可选择的药物是
A. 2%氯胺 B. 17%EDTA C. 2%次氯酸钠
D. 3%过氧化氢溶液 E. 生理盐水

【答案】B

【解析】根管冲洗药物主要有以下4类：

0.5%～5.25%次氯酸钠	溶解坏死组织，润滑根管壁，杀菌，刺激性强
17%EDTA	润滑管壁，去除玷污层，钙化阻塞物易于去除
3%过氧化氢	释放新生态氧，杀菌、除臭
氯己定	较强的杀菌抑菌作用（粪肠球菌）

（129～131题共用备选答案）
A. 直接盖髓术 B. 间接盖髓术 C. 活髓切断术
D. 根管治疗 E. 根尖手术

129. 外伤时间短、露髓孔小的年轻恒牙应采用

【答案】A

130. 成熟恒牙因龋引起可复性牙髓炎应采用

【答案】B

131. 老年患者下颌切牙根管部分钙化伴根尖周炎应采用

【答案】D

【解析】年轻恒牙根尖孔未形成，因外伤或机械性因素露髓，且外伤时间短、露髓孔小的患者应选用直接盖髓术。成熟恒牙因龋引起可复性牙髓炎应选用间接盖髓术。老年患者下颌切牙根管部分钙化伴根尖周炎，提示根管内感染是根尖周炎的致病因素，应选用根管治疗。根尖手术不是首选。

132. 患者，30岁，患牙无自发痛和冷热刺激痛史，2年前患牙曾有外伤史，未经过治疗，查：牙冠完整，呈暗黑色，无光泽，叩痛（－），温度及电活力测验无反应，X线片未见根尖周明显异常。患牙应诊断为
A. 牙髓纤维性变 B. 牙髓坏死 C. 牙髓变性
D. 牙内吸收 E. 牙髓充血

【答案】B

【解析】患牙有外伤史，牙冠变色，温度及电活力测验无反应，X线片未见根尖周明显异常，说明牙髓坏死。

133. 患者，20岁，26深龋，曾有过夜间疼痛，遇冷热痛，检查：26龋未穿髓，电测反应迟钝，叩诊（−），应诊断为

A. 可复性牙髓炎　　　　　　B. 慢性闭锁性牙髓炎　　　　　C. 慢性增生性牙髓炎
D. 慢性溃疡性牙髓炎　　　　E. 牙髓坏死

【答案】B

【解析】根据患者的主诉，26深龋，曾有过夜间疼痛，遇冷热痛，检查：龋未穿髓，电测反应迟钝，叩诊（−），应诊断为慢性闭锁性牙髓炎。

134. 患者1天来右侧后牙自发性痛，夜间加重，查见右上第二前磨牙近中深龋，确定患牙诊断的检查方法是

A. 叩诊　　　　　　　　　　B. 探诊　　　　　　　　　　C. 温度测验
D. 电活力测验　　　　　　　E. X线片检查

【答案】C

【解析】患者右侧后牙自发性痛，夜间加重，说明出现了急性牙髓炎的症状。判断牙髓状态应该选择温度测验。

【破题思路】判断牙髓状态：温度测验；
判断牙髓活力有无：电活力测验；
判断牙髓活力最可靠的方法：试验性备洞。

135. 患者，女，36岁，右上后牙遇冷水痛5天，平时无其他不适。检查见右上第一前磨牙咬合面龋深达牙本质中层，叩诊（+），冷测引起尖锐痛，刺激去除后痛持续数十秒。考虑最可能的诊断是

A. 深龋　　　　　　　　　　B. 牙本质过敏症　　　　　　C. 可复性牙髓炎
D. 急性牙髓炎　　　　　　　E. 慢性牙髓炎

【答案】E

【解析】患者右上后牙遇冷水痛5天，龋深达牙本质中层，叩诊（+），冷测引起尖锐痛，刺激去除后痛持续数十秒，是慢性牙髓炎的症状。

【破题思路】深龋温度测验结果正常，仅冷热刺激入洞引起一过性敏感，刺激去除，症状立即缓解。可复性牙髓炎是一过性敏感，刺激去除后持续数秒钟即可缓解。急性牙髓炎温度测验极其敏感，刺激去除后，疼痛持续一段时间。

136. 患者，女性，18岁，检查时发现左下第一磨牙穿髓孔，用尖锐探针探查时剧痛伴少量暗色血液渗出，牙面堆积大量牙石，最可能诊断为

A. 慢性闭锁性牙髓炎　　　　B. 急性牙髓炎　　　　　　　C. 慢性溃疡性牙髓炎
D. 慢性增生性牙髓炎　　　　E. 残髓炎

【答案】C

【解析】患者为青少年，有穿髓孔，用尖锐探针探查时剧痛伴少量暗色血液渗出，因失用性致牙面堆积大量牙石，诊断为慢性溃疡性牙髓炎。

137. 制备窝洞时腐质去尽未发现露髓，在修整洞形后，髓角处有一红点，轻探剧痛。应判断为

A. 腐质未去尽　　　　　　　B. 意外穿髓孔　　　　　　　C. 龋坏穿髓孔
D. 有色素沉着　　　　　　　E. 以上都不是

【答案】B

【解析】腐质已去净，修整洞形后，髓角处有一红点，说明是在备洞时意外穿髓。

138. 患者，男性，24岁，1年前运动时上前牙碰伤，当时有咬物疼痛，无其他不适，未治疗后发现牙冠变色，原因是

A. 牙髓充血　　　　　　　　B. 色素沉着　　　　　　　　C. 牙髓变性
D. 牙髓坏死　　　　　　　　E. 髓腔闭锁

【答案】D

【解析】患牙外伤后未治疗后发现牙冠变色，说明牙髓已经坏死。引起牙齿变色的原因是血红蛋白分解。

139. 患者下磨牙干髓治疗已3年，近3周咬物不适，喝热水有时痛，睡前自发钝痛。最应考虑的诊断为
    A. 继发龋　　　　　　　　B. 残髓炎　　　　　　　　C. 急性牙髓炎
    D. 急性根尖周炎　　　　　E. 慢性根尖周炎
【答案】B
【解析】患牙已经过干髓治疗，治疗后又有出现咬物不适，喝热水有时痛，睡前自发钝痛等牙髓炎的症状，所以诊断为残髓炎。

140. 患者，12岁，25𬌗面龋洞，备洞时意外露髓，针尖大小，临床处理应选择
    A. 直接盖髓术　　　　　　B. 间接盖髓术　　　　　　C. 活髓切断术
    D. 干髓术　　　　　　　　E. 根管治疗
【答案】A
【解析】12岁，25为年轻恒牙，备洞时意外露髓的小的穿髓孔，可以采取直接盖髓，以保存活髓为第一位，所以选A。

141. 女，20岁，右下第一磨牙龋洞深，探底中等硬度，不敏感，热测引起迟缓痛，刺激去除后疼痛持续时间长。应考虑的疾病是
    A. 牙髓坏死　　　　　　　B. 急性牙髓炎　　　　　　C. 可复性牙髓炎
    D. 慢性增生性牙髓炎　　　E. 慢性闭锁性牙髓炎
【答案】E
【解析】本题考核的知识点是慢性牙髓炎的诊断。"患牙深龋洞，探底中等硬度，不敏感，热测引起迟缓痛，刺激去除后疼痛持续时间长"均提示可能患了牙髓炎。因无急性症状，不考虑急性牙髓炎；温度测验排除可复性牙髓炎和牙髓坏死的诊断；探诊洞底中等硬度，提示慢性闭锁性牙髓炎。

142. 女，38岁，3天前在外院用复合树脂充填楔状缺损，术后出现冷热刺激激发痛，自发痛阵发加重，昨晚疼痛影响睡眠，此时该患牙的牙髓状态最可能处于
    A. 正常　　　　　　　　　B. 坏死　　　　　　　　　C. 急性炎症
    D. 慢性炎症　　　　　　　E. 变性
【答案】C
【解析】病史短暂，且出现自发痛、夜间痛症状，可明确急性炎症的诊断，故本题答案是C。易误选D。

143. 女，35岁，右下后牙遇冷、热敏感，食物嵌塞，但无自发痛，检查发现龋洞较深、近髓，去除软化牙本质时，患者感到明显疼痛，对该患牙首选的治疗方法是
    A. 氢氧化钙直接盖髓，永久充填　　B. 聚羧酸锌粘固粉垫底，永久充填　　C. 局麻下开髓做牙髓治疗
    D. 安抚治疗或间接盖髓　　　　　　E. 磷酸锌粘固粉垫底，永久充填
【答案】D
【解析】深龋或可复性牙髓炎去除软化牙本质敏感时，可行安抚治疗或间接盖髓。

144. 男，33岁，右下后牙遇冷刺激敏感3个月，近2日出现自发痛，放射到右侧面颊部，阵发加重，至晚上不能入睡。检查：48前倾阻生，47颈部深洞，探诊腐多，无露髓孔，冷测迟缓反应，热测激发剧痛，叩痛（±），牙龈正常。47最佳的治疗应是
    A. 麻醉下开髓开放　　　　　B. 麻醉下开髓封失活剂　　　C. 麻醉下行牙髓摘除术
    D. 麻醉下即刻拔除　　　　　E. 择期拔除后再治疗
【答案】C

145. 女，56岁，左上后牙遇冷刺激痛3个月，昨晚出现自发痛，阵发加重，放射至同侧头颞部。检查：颈部浅楔状缺损，探诊不敏感。冷、热测激发疼痛，且持续数十秒钟。叩痛（+），远中牙周袋5mm，Ⅰ度松动，牙石（++），牙龈缘红肿。X线片示：牙槽骨水平吸收至根中1/2，远中牙槽骨垂直吸收至根尖。该患牙确切的临床诊断是
    A. 慢性牙髓炎　　　　　　B. 可复性牙髓炎　　　　　C. 逆行性牙髓炎
    D. 急性牙髓炎　　　　　　E. 慢性牙髓炎急性发作
【答案】C
【解析】深牙周袋，且表现为急性牙髓炎症状，在无明显牙体病损来源的情况下，可明确逆行性牙髓炎的诊断。

146. 男，50岁，1天前41深龋洞牙痛，外院开髓治疗后，仍有阵发性剧烈疼痛，并放散向同侧面部，查41深龋洞内塞满食物，穿髓孔针眼大，探痛不明显。温度测验迟钝，叩痛（++），龈不红肿。应做的处理是
    A. 调整咬合　　　　　　　B. 封失活剂　　　　　　　C. 口服止痛药

D. 髓腔封丁香油球　　　　　　　　E. 麻醉下拔髓引流

【答案】E

【解析】该题考查的知识点是牙髓炎的治疗。患牙上次治疗开髓过，引流不畅。现已是牙髓炎晚期，已经出现根尖周炎的症状，必须麻醉下拔髓，方可达到控制根尖周炎的效果，其他处理（B和D）会加速疾病发展或（A和C）效果不显著。

147. 女，18岁，主诉左下后牙钝痛半年，检查：26𬌗面深龋，探诊不敏感，机械去腐反应迟钝，叩痛（+），冷热诊迟缓性反应痛。主诉牙的治疗方法应为

A. 充填治疗　　　　　　　　B. 安抚治疗　　　　　　　　C. 直接盖髓术
D. 活髓切断术　　　　　　　E. 根管治疗

【答案】E

【解析】该题考查的知识点是慢性闭锁性牙髓炎的诊断和治疗原则。该患者已有患牙自发钝痛半年之久，患牙深龋洞底探诊迟钝，叩痛（+），冷热诊迟缓性反应痛均提示主诉牙的诊断为慢性闭锁性牙髓炎，故治疗方法应为根管治疗。慢性闭锁性牙髓炎时，叩痛（+）表明牙髓全部受累，故不应选用充填治疗和活髓保存疗法。

148. 女，40岁，近1周来左上后牙持续钝痛，近半年有食物嵌塞，检查见左上6、7邻面均有中深龋洞，有嵌塞食物；温度测验同对照牙，叩痛（+），龈乳头红肿扪痛，探诊出血。患者主诉疾病的诊断应是

A. 深龋　　　　　　　　　　B. 慢性牙髓炎　　　　　　　C. 急性牙髓炎
D. 急性龈乳头炎　　　　　　E. 可复性牙髓炎

【答案】D

【解析】该题考查的知识点是急性牙髓炎的鉴别诊断。有龋中等深度，温度测验同对照牙，说明龋病尚未涉及牙髓，且有食物嵌塞，所以患牙的诊断为急性龈乳头炎，龈乳头炎时嵌塞的两邻牙因牙周膜水肿均可有轻度叩痛。

149. 女，19岁，因楔状缺损引起可复性牙髓炎来院做间接盖髓已2周，术后已无症状，修复选用的垫底材料应是

A. 流动树脂　　　　　　　　B. 氢氧化钙　　　　　　　　C. 磷酸锌水门汀
D. 玻璃离子水门汀　　　　　E. 氧化锌丁香油水门汀

【答案】B

【解析】本题考查的知识点是间接盖髓术。可复性牙髓炎恢复后可以做充填，应尽量减少操作对牙髓的刺激，而又要达到充填恢复缺损经久耐用的要求，故选用的垫底材料应是盖髓剂氢氧化钙。

150. 男，34岁，1天来右后牙夜间痛影响睡眠，痛放散到右半侧头面部。检查见右下第一前磨牙咬合面畸形，中央尖折断痕迹，冷测引起剧痛，叩痛（-），医师诊断为

A. 畸形中央尖　　　　　　　B. 可复性牙髓炎　　　　　　C. 急性牙髓炎
D. 慢性牙髓炎　　　　　　　E. 急性根尖周炎

【答案】C

【解析】该题考查的知识点是急性牙髓炎的诊断。该患牙咬合面畸形中央尖折断后，通过暴露了的髓角感染牙髓，引起牙髓炎症，患者出现了典型的急性牙髓炎的症状，炎症尚未涉及根尖周组织。畸形中央尖是导致急性牙髓炎的病因，并非诊断。

151. 女，25岁，1周前因深龋引起可复性牙髓炎已做间接盖髓术，术后冷水敏感加重，叩痛（+），偶有夜间钝痛。复诊时的处理应是

A. 直接充填　　　　　　　　B. 更换盖髓剂　　　　　　　C. 开髓开放
D. 牙髓摘除术　　　　　　　E. 拔除患牙

【答案】D

【解析】"深龋引起可复性牙髓炎已做间接盖髓术"是医生试图让充血的牙髓恢复正常，但患牙不一定能恢复正常，治疗本身就有观察的含义。1周来患牙出现"术后冷水敏感加重，叩痛（+），偶有夜间钝痛"，提示患牙已转成不可复性牙髓炎，且为慢性牙髓炎的临床表现。开髓开放虽可缓解疼痛，但会使根管感染，现已不主张采用此种做法。其他选项均为干扰选项。

152. 男，32岁，近2个月来右上后牙阵发性疼痛，1日来持续跳痛，并牵涉到右侧颞部，现口含冷水和带冷水瓶来就诊。检查见右上6有深龋洞，无探痛，叩痛（+），龈未见异常。X线片未见根尖周明显异常。该牙的诊断是

A. 深龋　　　　　　　　　　B. 可复性牙髓炎　　　　　　C. 慢性闭锁性牙髓炎
D. 急性化脓性牙髓炎　　　　E. 急性化脓性根尖周炎

【答案】D

【解析】患者右上后牙阵发性疼痛已有2个月，1日来又出现"持续跳痛"并放散到右侧头颞部等，为急性牙髓炎的表现。"带冷水瓶来就诊"提示冷可缓解牙痛。这些都是典型的急性化脓性牙髓炎的临床表现，排除深龋和其他类型的牙髓炎，"X线片未见根尖周明显异常"可排除根尖周炎的诊断。

153. 男，54岁，1年来右侧后牙痛，每次发作电击样痛，持续不到1min。检查见右上下后牙多个龋齿和残根。为鉴别三叉神经痛的诊断，首先应询问患者的是

A. 服药史 B. "扳机点" C. 咀嚼痛
D. 夜间痛 E. 冷热刺激痛

【答案】B

【解析】虽然夜间痛和冷热刺激痛也是急性牙髓炎与三叉神经痛的鉴别诊断要点，但"扳机点"是三叉神经痛临床表现中最具诊断意义的特殊症状，为鉴别三叉神经痛的诊断，首先应询问患者的是是否有"扳机点"。

154. 患者，男性，63岁，左下第一磨牙磨耗重，现出现自发痛，拟行根管治疗，根管治疗的步骤为

A. 根管预备和充填 B. 根管预备、根管消毒和根管充填
C. 根管清理、根管消毒和根管充填 D. 机械预备、根管消毒和根管充填
E. 根管清理、根管预备和根管充填

【答案】B

【解析】基础知识。根管治疗步骤为根管预备、根管消毒和根管充填。

155. 一患者，左上前牙慢性根尖周炎，拟行根管治疗，X线片示该牙根尖孔尚未形成。为了确定工作长度，宜选择以下哪种方法

A. 感觉法 B. 拍X线片 C. 根管长度电测法
D. 冠根比例计算法 E. 平均长度法

【答案】B

【解析】考查确定工作长度的方法。年轻恒牙确定根管工作长度时仅依据根测仪结果不准确，需要结合X线片。

156. 患者，男性，16岁，左下第一磨牙龋洞食物嵌塞要求补牙。查见此牙远中邻殆面深龋洞，探痛（±），松动Ⅰ度，冷测（±），颊侧牙龈包块，则此牙应诊断为

A. 慢性牙髓炎 B. 慢性根尖周炎 C. 可复性牙髓炎
D. 牙髓坏死 E. 以上均有可能

【答案】B

【解析】此牙远中邻殆面深龋洞，探痛（±），松动Ⅰ度，冷测（±），且颊侧牙龈包块，说明已为慢性根尖周炎。

157. 患者，女性，25岁，因右上后牙冷热刺激痛2日就诊，检查发现远中邻面深龋，探痛（+），叩痛（-），冷诊一过性敏感，X线示龋坏近髓，最先考虑的治疗方法是

A. 直接充填治疗 B. 间接盖髓术 C. 塑化治疗
D. 根管治疗 E. 根尖诱导成形术

【答案】B

【解析】远中邻面深龋，探痛（+），叩痛（-），冷诊一过性敏感，X线示龋坏近髓，诊断为可复性牙髓炎，治疗为间接盖髓术。

158. 患者，女性，30岁，近3个月来自觉两侧咬肌、颞肌酸疼，上下颌牙找不到合适的咬合位置。3个月前因慢性牙髓炎做根管治疗及充填治疗。临床检查示：两侧咬肌、颞肌有触压痛，两侧TMJ无弹响、无压痛，叩痛（±），其原因最可能是

A. 根尖周炎 B. 牙周炎 C. 充填物造成的早接触点
D. 磨牙症 E. 精神紧张

【答案】C

【解析】患牙充填后近3个月来自觉两侧咬肌、颞肌酸疼，上下颌牙找不到合适的咬合位置，其余未见异常，应该是充填后咬合高点导致患侧肌肉紧张。

（159~165题共用题干）

女，25岁。主诉右下磨牙进冷食时不适1周。检查：23殆面龋洞，达牙本质中层，未露髓，探痛，叩痛（-），无松动，冷测验同对照牙。

159. 主诉患牙的诊断应为
A. 中龋 B. 深龋 C. 牙本质过敏症
D. 可复性牙髓炎 E. 慢性牙髓炎

160. 与主诉患牙鉴别的疾病应是
A. 中龋 B. 深龋 C. 牙本质过敏症
D. 可复性牙髓炎 E. 慢性牙髓炎

161. 对主诉患牙的治疗方法为
A. 直接充填 B. 垫底充填 C. 药物治疗
D. 间接盖髓 E. 牙髓治疗

162. 如果该患牙检查结果同前,仅冷测验为一过性敏感。该牙的诊断应为
A. 中龋 B. 深龋 C. 牙本质过敏
D. 可复性牙髓炎 E. 慢性牙髓炎

163. 此时患牙的治疗方法为
A. 直接充填 B. 垫底充填 C. 药物治疗
D. 间接盖髓 E. 牙髓治疗

164. 如果该患牙检查结果为无探痛,叩痛(+),冷测验迟缓性痛。该牙的诊断应为
A. 中龋 B. 深龋 C. 牙本质过敏
D. 可复性牙髓炎 E. 慢性闭锁性牙髓炎

165. 此时患牙的治疗方法为
A. 直接充填 B. 垫底充填 C. 药物治疗
D. 间接盖髓 E. 牙髓治疗

【答案】B、D、B、D、D、E、E

【解析】本题考查的知识点是深龋的诊断、鉴别诊断和相应的治疗。用于考核考生的综合应用能力。

159题:根据"进冷食时不适1周。检查:𬌗面龋洞,达牙本质中层,未露髓,探痛,叩痛(-),无松动,冷测验同对照牙",应诊断为"深龋"。

160题:主诉为进冷食时不适1周,则与主诉患牙鉴别的疾病应是可复性牙髓炎。

161题:根据第159题已将主诉患牙诊断为深龋,则对主诉患牙的治疗的方法必然为垫底充填。

162题:根据提示,如果该患牙检查结果同前,仅冷测验为一过性敏感,该牙的诊断应为"可复性牙髓炎"。

163题:此时患牙的治疗方法当然选择间接盖髓,因此答案是D,其他均为干扰答案。

164、165题:根据提示,如果该患牙检查结果为无探痛,叩痛(+),冷测验迟缓性痛,则该牙的诊断应为慢性闭锁性牙髓炎。此时治疗的方法必然选择牙髓治疗。

(166～168题共用题干)

男,60岁。一年来右侧上后牙痛,疼痛多在傍晚发生,并涉及右眶下部和颞部。患者数年前曾有头痛及流涕史。查 5|DO 6|O 龋深,叩痛(+),扪痛(-)。

166. 为明确诊断必须做的检查是
A. 牙髓电活力测验 B. 牙髓温度测验 C. 耳鼻喉科会诊
D. X线片检查 E. 松动度检查

【答案】B

【解析】右上5、6龋深,叩痛阳性,可怀疑有牙髓炎症,需要鉴别可复性牙髓炎或者慢性牙髓炎,所以需要做牙髓温度测验。

167. 该患者主诉疾病最可能是
A. 深龋 B. 慢性鼻窦炎 C. 急性牙髓炎
D. 慢性牙髓炎 E. 可复性牙髓炎

【答案】D

【解析】此患者疼痛持续一年多,所以应该不是急性牙髓炎,应该为慢性牙髓炎,所以D正确,C错误。深龋不会夜间痛,所以A错误。慢性鼻窦炎有流鼻涕、上颌窦区压痛,所以B错误。可复性牙髓炎没有自发疼痛,所以E错误。

168. 治疗设计中最重要的是
A. 垫底充填 B. 根管治疗 C. 盖髓治疗

D. 拔除残根　　　　　　　　E. 耳鼻喉科就诊

【答案】B

【解析】盖髓治疗用于深龋未穿髓或深龋露髓孔比较小者，所以C错误。垫底充填是在根管充填之后垫底充填，所以A不是最重要的设计，A错误。此患者牙冠完整，所以不需要拔除残根，D不选。不需要耳鼻喉科就诊，所以E不选。慢性牙髓炎需要进行彻底的根管治疗，去除感染，然后进行严密充填，预防再感染，故选B。

(169～171题共用题干)

男，50岁，1周来右侧后牙咬物不适，冷水引起疼痛。近2日来，夜痛影响睡眠，并引起半侧头、面部痛，痛不能定位。检查时见右侧上、下第一磨牙均有咬合面龋洞。

169. 为确定牙位进行的一项检查是

A. 探诊　　　　　　　　　B. 叩诊　　　　　　　　　C. 松动度检查
D. 温度测验　　　　　　　E. X线片检查

【答案】D

【解析】根据题意，判断可能是急性牙髓炎，可以用温度测验加以判断。

170. 患牙的诊断最可能是

A. 深龋　　　　　　　　　B. 可复性牙髓炎　　　　　C. 急性牙髓炎
D. 慢性牙髓炎　　　　　　E. 牙髓坏死

【答案】C

【解析】根据题意：患者自发痛、冷刺激痛、夜间痛、放射痛、疼痛无法定位，检查有咬合面龋洞，最有可能是急性牙髓炎。

171. 如经检查后不能确定患牙的颌位，应做

A. 咬诊　　　　　　　　　B. 麻醉测试　　　　　　　C. 温度测验
D. 牙周袋探诊　　　　　　E. X线片检查

【答案】B

【解析】检查后不能确定患牙的颌位，上、下第一磨牙均有咬合面龋洞，需要鉴别时因上下颌的感觉神经不一样，可以采用麻醉法。

(172～174题共用题干)

患者，女，30岁，右上后牙因深龋复合树脂充填治疗1天后出现自发痛，喝冷水可缓解。临床检查：右上第二磨牙远中邻殆树脂充填物，热测敏感，冷测症状缓解，叩痛（±），松动（－）。

172. 该患牙拟诊为

A. 急性根尖周炎　　　　　B. 牙髓充血　　　　　　　C. 继发龋
D. 咬合创伤　　　　　　　E. 急性化脓性牙髓炎

【答案】E

【解析】出现自发痛，热测敏感，冷测症状缓解，为典型的急性化脓性牙髓炎症状。

173. 其原因可能为

A. 复合树脂化学刺激　　　B. 垫底材料选择不当　　　C. 对牙髓状态判断失误
D. 充填体悬突　　　　　　E. 异种金属电流作用

【答案】C

【解析】充填后一天出现症状，说明充填前对牙髓情况的判断不准确。

174. 该牙正确的治疗方案为

A. 去除充填物，安抚治疗　B. 调𬌗，继续观察　　　　C. 重新选择垫底材料后充填
D. 根管治疗　　　　　　　E. 口服抗生素

【答案】D

【解析】牙髓炎的患牙治疗方法为根管治疗。

(175～177题共用题干)

患者，男性，69岁，左下后牙自发痛，夜间痛，喝冷水可缓解2天，来诊。检查：左下第一磨牙牙体未见龋坏，松动Ⅱ度，远中牙周袋5mm，叩痛（+）。

175. 为了进一步确诊，还需进行哪项检查

A. X光片　　　　　　　　B. 冷测验　　　　　　　　C. 热测验
D. 咬诊　　　　　　　　　E. 叩诊

【答案】C

【解析】急性化脓性牙髓炎出现的症状是热痛冷缓解，故应热测，观察患牙反应。

176.左下第一磨牙应该诊断为
A.慢性根尖周炎　　　　　　B.急性牙周脓肿　　　　　　C.逆行性牙髓炎
D.急性浆液性牙髓炎　　　　E.急性根尖周炎
【答案】C
【解析】牙体本身无龋坏，远中存在牙周袋，并且有松动，说明牙髓的炎症是来自牙周的逆行性感染。

177.该患牙宜采取的治疗方案为
A.牙髓治疗　　　　　　　　B.牙周治疗　　　　　　　　C.牙髓治疗+牙周治疗
D.根尖外科手术　　　　　　E.消炎后拔除
【答案】C
【解析】牙周-牙髓联合病变，应在治疗牙髓病的同时治疗牙周疾病。

(178～181题共用题干)
患者，女性，30岁，右上颌第一磨牙根管治疗后1周，现该牙出现遇热刺激后延迟痛。查：右上第一磨牙邻𬌗面树脂充填物完好，叩诊略感不适，X线片显示根管适充。

178.患者右上第一磨牙最可能的诊断为
A.残髓炎　　　　　　　　　B.根尖炎　　　　　　　　　C.牙龈乳头炎
D.牙周炎　　　　　　　　　E.三叉神经痛
【答案】A
【解析】根管治疗后的患牙疼痛，可能为残髓炎和遗漏根管。

179.为明确诊断，首选的检查为
A.X线片　　　　　　　　　B.热测验　　　　　　　　　C.咬诊
D.染色法　　　　　　　　　E.牙周探诊
【答案】B
【解析】热测验可检查牙髓炎症。

180.引起患牙病变最可能的原因是
A.食物嵌塞　　　　　　　　B.继发龋　　　　　　　　　C.根管治疗时遗漏MB_2根管
D.牙隐裂　　　　　　　　　E.根尖微渗漏
【答案】C
【解析】上颌第一磨牙的MB_2根管是临床常见的易被遗漏根管。

181.应急处理为
A.去除充填物，氧化锌安抚　　　　　　B.去除病髓，髓腔置CP球，氧化锌暂封
C.去除充填物和根充物，开放引流　　　D.服用消炎止痛药
E.不处理，观察
【答案】B
【解析】检查到遗漏根管后应打开髓腔，于髓腔放置消毒药物，缓解炎症反应。

(182～184题共用题干)
患者，男，40岁。两周来右侧咬物不适，冷水引起疼痛，近两日来夜间疼痛，影响睡眠，并引起半侧头痛，疼痛不能定位，检查右侧上、下磨牙𬌗面均有深的龋洞。

182.根据患者疼痛的性质，患牙最可能诊断为
A.急性牙髓炎　　　　　　　B.急性冠周炎　　　　　　　C.三叉神经痛
D.急性上颌窦炎　　　　　　E.急性中耳炎
【答案】A
【解析】根据患者临床表现牙面有龋坏，冷刺激痛转变为自发痛、夜间痛，疼痛不能定位，最可能的诊断为急性牙髓炎。

183.为确定患牙进行的检查是
A.探诊　　　　　　　　　　B.叩诊　　　　　　　　　　C.温度测验
D.X线检查　　　　　　　　E.松动度检查
【答案】C
【解析】急性牙髓炎时冷热刺激可使疼痛加重，有助于牙髓炎的诊断。

184. 对患牙的应急处理为
A. 拔除　　　　　　　　B. 开髓引流　　　　　　　　C. 消炎止痛
D. 安抚治疗　　　　　　E. 间接盖髓充填
【答案】B
【解析】其应急处理为局麻下开髓引流，释放髓腔内压力，缓解疼痛。

(185～186题共用题干)

患者，女，30岁。右下后牙自发性疼痛2天，冷热刺激疼痛加剧，就诊检查可见：右下第三磨牙近中斜位阻生，冠周稍红肿，右下第二磨牙远中颈部探及龋洞，探诊（++），叩诊（+）。

185. 引起疼痛的原因为
A. 急性冠周炎　　　　　B. 慢性牙髓炎急性发作　　　C. 急性根尖周炎
D. 可复性牙髓炎　　　　E. 慢性牙髓炎
【答案】B
【解析】患牙自发痛，冷热刺激疼痛加剧，可探及深龋洞，探痛（++），叩诊（+），可诊断为慢性牙髓炎急性发作。

186. 对此患者最合适的应急处理为
A. 3%过氧化氢冲洗冠周上药　　B. 服消炎镇痛药　　　C. 右下第二磨牙开髓引流
D. 拔除右下第三磨牙　　　　　　E. 针刺止痛
【答案】C
【解析】慢性牙髓炎急性发作的应急处理为开髓引流，缓解牙髓压力，减轻疼痛。急性期不能选择拔牙。

(187～188题共用题干)

患者，女，25岁。主诉：右下磨牙进食时不适数日。检查：牙面龋洞，达牙本质层，未露髓，探痛，叩痛（−），无松动，冷测验一过性敏感。

187. 该牙的诊断应为
A. 中龋　　　　　　　　B. 牙髓充血　　　　　　　　C. 浆液性牙髓炎
D. 慢性牙髓炎　　　　　E. 牙本质过敏
【答案】B
【解析】牙髓充血是牙髓炎症的早期表现，其病理变化可以逆转，又称可复性牙髓炎。诊断要点：①牙齿对温度刺激，尤其对冷刺激敏感，无自发痛；②温度测验反应迅速，局限，刺激除去后疼痛立即消失；③检查有深龋等近髓的牙体硬组织损害。而牙本质过敏表现为对机械和化学刺激敏感。该患者的表现符合牙髓充血的特点。

188. 治疗的方法为
A. 磨除法　　　　　　　B. 再矿化法　　　　　　　　C. 药物治疗
D. 磷酸锌粘固粉充填　　E. 氧化锌丁香油粘固粉安抚
【答案】E
【解析】可复性牙髓炎的治疗主要是除去刺激并保存活的牙髓；安抚治疗：深龋时仔细除去腐质，消毒窝洞后用氧化锌丁香油粘固粉安抚牙髓，2～4周后无症状再做永久充填；消除创伤：调𬌗。

(189～190题共用题干)

患者，男，40岁，戴用下颌磨牙修复体一年余，近来出现对冷热刺激敏感，并有自发痛而就诊。查：下颌第一磨牙PFM全冠修复体，叩痛（±），触点及边缘良好。

189. 该病例出现自发性疼痛的原因可能是
A. 继发龋　　　　　　　B. 牙髓炎　　　　　　　　　C. 金属微电流刺激
D. 粘固剂选用不当　　　E. 意外穿髓或管壁侧穿
【答案】B
【解析】急性牙髓炎的特点是剧烈疼痛，疼痛性质具有下列特点：①自发性阵发性痛；②夜间痛；③温度刺激加剧疼痛；④疼痛不能自行定位。该患者对冷热刺激敏感，并有自发痛，首先考虑发生牙髓炎。

190. 视目前该病例的具体情况，可供选择的进一步检查与处理方案是
A. 检查咬合　　　　　　B. 拆除修复体　　　　　　　C. X线牙片检查
D. 冠边缘贴合情况　　　E. 温度测验与牙髓治疗
【答案】E
【解析】牙髓活力温度测验是根据患牙对冷或热刺激的反应来检查牙髓状态的方法，是区别龋和牙髓炎最

好的方法；急性牙髓炎患者，温度测验时患牙的反应极其敏感，刺激去除后，疼痛症状要持续一段时间。该患者首先考虑诊断为牙髓炎，故应行温度测验明确诊断并帮助确定患牙，然后行牙髓治疗。

（191～193题共用题干）

患者，男，60岁，左侧后牙自发痛2天，一年多来该侧后牙遇冷或热痛，2天前开始，夜痛不能入睡，查：13龋深，探诊敏感，叩痛（+），不松动，冷测引起剧痛。

191.该患牙的诊断最可能是
A.深龋　　　　　　　　　　B.三叉神经痛　　　　　　　　C.急性牙髓炎
D.可复性牙髓炎　　　　　　E.慢性牙髓炎急性发作

【答案】E

【解析】此病例应该诊断为慢性牙髓炎急性发作，其诊断要点：①剧烈的自发性疼痛，阵发性发作，夜间痛，遇冷、热刺激疼痛加重，疼痛为放射性，不能明确指出患牙；②患牙长期冷热痛、进食痛，偶有自发性钝痛等慢性牙髓炎病史；③叩痛（±）。

192."夜痛"的性质是
A.激发痛　　　　　　　　　B.自发痛　　　　　　　　　　C.牵涉性痛
D.放射性痛　　　　　　　　E.迟缓性疼痛

【答案】B

193.该患牙的治疗是
A.根管治疗　　　　　　　　B.盖髓治疗　　　　　　　　　C.干髓治疗
D.充填治疗　　　　　　　　E.射频治疗

【答案】A

【解析】慢性牙髓炎常用根管治疗术来保存患牙。根管治疗用机械和化学处理的方法，消除髓腔内特别是根管内的感染源，经过根管冲洗、消毒和充填封闭根管，防止根尖再感染，促进已经发生的根尖周病变痊愈。

（194～198题共用题干）

男，42岁。半年来左上后牙遇冷热过敏，但无自发痛，近1个月来，除冷热过敏外隐隐作痛。近1周出现自发痛，阵发性加剧，夜间痛。检查发现左上第二磨牙近中殆龋深穿髓，探痛明显，叩痛（±）。

194.该牙的确切诊断是
A.急性根尖周炎　　　　　　B.急性牙髓炎　　　　　　　　C.慢性根尖周炎
D.慢性牙髓炎急性发作　　　E.慢性牙髓炎

【答案】D

【解析】患者有半年的冷热痛史，但无自发痛，说明曾经有慢性牙髓炎，现在有刺激痛、自发痛、夜间痛，表现为牙髓炎急性症状，检查近中殆龋深穿髓，所以诊断为慢性牙髓炎急性发作。

195.最佳治疗方法是
A.活髓切断　　　　　　　　B.直接盖髓　　　　　　　　　C.牙髓摘除术
D.干髓治疗　　　　　　　　E.拔除

【答案】C

【解析】慢性牙髓炎的牙髓炎症扩散，髓腔已有感染应用牙髓摘除术，去除感染源。

196.如患者左侧上、下颌后牙均有患牙，患者不能对患牙定位。最能确定患牙位置的方法是
A.麻醉法　　　　　　　　　B.探诊　　　　　　　　　　　C.叩诊
D.咬诊　　　　　　　　　　E.扪诊

【答案】A

【解析】牙髓急性炎症，疼痛无法定位，温度测验结果可帮助定位患牙，但是没有此选项，而且是上、下颌后牙的鉴别，因上下颌的感觉神经不一样，可以用麻醉法鉴别。

197.当该患牙出现阵发性剧痛一段时间后，未经治疗疼痛反而减轻，但出现咀嚼痛，其最可能的原因是
A.对疼痛逐渐适应　　　　　B.炎症分泌物自行引流　　　　C.牙髓逐渐坏死
D.机体免疫力增强　　　　　E.已出现根尖周炎

【答案】E

【解析】牙髓炎没有控制，进一步发展会导致根尖周炎，而且咀嚼痛是根尖周炎的表现。

198.做鉴别诊断时，最有价值的检查方法是
A.X线检查　　　　　　　　　B.温度测验　　　　　　　　　C.探诊
D.咬诊　　　　　　　　　　 E.视诊

【答案】B

【解析】可复性牙髓炎一般无X线片表现，探诊无特异性。咬诊一般少用。视诊检查可用于龋病，也无特异性。可复性牙髓炎的明显特点是冷测反应一过性敏感，可以和不可复性牙髓炎、龋病等鉴别。

（199～202题共用题干）

患者，男性，20岁，因上前牙外伤1h来诊。查：右上中切牙冠折露髓，叩诊（+），X线片未见明显异常，拟行根管治疗。

199. 关于该病例，下列说法错误的是
　A. 此患牙根管深部尚未感染，称为非感染根管
　B. 特别注意避免将医源性感染带入根管深部
　C. 根管预备的主要任务是去除根管内的牙髓组织并成形根管
　D. 主锉至少要大于初锉3个号，以清除根管壁内的感染物质
　E. 可在局麻下一次完成根管治疗

【答案】D

【解析】该患牙根管为非感染根管，根管壁尚未感染，根管预备只需去除根管内的牙髓组织并成形根管。

200. 如果用逐步后退法预备根管，若主尖锉定为25#，工作长度20mm，则30#锉的工作长度应为
　A. 18mm　　　　　　　　　　B. 19mm　　　　　　　　　　C. 20mm
　D. 21mm　　　　　　　　　　E. 22mm

【答案】B

【解析】主尖锉定为25号，每增大1号器械，插入根管的深度应减少1mm。

201. 若采用热牙胶垂直充填技术充填根管，应将主牙胶尖的尖端剪去
　A. 0.5mm　　　　　　　　　　B. 0.5～1mm　　　　　　　　C. 1～2mm
　D. 3～4mm　　　　　　　　　　E. 5～7mm

【答案】A

【解析】热牙胶充填时，一般剪去牙胶尖尖端0.5mm。

202. 若充填后拍X线片发现根管充填材料超充，根管内充实，则
　A. 观察，若有临床症状，取出后重新充填　　　　B. 立即取出重新充填
　C. 观察，若有临床症状，行根尖外科手术　　　　D. 立即行根尖外科手术
　E. 拔除

【答案】C

【解析】根管充填材料超充，若取出可能导致超充部分断裂而无法取出，而该患牙根管内充实，所以可以先观察，若出现临床症状，可通过根尖外科手术取出超充部分。

（203～204题共用题干）

患者，男，30岁，左下前磨牙冷热不适数月，检查：左下5颈部缺损，已露髓，探痛，叩痛（+），无松动，热测引起疼痛。

203. 应诊断为
　A. 楔状缺损　　　　　　　　　B. 深龋　　　　　　　　　　C. 酸蚀症
　D. 慢性牙髓炎　　　　　　　　E. 慢性根尖周炎

【答案】D

204. 选用的治疗方法是
　A. 盖髓术　　　　　　　　　　B. 活髓切断　　　　　　　　C. 干髓术
　D. 根管治疗　　　　　　　　　E. 塑化治疗

【答案】D

【解析】患者左下5颈部缺损，已露髓，探痛，叩痛（+），无松动，热测引起痛，说明颈部楔缺已致慢性溃疡性牙髓炎。正确的处理方法是根管治疗。

（205～206题共用题干）

患者，男，14岁，上颌牙龈溢脓月余，Ⅰ型龋，无探痛，叩痛（+），温度测验无反应，唇侧牙龈根尖处见一瘘管，挤压少量溢脓，松动（−）。

205. 临床诊断应为
　A. 慢性根尖周炎　　　　　　　B. 牙髓坏死　　　　　　　　C. 牙周炎
　D. 残髓炎　　　　　　　　　　E. 龋

【答案】A

206. 临床治疗宜采用
A. 活髓切断术 B. 姑息治疗 C. 根管治疗
D. 干髓术 E. 塑化术
【答案】C
【解析】患者上颌牙龈溢脓，叩痛（＋），温度测验无反应，唇侧牙龈根尖处见一瘘管，挤压少量溢脓，为慢性根尖周炎的典型症状。治疗选择根管治疗。

(207～209题共用题干)

男，32岁，3天前右上后磨牙开始阵发性自发痛，冷热加剧，半夜疼痛而来就诊。2年前右上磨牙进食时不慎咬到小石子，有撕裂样疼痛，近一年多来，冷热敏感，检查隐裂，无龋洞，叩痛（±）。

207. 临床检查最可能发现的是
A. Ⅲ度松动 B. 深牙周袋 C. 温度测验敏感
D. 牙髓电活力测验无反应 E. X线片示根尖周透射区
【答案】C

208. 最可能的诊断是
A. 急性牙髓炎 B. 慢性闭锁性牙髓炎 C. 慢性牙髓炎急性发作
D. 急性根尖周炎 E. 慢性根尖周炎
【答案】C

209. 治疗方案为
A. 干髓术 B. 盖髓术 C. 牙髓塑化治疗
D. 根管治疗＋调𬌗 E. 根管治疗＋调𬌗＋全冠修复
【答案】E
【解析】患者两年前右上磨牙进食时不慎咬到小石子，有撕裂样疼痛，检查到隐裂，说明是𬌗创伤致牙隐裂。近一年多来，冷热敏感，说明时间长，为隐裂引起慢性牙髓炎的症状。3天前出现阵发性自发痛，冷热加剧，半夜疼痛，为慢性牙髓炎急性发作的症状，故温度测验会出现敏感。治疗为根管治疗＋调𬌗＋全冠修复。

(210～215题共用题干)

男，35岁，右上后牙夜间痛1日，3个月来右下后牙有冷刺激痛，咬物不适，近日夜痛影响睡眠，并放散至右半侧头、面和耳后部痛。检查：右上第一磨牙咬合面深龋洞，探诊敏感，叩痛（－），不松动，冷测一过性敏感。右下第一磨牙颊面深龋洞，探诊敏感，叩痛（－），不松动，冷测正常。右侧下第二磨牙有咬合面和邻面深龋洞，右下第三磨牙近中阻生。

210. 根据患者疼痛的性质，主诉患牙最可能的诊断是
A. 深龋 B. 可复性牙髓炎 C. 急性牙髓炎
D. 智齿冠周炎 E. 急性中耳炎
【答案】C

211. 为确定患牙进行的检查是
A. 探诊 B. 叩诊 C. 松动度
D. 温度测验 E. X线片检查
【答案】D

212. 右下第一磨牙疾病的诊断为
A. 深龋 B. 牙本质敏感 C. 急性牙髓炎
D. 慢性牙髓炎 E. 可复性牙髓炎
【答案】A

213. 右上第一磨牙疾病的诊断为
A. 深龋 B. 牙本质敏感 C. 急性牙髓炎
D. 慢性牙髓炎 E. 可复性牙髓炎
【答案】E

214. 主诉牙当日的治疗是
A. 垫底充填 B. 安抚观察 C. 牙髓摘除
D. 冲洗上药 E. 消炎止痛
【答案】C

215. 对该患者的治疗设计不包括
A. 垫底充填　　　　　　　B. 间接盖髓　　　　　　　C. 根管治疗
D. 患牙拔除　　　　　　　E. 耳鼻喉科诊治
【答案】E
【解析】由于患者右上后牙夜间痛1日，出现了自发痛、夜间痛，并有放散痛。3个月来右侧下后牙冷刺激痛，咬物不适。推测患牙最可能的诊断是由深龋引起的急性牙髓炎。温度测验是区别龋、其他炎症和牙髓炎最好的方法，其他诊断方法只能做参考。据提示检查：右下第一磨牙颊面深龋洞，探诊敏感，叩痛（－），不松动，冷测正常。右下第一磨牙诊断为深龋。右上第一磨牙咬合面深龋洞，探诊敏感，叩痛（－），不松动，冷测一过性敏感，为可复性牙髓炎的典型临床表现。由于已选择主诉患牙最可能的诊断是急性牙髓炎，当日的有效治疗肯定是牙髓摘除。垫底充填和安抚观察适用于深龋或可复性牙髓炎，止痛药只是治疗急性牙髓炎的辅助治疗。对该患者的治疗设计包括间接盖髓、垫底充填、根管治疗和患牙拔除。由于下后牙的急性牙髓炎可以引起半侧头、面和右耳后部的放散性痛，患者未出现其他急性中耳炎的症状，因此没有必要与急性中耳炎鉴别，故不必建议五官科诊治。注意题干提的是否定问题。

（216～217题共用题干）
男，28岁，右上后牙遇酸甜食物敏感1个月就诊，患者1个月来进食酸甜食物感右上后牙敏感，不敢用右侧咀嚼，无夜间痛、自发痛。检查：16龋坏，内有食物残渣及较多腐质，探诊酸软，叩诊（－），动度正常。冷测一过性敏感。牙髓活力电测验读数为25，对照牙读数为18。X线片显示16龋坏近髓角，根尖周无异常。

216. 若患牙去尽腐质后窝洞底部位于牙本质深层，应诊断为
A. 牙本质敏感症　　　　　B. 深龋　　　　　　　　　C. 可复性牙髓炎
D. 急性牙髓炎　　　　　　E. 慢性牙髓炎
【答案】C

217. 患牙的治疗方案是
A. 树脂充填　　　　　　　B. 安抚治疗　　　　　　　C. 直接盖髓
D. 活髓切断　　　　　　　E. 根管治疗
【答案】B
【解析】题干中"遇酸甜食物敏感，无夜间痛、自发痛，冷测一过性敏感"提示患者牙髓充血，因此患牙最可能的诊断是可复性牙髓炎。深龋冷测验正常，仅刺激入洞会引起疼痛；不可复性牙髓炎温度测验引起剧痛或迟缓痛，有自发痛病史。由于患牙诊断为可复性牙髓炎，故处理是安抚充血牙髓。

（218～224题共用题干）
女，30岁，右侧后牙夜间隐痛3天，2个月来，该部位一直存在进甜食和冷物刺激痛。检查：右下第一磨牙颊面中龋洞、探诊不敏感，叩痛（－）。右下第二磨牙远中颈部深龋洞，探诊中等敏感，洞内有食物嵌塞，叩痛（+），不松动，远中龈乳头肿大，探之出血。右下第三磨牙近中阻生，远中龈缘发红，探之出血。右上第二前磨牙和第一磨牙颊侧颈部有沟形缺损，探之质硬且光滑，右上第三磨牙缺失。余未见异常。

218. 为明确诊断，进一步要做的重要检查是
A. 扣诊　　　　　　　　　B. 咬诊　　　　　　　　　C. 温度测验
D. 电活力测验　　　　　　E. 牙周袋检查
【答案】C

219. 根据病史和检查，患者主诉的患牙最可能是
A. 右下第一磨牙　　　　　B. 右下第二磨牙　　　　　C. 右上第二前磨牙
D. 右上第一磨牙　　　　　E. 右下第三磨牙
【答案】B

220. 根据病史和检查，患者主诉疾病的诊断最可能是
A. 深龋　　　　　　　　　B. 牙龈乳头炎　　　　　　C. 可复性牙髓炎
D. 慢性牙髓炎　　　　　　E. 智齿冠周炎
【答案】D

221. 应与之鉴别的主要疾病是
A. 深龋　　　　　　　　　B. 可复性牙髓炎　　　　　C. 牙龈乳头炎
D. 慢性牙髓炎　　　　　　E. 智齿冠周炎
【答案】A

222. 对主诉疾病当日有效的处理方法是
A. 垫底充填 B. 去腐安抚 C. 冲洗上药
D. 摘除牙髓 E. 消炎止痛
【答案】D

223. 患者口腔疾病的治疗设计不包括
A. 充填治疗 B. 盖髓治疗 C. 局部用药
D. 根管治疗 E. 患牙拔除
【答案】B

224. 对主诉疾病治疗远期疗效的观察至少应在术后
A. 2周 B. 3个月 C. 半年
D. 1年 E. 2年
【答案】E

【解析】患者主诉右侧后牙夜间隐约痛3天，2个月来，该部位一直存在进甜食和冷物刺激痛，提示有自发痛、冷甜刺激痛，可能有慢性牙髓炎存在。检查内容涉及右后5个牙齿，鉴别牙髓炎的患牙，必须用温度测验才能诊断，而不是其他检查方法。根据病史和检查："右下第二磨牙远中颈部深龋洞，探诊中等敏感，洞内有食物嵌塞，叩痛（+）"，提示可能有慢性牙髓炎存在，即患者的主诉患牙最可能是右下第二磨牙，主诉疾病最可能是慢性牙髓炎。另外，远中龈乳头肿大，探之出血，表明该处有牙龈乳头炎，是应与主诉疾病进行鉴别的主要疾病。其他牙的检查：右下第一磨牙颊面中龋洞、探诊不敏感，叩痛（-），提示患龋。右下第三磨牙近中阻生，远中龈缘发红，探之出血，提示轻度龈炎，并非智齿冠周炎。右上第二前磨牙和第一磨牙颊侧颈部有沟形缺损，探之质硬且光滑，提示有楔状缺损，无牙髓受损的提示。由于以上确定了主诉疾病最可能是慢性牙髓炎，对主诉疾病当日有效的处理方法必然是"摘除牙髓"，并进行根管治疗；而其他口腔问题用垫底充填、局部用药、根管治疗和智齿拔除等处理，只有盖髓治疗不必要。主诉疾病慢性牙髓炎根管治疗远期疗效的观察至少应在术后2年。

（225～227题共用题干）
女，35岁，因左下后牙对冷热刺激敏感1周前来就诊，检查发现左下第一磨牙殆面深龋洞，探诊洞底感酸痛，冷测反应一过性敏感，叩痛（-）。牙龈无异常。

225. 该患牙的诊断是
A. 深龋 B. 可复性牙髓炎 C. 急性牙髓炎
D. 慢性牙髓炎 E. 牙髓钙变
【答案】B

226. 做鉴别诊断时，最有价值的检查方法是
A. X线检查 B. 温度测验 C. 探诊
D. 咬诊 E. 视诊
【答案】B

227. 其处理方法应是
A. 安抚治疗 B. 磷酸锌粘固粉垫底永久充填
C. 聚羧酸锌粘固粉垫底永久充填 D. 氧化锌丁香油粘固粉垫底永久充填
E. 直接永久充填
【答案】A

【解析】温度测验一过性敏感，无自发痛且叩痛（-），可明确诊断为可复性牙髓炎。温度测验可用于评估患牙牙髓状态。对可复性牙髓炎可先予以安抚治疗。

（228～232题共用题干）
女，22岁。左侧后牙夜间痛2天。近1年来，左上后牙咬物不适，冷热敏感。2天前左侧磨牙痛重，热痛加剧，分不清具体患牙，痛时引起左头部痛，夜间痛重。检查5MO龋洞破坏大，叩痛（+），不松动。

228. 为明确诊断做的最重要检查是
A. 扪诊 B. 叩诊 C. 温度测验
D. 电活力测验 E. X线片检查
【答案】C

229. 主诉牙最可能的诊断是
A. 可复性牙髓炎 B. 急性牙髓炎 C. 慢性牙髓炎急性发作

D. 急性根尖周炎　　　　　　　E. 慢性根尖周炎

【答案】C

230. 为明确患病牙的颌位,应做的检查是
    A. 咬诊　　　　　　　　　B. 染色检查　　　　　　　C. 麻醉测验
    D. 温度测验　　　　　　　E. 电活力测验

【答案】C

231. 如果左下第二前磨牙冷测一过性敏感,叩痛(−),该患牙的诊断应考虑为
    A. 可复性牙髓炎　　　　　B. 急性牙髓炎　　　　　　C. 慢性牙髓炎急性发作
    D. 急性根尖周炎　　　　　E. 慢性根尖周炎

【答案】A

232. 患者的治疗设计不应包括
    A. 充填术　　　　　　　　B. 盖髓术　　　　　　　　C. 根管治疗
    D. 全冠修复　　　　　　　E. 根尖手术

【答案】E

【解析】因为患者主诉"2天前左侧磨牙痛重,热痛加剧,分不清具体患牙,痛时引起左头部痛,夜间痛重",为急性牙髓炎的疼痛特点,明确诊断必须用温度测验,其他检查不能做出明确诊断。因为患者牙痛的病史长达1年,检查叩痛(+),均表明患牙的诊断应是在慢性牙髓炎基础上的急性发作。患者左侧上下均有患牙,牙髓炎的痛不定位,因此为明确患病牙的颌位,应做的检查只能是麻醉测验。根据提示:左下第二前磨牙龋深近髓,冷测一过性敏感,叩痛(−),这是可复性牙髓炎的典型临床表现。对于2个因大面积龋损引起的可复性牙髓炎和慢性牙髓炎急性发作的患牙,盖髓术、根管治疗、充填术和全冠修复都是治疗设计应包括的,只有根尖手术是不必要的。

(233～237题共用题干)

女,28岁,1周前因右上第一磨牙龋洞食甜物痛而直接做银汞充填。充填后觉冷热刺激痛,并逐渐加重,但无自发痛。检查:充填物完好,叩痛(−),冷测引起一过性痛。

233. 该患牙出现的问题是
    A. 牙本质过敏症　　　　　B. 可复性牙髓炎　　　　　C. 急性牙髓炎
    D. 慢性牙髓炎　　　　　　E. 急性根尖周炎

【答案】B

234. 其原因最可能为
    A. 备洞刺激牙髓　　　　　B. 腐质未去干净　　　　　C. 充填时未垫底
    D. 术前诊断错误　　　　　E. 电流刺激牙髓

【答案】C

235. 该患牙的处理首选
    A. 行脱敏治疗　　　　　　B. 做安抚治疗　　　　　　C. 做牙髓治疗
    D. 垫底后充填　　　　　　E. 改材料充填

【答案】B

236. 如果充填后无其他不适,只在对颌时觉刺痛,检查:充填物完好,叩痛(−),冷测同对照牙;右下第一磨牙面金属全冠完整,此时,分析发生症状的原因最可能为
    A. 备洞刺激牙髓　　　　　B. 腐质未去干净　　　　　C. 充填时未垫底
    D. 术前诊断错误　　　　　E. 电流刺激牙髓

【答案】E

237. 此时,该患牙的处理应选
    A. 行脱敏治疗　　　　　　B. 做安抚治疗　　　　　　C. 做牙髓治疗
    D. 垫底后充填　　　　　　E. 改材料充填

【答案】E

【解析】根据病史该患牙有龋洞食甜物痛,患的是中龋,直接做银汞充填后,出现了冷刺激引起一过性痛的症状,而无自发痛,故应诊断为可复性牙髓炎,经过治疗牙髓有可能恢复健康。根据该病历提供的资料,原因最可能为中龋洞直接用银汞合金充填而没做垫底,因此,口腔内进食的温度可以直接刺激牙髓组织。由于已诊断为可复性牙髓炎,应该首选安抚治疗,其他治疗均不对症。根据提示内容"如果充填后无其他不适,只在

对颌时觉刺痛,检查:充填物完好,叩痛(-),冷测同对照牙;右下第一磨牙面金属全冠完整",分析发生症状的原因最可能为患牙对颌时,两种不同金属材料之间可有电流发生,刺激牙髓。其相应的处理应选改非金属材料,如复合树脂充填。

(238~240题共用备选答案)
A. 牙髓切断术或根尖诱导成形术　B. 干髓术　　　　　　　　　　C. 间接盖髓术
D. 直接盖髓术　　　　　　　　　E. B+D

238. 根尖尚未形成的年轻恒牙深龋露髓,可采用
【答案】A

239. 年轻恒牙冠折未露髓者,一般采用
【答案】C

240. 乳牙备洞时意外露髓,可采用
【答案】D

【解析】对于根尖尚未形成的年轻恒牙深龋露髓,牙髓出现病变,因此直接盖髓术已不适用,而应采取牙髓切断术,并诱导根尖形成。对于年轻恒牙冠折未露髓者,因牙髓未受到感染,因此可采用间接盖髓术。乳牙备洞时意外穿髓,则可采用直接盖髓术。

(241~243题共用备选答案)
A. 药物性根尖周炎　　　　B. 牙周炎咬合痛　　　　　　　　C. 残髓炎
D. 药物性牙周组织坏死　　E. 继发牙髓炎

241. 充填物过高,咬合时出现早接触可引起
【答案】B

242. 备洞时未去尽龋坏组织,致使充填后龋损继续发展,可引起
【答案】E

243. 以亚砷酸失活剂置于邻面洞时,由于封闭不严,药物渗漏可引起
【答案】D

【解析】牙周炎咬合痛一般由充填物过高,咬合时出现早接触,或电流作用引起。继发牙髓炎可由深洞未护髓,去腐未净等引起。残髓炎是根管治疗不彻底,残留部分感染牙髓引起的。药物性牙周组织坏死可由砷剂等失活剂渗漏到牙周组织引起。

(244~247题共用备选答案)
A. 咀嚼痛　　　　　　　　B. 放射性锐痛　　　　　　　　C. 自发性隐痛,冷热刺激痛
D. 阵发性电击样痛　　　　E. 张口闭口痛
下述疾病最可能表现出上述哪一种性质的疼痛

244. 急性牙髓炎
【答案】B

245. 牙周炎
【答案】A

246. 急性根尖周炎
【答案】A

247. 慢性牙髓炎
【答案】C

【解析】急性牙髓炎的疼痛为自发性阵发痛,夜间痛,温度刺激加剧疼痛,疼痛呈放散性,不能定位。牙周炎可以引起咀嚼疼痛。急性根尖周炎有自发性、持续性疼痛,轻轻咬合即引起剧烈疼痛,疼痛不放散,可定位。慢性牙髓炎可有自发性隐痛、长期的冷热刺激痛病史。

(248~250题共用备选答案)
A. 机械性刺激敏感　　　　B. 突发性电击样痛　　　　　　C. 定点性咀嚼剧痛
D. 疼痛不定位,夜间加重　E. 刺痛入洞引起疼痛
对下述疾病可能出现的疼痛描述正确的是

248. 三叉神经痛
【答案】B

249. 急性牙髓炎
【答案】D

250. 深龋

【答案】E

(251～254题共用备选答案)

A. 直接盖髓术　　　　　　B. 间接盖髓术　　　　　　C. 牙髓切断术
D. 局麻下拔髓　　　　　　E. 安抚治疗

251. 有症状不可复性牙髓炎剧烈疼痛时应急处理

【答案】D

252. 深龋引起的可复性牙髓炎，牙髓活力测验正常，X线显示根尖周组织正常的恒牙

【答案】B

253. 根尖孔未形成，因外伤露髓的年轻恒牙，露髓孔小于0.5mm

【答案】A

254. 深龋备洞极敏感

【答案】E

【解析】不可复性牙髓炎剧烈疼痛可诊断为急性牙髓炎或慢性牙髓炎急性发作，其应急处理为局麻下拔髓。深龋引起的可复性牙髓炎，牙髓活力测验正常为间接盖髓术的适应证。根尖未发育完成的年轻恒牙，无论是龋源性、外伤性或机械性露髓，均可行牙髓切断术以保存活髓，直到牙根发育完成。深龋备洞极敏感应先做安抚治疗，待症状消失后再行进一步处理。

(255～257题共用备选答案)

A. GG钻　　　　　　　　B. 镍钛根管锉　　　　　　C. 拔髓针
D. 光滑髓针　　　　　　E. 侧压充填器

255. 用于拔髓的器械是

【答案】C

256. 用于成形根管的器械是

【答案】B

257. 用于根管充填的器械是

【答案】E

【解析】拔髓应使用有倒刺的拔髓针，镍钛根管锉是目前根管成形的常用器械，侧压充填器用于根管侧压充填。

258. 患者，男性，41岁，左上后牙自发性持续性跳痛2天。查：左上第二前磨牙𬌗面近远中向可见隐裂，冷测无反应，叩痛（+++），松动Ⅱ度，可诊断为

A. 牙隐裂　　　　　　　B. 急性浆液性牙髓炎　　　　C. 急性浆液性根尖周炎
D. 急性化脓性牙髓炎　　E. 急性化脓性根尖周炎

【答案】E

【解析】患牙出现自发性持续性跳痛为急性化脓性根尖周炎的典型症状。急性牙髓炎典型的症状是自发性阵发性疼痛，疼痛不能定位，温度测验为敏感，故可排除急性牙髓炎。而急性浆液性根尖周炎不会出现跳痛，叩痛也较轻，典型疼痛特点是紧咬牙疼痛症状能够缓解，亦可排除。

259. 患者，女性，29岁，右上后牙根管治疗后1周，出现热刺激痛，刺激去除后疼痛持续一段时间。查：右上第一磨牙充填物完好，叩诊略感不适，热测（+），不松动。引起疼痛的原因可能为

A. 继发龋　　　　　　　B. 遗漏根管　　　　　　C. 劈裂
D. 根尖周炎　　　　　　E. 可复性牙髓炎

【答案】B

【解析】根管治疗后出现热刺激痛，且刺激去除后疼痛持续一段时间，即出现了慢性牙髓炎的症状，说明在治疗过程中遗漏了根管。由题干给出的右上第一磨牙充填物完好，可排除选项A；如果是患牙劈裂，一般不会出现热测（+），并且劈裂部分松动，排除C；根尖周炎也不会出现热刺激痛，由于患牙曾行根管治疗，排除E。

第七单元　根尖周病

1. 不可以用作根管充填的糊剂是
   A. 氢氧化钙糊剂　　　　　B. 碘仿糊剂　　　　　C. 氧化锌丁香油糊剂
   D. 钙维他糊剂　　　　　　E. 氟化钠甘油糊剂

【答案】E

【解析】氟化钠甘油糊剂为比较常用的脱敏剂。糊剂类根管充填材料种类很多，大多是由粉与液调拌而成糊状，充填后可硬化，例如根管糊剂、氢氧化钙及其制剂、含三聚甲醛的新三锌糊剂、碘仿糊剂、氧化锌丁香油酚粘固剂、Rickert根管粘固剂、Grossman根管封闭剂以及氯仿牙胶等。钙维他（Calvital）糊剂由关根经10多年临床和组织病理学研究提出，目前在日本应用较广泛。

2. 根尖切除术的适应证
   A. 根管充填不完善，根尖周病变久治不愈　　　B. 器械折断于根管内，堵塞不通，根尖病变不愈合
   C. 根尖周肉芽肿　　　　　　　　　　　　　　D. 慢性根尖周脓肿
   E. 牙周病变涉及根尖周组织

【答案】B

【解析】根尖切除术适用于不能用常规方法进行根管治疗术的病例，例如根管治疗术失败而无法除去原有根管充填物或已做桩冠，或根管弯曲、狭窄，或根管器械折断在根管内堵塞不通，或根尖折断已形成慢性根尖炎，或慢性根尖周炎合并难于取出的超充根充材料等。一般只用于前牙、前磨牙，磨牙视解剖情况可酌情处理。

【破题思路】对于A、C、D、E选项涉及的病变，首选的治疗方法是根管治疗。

3. 根尖发育已完成的恒牙牙髓炎症波及根髓时治疗方法是
   A. 干髓术　　　　　　　　B. 活髓切断术　　　　　C. 直接盖髓术
   D. 牙髓摘除术　　　　　　E. 间接盖髓术

【答案】D

【解析】恒牙各个原因引起的牙髓炎波及根髓时首选的治疗方法是牙髓摘除术。根尖炎的治疗首选根管治疗术。

【破题思路】干髓术：急、慢性早期牙髓炎，不易保存活髓的牙齿；现在临床基本已经淘汰。活髓切断术：不宜做盖髓治疗，或盖髓治疗失败的年轻恒牙、外伤露髓或局限于冠髓的牙髓炎。直接盖髓术：牙体预备或去除龋坏组织时的意外穿髓，外伤露髓时间较短且穿髓孔小于1mm。牙髓摘除术：当牙髓炎症波及全部牙髓组织时，可将牙髓全部摘除，再用一定的材料充填根管，达到保存患牙的方法。间接盖髓术：用于深龋或牙折近髓引起的早期可逆性牙髓炎。

4. 间接盖髓术的适应证是
   A. 中龋　　　　　　　　　B. 浅龋　　　　　　　　C. 意外穿髓
   D. 去腐未净穿髓　　　　　E. 可复性牙髓炎

【答案】E

【解析】间接盖髓术的适应证为：①深龋、外伤等造成近髓的患牙；②深龋引起的可复性牙髓炎，牙髓活力正常，X线片显示根尖周组织健康的恒牙；③无明显自发痛，去净腐质未见穿髓却难以判断是慢性牙髓炎或可复性牙髓炎时，可采用间接盖髓术作为诊断性治疗。本题选项中可用间接盖髓术治疗的是可复性牙髓炎。

【破题思路】龋病首选的治疗方法是充填。意外穿髓的患牙，露髓孔小（恒牙0.5mm，年轻恒牙1.0mm）首选直接盖髓，露髓孔大选择活髓切断。腐质未去干净露髓，临床诊断为慢性牙髓炎，需要进行牙髓摘除。

5. 根管机械预备的目的如下，除了
   A. 清除主根管内感染　　　B. 清除根管壁的感染　　　C. 扩大根尖孔以利引流
   D. 减少弯曲根管的弯曲度　　E. 预备根管形态以利充填

【答案】C

【解析】根管机械预备时为了防止细菌和根管内容物推出根尖孔外，要在根尖孔形成根充挡，不可扩大根尖孔，所以此题选 C。

【破题思路】
根管机械预备的目的：
① 清理根管内的感染物质和感染的牙本质。
② 扩大根管，形成连续的锥形结构，有利于充填。
③ 保持根尖部狭窄部的原始位置，根充挡（牙本质牙骨质界）。
时机：根管预备必须在急性炎症控制之后方可进行。

6. 评定根管预备器械性能的指标如下，除了
   A. 穿透力　　　　　　　B. 器械弹性　　　　　　C. 侧壁切割力
   D. 带碎屑能力　　　　　E. 工作端的长短

【答案】E

【解析】根管预备时候，要形成根充挡，有穿透力反而会侧穿或破坏根充挡。根管有弯曲，需要根管预备器械有弹性，根管预备要切割取出根管的感染侧壁，根管预备还需要在预备后带出碎屑，以防碎屑堵塞，工作端的长短需要标准化。

【破题思路】ISO 规格尺寸规定如下：
① 工作端切割刃的长度为 16mm（恒定不变）。
② 器械的长度：从尖端到柄的距离可分别为 21mm、25mm、28mm、31mm。
③ 锥度：所有器械刃部的锥度是一致的，为 0.02mm，即长度每增加 1mm 直径增加 0.02mm。
D2（刃部末端直径）=D1+0.32mm。

7. 标准化扩孔钻刃部的长度为
   A. 16mm　　　　　　　　B. 21mm　　　　　　　　C. 25mm
   D. 28mm　　　　　　　　E. 31mm

【答案】A

8. 根管预备常用的器械是
   A. 裂钻、根管扩大器、拔髓针
   B. 根管锉、球钻、根管扩大器
   C. 扩孔钻、根管扩大器、根管侧压器
   D. 机用扩孔钻、根管锉、根管侧压器
   E. 机用扩孔钻、根管锉、根管扩大器

【答案】E

【解析】根管预备目的为形成自根管口至根尖孔连续锥形的管状结构，便于下一步充填，相应地选择合适的器械。机用扩孔钻用于扩大根管口，根管锉切割根管侧壁使之成形，根管扩大器旋转时有穿透和切割效果；裂钻用于开髓的最初阶段和修整髓腔壁，拔髓针用于根管探查去除牙髓或取出棉捻；球钻用于髓腔预备，排除 B；根管侧压器用于根管充填。

9. 根管治疗器械的种类如下，除了
   A. 倒锥钻　　　　　　　B. 拔髓针　　　　　　　C. 根管锉
   D. 光滑髓针　　　　　　E. 根管扩大针

【答案】A

10. 试测主牙胶尖合适的重要指标是
    A. 与牙根管的长度一致　　B. 达到患牙根管的工作长度　　C. 在取出时根尖部有回拉阻力
    D. 刚能进入根管的根尖狭窄部　　E. 与根备后的根管锥度一致

【答案】C

【解析】主尖进入根管达到标记长度后向外拉出有"回拉阻力"，可初步确定，说明主尖在根尖部与根管壁紧密贴合，此为重要指标。

11. 根管充填时主尖应达距 X 线片所示根尖
    A. 0.1～0.15mm　　　　　B. 0.2～0.25mm　　　　　C. 0.3～0.4mm

D. 0.5～2mm　　　　　　　　　E. 2.5～3mm

【答案】D

【解析】根管充填时主尖应达距X线片所示根尖0.5～2mm，故选D。

12. 根管预备前必须完成的重要步骤是

A. 测定工作长度　　　　　　B. 根管内清洗　　　　　　C. 根管口预备

D. 拍X线片　　　　　　　　　E. 进入髓腔

【答案】A

【解析】根管预备前的步骤：牙髓失活术或拔髓、测量根管长度。根管预备步骤：扩大根管与冲洗根管交替。其中测量根管长度是最基础的步骤。

【破题思路】根管预备的时机：急性炎症控制之后。根管预备之前应该先测量工作长度。

13. X线片根尖周透射区包括数牙时确诊病原牙的主要依据是患牙

A. 有无龋洞　　　　　　　　B. 是否有牙周疾病　　　　C. 牙髓有无活力

D. 有无窦道　　　　　　　　E. 有无叩痛

【答案】C

【破题思路】慢性根尖周炎X线检查见围绕患牙根尖部的透射区（指向性特点）。
注意：初步诊断为慢性根尖周炎，检查是X线片检查。阴影包含相邻的几颗牙检查为牙髓活力测验。

14. X线检查在下列疾病的诊断中具有十分重要的意义，除了

A. 急性浆液性根尖周炎　　　B. 邻面龋　　　　　　　　C. 畸形中央尖

D. 根折　　　　　　　　　　E. 慢性根尖周炎

【答案】A

【解析】急性根尖周炎的诊断主要靠临床表现，慢性根尖周炎的诊断主要靠的是X线片。

【破题思路】邻面龋的早期可以用殆翼片检查。

15. 根管和根尖周的感染是

A. 以厌氧菌为主的混合感染　　B. 以需氧菌为主的混合感染　　C. 厌氧菌的感染

D. 需氧菌的感染　　　　　　　E. 兼性厌氧菌的感染

【答案】A

【破题思路】感染根管内的细菌主要是厌氧菌，尤其是专性厌氧菌，包括类杆菌（产黑色素和不产黑色素类杆菌）、梭杆菌、真杆菌等。感染途径大多为牙髓途径。

16. 下列因素不能引起急性根尖周炎的是

A. 牙髓病变　　　　　　　　B. 根管器械超出根尖孔　　C. 咬合创伤

D. 化学性刺激　　　　　　　E. 牙髓电活力测验

【答案】E

【破题思路】根尖炎的病因：感染、创伤、化学刺激。牙髓病变为感染因素，也是最主要的因素。

17. 下列关于急性化脓性根尖周炎的临床表现，不正确的是

A. 患牙出现自发性剧烈的持续性跳痛　　　B. 患牙伸长感

C. 咬牙时疼痛可暂时缓解　　　　　　　　D. X线片可无明显异常

E. 患牙叩痛（++）～（+++），松动Ⅱ～Ⅲ度

【答案】C

18. 男，28岁，右上后牙近几日咬合痛，并有患牙发麻浮出感觉，咬紧患牙，疼痛可缓解。检查发现右上6近中邻殆面龋坏，叩痛（++），冷热诊（−），探诊（−）。可能的诊断是

A. 急性浆液性根尖周炎　　　　　　　　B. 慢性根尖周炎
C. 慢性闭锁性牙髓炎　　　　　　　　　D. 急性化脓性根尖周炎
E. 不可复性牙髓炎

【答案】A

【解析】咬合痛，并有患牙发麻浮出感觉，咬紧患牙，疼痛可缓解。此症状为典型急性浆液性根尖周炎的特有症状。

19. 患者，男性，27岁，因下前牙肿痛3天来诊。查：左下侧切牙有早接触、牙石Ⅱ度、颊龈沟变浅、波动感、牙髓无活力、Ⅲ度松动、叩痛（+++）、下颌部皮温增高。该牙最可能的诊断为

A. 𬌗创伤　　　　　　　　　　　　　　B. 急性牙槽脓肿
C. 急性牙周脓肿　　　　　　　　　　　D. 急性蜂窝织炎
E. 急性颌骨骨髓炎

【答案】B

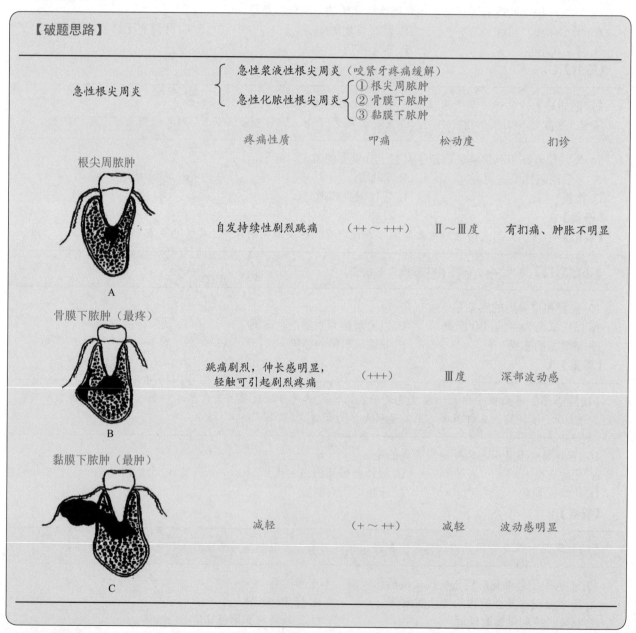

【破题思路】

20. 急性根尖周炎浆液期初期特有的自觉症状是

A. 咬合轻钝痛　　　　　B. 牙根部发木感　　　　　C. 根尖部不适感
D. 紧咬时疼痛缓解　　　E. 患牙浮出感觉

【答案】D

21. 患者，男，67岁。右下侧切牙根管治疗过程中，发现根管内有钙化物阻挡，根管预备时可选择的药物是
A. 2%氯胺溶液
B. 3%过氧化氢溶液
C. 氯己定
D. 17%EDTA 溶液
E. 2%次氯酸钠溶液

【答案】D

【解析】根管的化学预备对于根管狭窄、钙化或根管内异物常用 EDTA 来处理，它可与体内的钙结合，形成螯合钙。

> 【破题思路】用 3% 过氧化氢溶液和 2% 次氯酸钠溶液用来冲洗根管。
> 根管冲洗液：0.5%～5.25% 次氯酸钠液 +17%EDTA（最为推荐）。
> 氯己定：用于根管再治疗的末次冲洗，螯合到根管壁上可产生缓释作用。

22. 急性根尖周炎应急处理正确的是
A. 在局麻下进行
B. 开通髓腔，引流根管
C. 穿通根尖孔
D. 有脓肿时切开排脓
E. 以上均是

【答案】E

23. 慢性根尖周炎中的主要病变类型是
A. 根尖周肉芽肿
B. 致密性骨炎
C. 牙槽脓肿
D. 根尖周脓肿
E. 根尖周囊肿

【答案】A

【破题思路】不同类型的慢性根尖周炎 X 线片表现特点不同：

病变	形态	范围	边界	周围骨质
根尖周肉芽肿	圆形	较小，直径<1cm	清楚	正常或稍微致密
慢性根尖周脓肿	不规则	大小不一，较弥散	不清楚	呈云雾状
根尖周囊肿	圆或椭圆	大小不一，豌豆大到鸡蛋大	清晰	致密骨白线围绕

续表

病变	形态	范围	边界	周围骨质
致密性骨炎	—	—	—	围绕根尖周的一团致密骨（好发于青壮年的下6）

24. 急性化脓性根尖周炎时下列哪种排脓方式对根尖周组织破坏最小

A. 通过根尖孔经根管从冠部缺损处排脓　　B. 通过牙周膜从龈沟或者牙周袋排脓
C. 通过骨髓腔突破骨膜、皮肤向外排脓　　D. 通过骨髓腔突破骨膜、黏膜向外排脓
E. 突破鼻底黏膜向鼻腔排脓
【答案】A

25. 急性化脓性根尖周炎最常见的排脓途径为

A. 根尖孔——根管——冠部缺损　　B. 根尖周——骨膜下——黏膜下　　C. 根尖周——骨膜下——皮肤
D. 根尖周——骨膜下——上颌窦　　E. 根尖部——牙周袋
【答案】B

【破题思路】

急性根尖周炎（诊断主要依靠临床表现）
- 急性浆液性根尖周炎（初期咬紧牙疼痛缓解）
- 急性化脓性根尖周炎
  - ①根尖周脓肿
  - ②骨膜下脓肿（最疼，变平，深波动）
  - ③黏膜下脓肿（最肿，半球形，明显的波动感）

急性化脓性根尖周炎排脓途径：
最佳：根尖孔——根管——龋洞。
最常见：根尖周——骨膜下——黏膜下。
破坏最大：牙周膜——龈沟。

26. 女，50岁。左侧上后牙诊断为牙隐裂引起的急性根尖周炎，其隐裂为近远中走向，现已做完根管治疗，下一步必须做的治疗是

A. 银汞充填　　B. 树脂充填　　C. 嵌体修复
D. 桩冠修复　　E. 牙冠修复
【答案】E
【解析】该题考查的知识点是牙隐裂的治疗。该患者裂纹近远中走向的隐裂牙极易发生完全劈裂，根管治疗后应尽快做全冠修复，防止牙齿劈裂。而有关隐裂治疗时材料的选择是不可以选择银汞材料的，因为银汞有膨胀性。

【破题思路】有关牙隐裂引起的根尖周炎的治疗，在治疗的同时还应该大量调磨牙尖。而多数隐裂牙仅用调𬌗是不够的，还应在治疗之后及时做全冠保护。

27. 根管充填应达到的标准为

A. 恰填　　B. 超填　　C. 欠填
D. 糊剂超填　　E. 牙胶尖欠填
【答案】A
【解析】根管充填的标准为恰好严密填满，充填物距根尖端0.5～2mm，根尖部根管内无任何X线透射影像。此为恰填。

①恰填：恰好严密填满，充填物距根尖端0.5～2mm，根尖部根管内无任何X线透射影像。

② 欠填：根管内充填物距根尖端2mm以上，或根尖部根管内仍遗留有X线透射影像。
③ 超填：一是填满根管，超出了根尖孔；二是根管内充填不严密，根充物超出根尖孔。

28. 已行完善根管治疗的患牙，若冠部充填物脱落，则
A. 因根管已进行严密充填，根管不会再感染　　B. 微生物在1~3天内会渗透至整个根管
C. 微生物在数月内就会渗透至整个根管　　　　D. 微生物在2~6周会渗透至整个根管
E. 微生物在3个月内会渗透至整个根管
【答案】E

29. 患者，女性，42岁，左上后牙半年前曾出现自发痛、夜间痛，现已缓解，现因左上后牙咬物痛3天，来诊。查：左上第一磨牙远中邻面深龋近髓，探诊（-），叩痛（+），略松动。该患者左上第一磨牙最可能的诊断为
A. 深龋
B. 可复性牙髓炎
C. 急性牙髓炎
D. 慢性闭锁性牙髓炎
E. 慢性根尖周炎
【答案】E
【解析】左上后牙半年前曾出现自发痛、夜间痛，现已缓解，说明曾有牙髓炎症状。左上后牙咬物痛3天，左上第一磨牙远中邻面深龋近髓，探诊（-），叩痛（+），略松动，表明已出现根尖炎症状。

30. 男，30岁。半年前因左下第一磨牙咀嚼痛到某医院充填过，但一直咀嚼不适，两周前又发生明显咀嚼痛，根尖处牙龈红肿压痛，叩诊（++），X线片示充填体已进入髓室内，根尖周有豌豆大小之透射区，该患牙最准确的诊断是
A. 急性牙髓炎
B. 急性根尖周炎
C. 慢性根尖周炎
D. 慢性牙髓炎急性发作
E. 慢性根尖周炎急性发作
【答案】E
【解析】发生明显咀嚼痛，根尖处牙龈红肿压痛，叩诊（++），此为急性症状。X线片示充填体已进入髓室内，根尖周有豌豆大小之透射区，是慢性根尖周炎的典型X线表现，因此选E。

31. 患者，女性，67岁，因左上后牙龈小疱来诊。查：左上第一、二磨牙区颊侧黏膜瘘管、牙髓无活力、叩诊（+）、松动Ⅱ度，摄根尖片可见透射区范围较大约14mm×19mm，还应进一步检查，以排除
A. 慢性根尖周炎
B. 根尖周肉芽肿
C. 颌骨囊肿或其他肿物
D. 牙周脓肿
E. 上颌窦炎
【答案】C
【解析】根据题干最有可能的诊断为慢性根尖周炎，X线显示颌骨低密度透射区，也有可能为颌骨囊肿，因此，需要排除颌骨囊肿病变。而上颌窦炎一般会出现头痛、鼻塞、流涕等症状，因此不考虑上颌窦炎。

32. 患者，女，26岁。3年前曾受外伤，未经任何治疗，近1个月来发现唇侧略有膨隆，无明显疼痛。专科检查：右上1牙冠色泽变暗，Ⅰ度松动，叩痛（+）；扪诊唇侧乒乓球感，无波动感；牙髓活力测验无反应。首选的诊断是
A. 牙槽脓肿
B. 角化囊肿
C. 根尖周炎
D. 根尖周囊肿
E. 牙瘤
【答案】D
【解析】根尖周囊肿属于慢性根尖周炎，一般无明显自觉症状，有的患牙可在咀嚼时有不适感。也有因主诉牙龈起脓包而就诊者。检查可见牙冠变色，失去光泽，牙髓活力测验无反应。患牙对叩诊的反应无明显异常或仅有不适感。根据题干描述可知该患者首选的诊断是根尖周囊肿。

【破题思路】牙槽脓肿一般会出现搏动性跳痛，不敢咬合等症状。
角化囊肿好发的位置为下颌角和下颌体部，穿刺物可见角化物。
牙瘤分组合性牙瘤和混合性牙瘤，组合性牙瘤可见牙样小体，混合性牙瘤可见混杂排列的牙体组织。

（33~35题共用题干）
患者，女性，30岁，喜酸食，左下前牙胀痛，伸长感3天，来诊。检查：前牙开𬌗，左下中切牙牙体未见明显龋坏，牙体变色，切缘磨耗重，唇舌侧牙齿表面呈熔融状外观，叩痛（++），X线片示根尖区暗影，龈正常，未探及牙周袋。

33. 最有可能的诊断是
A. 𬌗创伤
B. 牙髓坏死
C. 急性根尖周炎

D. 牙周脓肿 　　　　　　　E. 磨耗

【答案】C

【解析】前牙开殆，左下中切牙牙体未见明显龋坏，牙体变色，切缘磨耗重，唇舌侧牙齿表面呈熔融状外观，叩痛（++），X线片示根尖区暗影，龈正常。根据检查可确定为急性根尖周炎。

34. 可能的病因为

A. 殆创伤　　　　　　　B. 酸蚀　　　　　　　C. 牙菌斑
D. 夜磨牙　　　　　　　E. 牙周逆行感染

【答案】B

【解析】因前牙开殆，可确定不是殆创伤导致。未提及牙菌斑和夜磨牙，提及喜酸食，唇侧牙面被酸蚀严重，切面酸蚀严重，故可能病因为酸蚀。

35. 除常规治疗外，应给予患者的口腔卫生指导是

A. 自我菌斑控制　　　　B. 治疗磨牙症　　　　C. 减少酸性食物摄入
D. 定期做牙周治疗　　　E. 配合药物治疗

【答案】C

【解析】针对诊断，应减少酸性食物摄入。

【破题思路】看到胀痛伸长的临床症状诊断为急性根尖周炎，题干里提及酸食，牙齿外观呈熔融状，为酸蚀症引起的牙体的根尖周炎。在治疗的时候除了常规的对症治疗，还需要对因治疗，减少酸性食物的摄入。

(36～37题共用题干)

男，14岁，上颌牙龈时常流脓多日。查左上2深龋，探无穿髓孔，松动Ⅱ度，叩痛（±），温度测验无反应，患牙唇侧根尖处有一瘘管。

36. 为明确诊断，需做的检查是

A. 电活力测验　　　　　B. 涂片检查　　　　　C. 瘘管检查
D. X线片　　　　　　　E. 穿刺

【答案】D

【解析】X线片可检查根尖情况，确定患牙。

37. 临床治疗宜采用

A. 活髓切断　　　　　　B. 塑化治疗　　　　　C. 开放引流
D. 根管治疗　　　　　　E. 干髓术

【答案】D

【解析】牙龈瘘管说明患牙需要进行根管治疗，去除病因后，瘘管消失。

【破题思路】见到牙龈瘘管首先可能的诊断是慢性根尖周炎有瘘型，诊断慢性根尖周炎首选的检查方法是X线片，为了明确瘘管的来源可以做诊断丝检查。明确诊断之后，首选的治疗方法是根管治疗。

(38～40题共用题干)

男，36岁。2周前发现右下后牙龈有小疱，平时无明显不适。检查见右下第一磨牙咬合面龋深，穿髓孔探无感觉，叩痛（±），右下第二磨牙根尖处牙龈有瘘管开口，压挤有少许脓液流出。X线片见右下第一磨牙近中根尖X线透射区不规则，边界模糊。

38. 主诉牙应诊断为

A. 慢性牙髓炎　　　　　B. 慢性牙槽脓肿　　　　C. 根尖囊肿
D. 根尖肉芽肿　　　　　E. 慢性牙周炎

【答案】B

【解析】根据X线检查根尖投射区，可排除牙髓炎症。根据龋洞可排除牙周炎。根尖囊肿的X线投射区边界清晰，也可排除。根尖肉芽肿不会形成瘘管，无脓液流出，也可排除。

39. 为确诊牙龈瘘管的病牙，应做

A. 瘘管探诊　　　　　　B. X线片检查　　　　　C. 牙周袋探诊
D. 瘘管诊断性X线片　　E. 牙周袋诊断性X线片

【答案】D

【解析】为确诊牙龈瘘管的病牙可做瘘管诊断性X线片，以确定患牙。

40. 主诉牙的治疗是
A. 充填治疗 　　　　　　　B. 塑化治疗 　　　　　　　C. 根管治疗
D. 根尖手术 　　　　　　　E. 拔除

【答案】C

【解析】牙槽脓肿的患牙应先行根管治疗术后随诊观察，选择是否进行根尖手术。

(41~43题共用题干)

男，35岁。因5天来右下后牙肿痛，今日全身不适来就诊。查患者痛苦面容，右面颊部肿胀较明显。右下第一前磨牙远中颈部龋深穿髓，无探痛，Ⅲ度松动，叩痛（++），牙龈红肿明显，移行沟变平。

41. 还应为患者做的检查如下，除了
A. 测体温 　　　　　　　　B. 牙髓温度测验 　　　　　C. 查白细胞计数
D. X线片检查 　　　　　　E. 扣诊颌下淋巴结

【答案】B

42. 该患牙最可能的诊断为
A. 急性牙周脓肿 　　　　　B. 急性牙槽脓肿 　　　　　C. 急性间隙感染
D. 急性化脓性牙髓炎 　　　E. 急性颌骨骨髓炎

【答案】B

43. 扣诊牙龈肿胀有波动感的方法是
A. 棉球口内扣诊 　　　　　B. 单指口外扣诊 　　　　　C. 二指口内扣诊
D. 二指口外扣诊 　　　　　E. 双手口外扣诊

【答案】C

【解析】温度测验对根尖周炎的诊断意义不大。根据题干描述，可诊断为急性牙槽脓肿即急性化脓性根尖周炎。双指交替按压牙龈肿胀部位扣诊有助于病损波动感检查和定位。

【破题思路】根据题干形容的临床表现可能的诊断为急性根尖周炎，急性根尖周炎患者会出现体温升高、血细胞增高等全身症状。温度测验对于根尖炎的诊断没有帮助，牙髓炎需要进行温度测验，因此此题不需要进行温度测验。根尖区脓肿的扣诊方法为双指交替按压检查脓肿的波动感。

(44~50题共用题干)

女，55岁，左上后牙牙龈反复肿痛近1年，且口腔内有臭味。因糖尿病控制饮食约2年。检查：左上第二磨牙远中邻面深龋洞达髓腔，探诊不敏感，叩诊（±），颊侧根尖部牙龈充血；左上第一磨牙咬合面中龋洞，探诊敏感，颊侧远中根尖部牙龈红肿，有窦道口，扣压有稀脓液溢出；左上第三磨牙低位颊倾。左侧后牙牙龈轻度红肿，牙石（++），全口口腔卫生状况差，软垢（++）。余未见异常。

44. 为明确诊断，进一步的临床检查是
A. 扣诊 　　　　　　　　　B. 咬诊 　　　　　　　　　C. 温度测验
D. 电活力测验 　　　　　　E. 牙周袋检查

【答案】D

45. 根据病史和检查，患者的主诉患牙最可能是
A. 左上第一磨牙 　　　　　B. 左上第二磨牙 　　　　　C. 左上第二前磨牙
D. 左下第一磨牙 　　　　　E. 左上第三磨牙

【答案】B

46. 如果X线片见主诉患牙的根尖周透射区圆形，直径约3mm×5mm，边界弥散不清，该主诉牙的诊断最可能是慢性
A. 牙髓炎 　　　　　　　　B. 根尖周脓肿 　　　　　　C. 根尖周囊肿
D. 根尖周肉芽肿 　　　　　E. 根尖周炎急性发作

【答案】B

47. 为探明左上第一磨牙远中根尖部窦道口的病源，应
A. 拍摄根尖X线片 　　　　B. 做窦道口探诊 　　　　　C. 做窦道口切除术
D. 拍摄窦道口诊断丝牙片 　E. 拍摄左上第一磨牙CBCT

【答案】D

48.该患者的治疗方案不包括
A.根管治疗	B.患牙拔除	C.全口洁治
D.缺失牙修复	E.口腔卫生宣教
【答案】D

49.可能影响该患者病变愈合的因素是
A.年龄	B.牙龈炎	C.口腔臭味
D.口腔卫生状况	E.糖尿病的控制
【答案】E

50.评价主诉疾病治疗疗效的最主要项目是
A.自觉症状	B.临床检查	C.患牙功能
D.根尖X线片	E.血糖检测
【答案】D

【解析】根据题干："左上后牙牙龈反复肿痛近1年，且口腔内有臭味。检查：左上第二磨牙远中邻面深龋洞达髓腔，探诊不敏感，叩诊（±），颊侧根尖部牙龈充血；左上第一磨牙咬合面中龋洞，探诊敏感，颊侧远中根尖部牙龈红肿，有窦道口，扪压有稀脓液溢出"，提示患者患的疾病已不是牙髓疾病，而是已发展为根尖周病了。为进一步明确诊断，首先的临床检查是电活力测验，找到可疑患牙。根据病史和检查，患者的主诉患牙最可能是左上第二磨牙，其他牙无相关的临床表现。左上第一磨牙虽然远中根尖部牙龈红肿，有窦道口，扪压有稀脓液溢出，但该牙仅有咬合面中龋，探诊敏感表明牙髓为活髓，因此45题答案是B，其余均为干扰选项。

根据提示，X线片见根尖周透射区圆形，直径约3mm×5mm，边界弥散不清，则该主诉牙的诊断最可能是慢性根尖周脓肿，无其他疾病的诊断依据。为探明左上第一磨牙远中根尖部窦道口的病源，应照窦道口诊断丝牙片，其他检查方法无效。根据患者的病情，对其口腔疾病的治疗方案包括根管治疗、患牙拔除、全口洁治和口腔卫生宣教。对该患者而言，除了牙病治疗本身的因素外，糖尿病的控制可能是影响该感染、发生牙髓病愈合的因素。因为根尖周骨质的破坏是慢性根尖周炎的主要病理变化，所以根尖X线片是对主诉疾病治疗疗效观察的主要项目。

51.患者，女性，左下第二磨牙根尖周炎，拟行根管治疗。X线片示根管较细，中段影像模糊。根管预备过程中可选用的理想化学预备药物为
A.次氯酸钠	B.过氧化氢	C.EDTA
D.氯仿	E.氯胺-T
【答案】C

【解析】由于EDTA能增加药物对牙本质小管的渗透性，对于扩大钙化或弯曲的根管效果较好。该患牙X线片示根管较细，中段影像模糊可能为钙化的牙髓，故选EDTA最理想。

52.女，23岁。上前牙充填术后3天出现自发痛，不敢咬合。检查：左上5牙冠充填体，叩痛（++），松动Ⅰ度，牙龈轻度红肿，冷热测无反应。该患牙的诊断应是
A.牙髓坏死	B.急性牙髓炎	C.慢性牙髓炎
D.急性根尖周炎	E.急性牙周炎
【答案】D

【解析】该题考查的知识点是急性根尖周炎的诊断。充填后3天出现了根尖周炎症状：叩痛（++），松动Ⅰ度，牙龈轻度红肿，冷热测无反应，应该诊断为急性根尖周炎，而非牙髓炎和牙髓坏死。

【破题思路】当题干中出现冷热测无反应时，首先应考虑的是牙髓无活性，但是题干中表明叩痛（++），说明根尖周是存在问题的，结合充填和疼痛的时间为3天，发生时间不长，可以判断为急性根尖周炎。

疾病名称	诊断要点
牙髓坏死	牙冠变色、无光泽；X线片示根尖周影像无明显异常
急性牙髓炎	自发性疼痛、温度刺激痛、疼痛不能定位，有放散痛、夜间痛
慢性牙髓炎	有自发痛史或长期冷、热刺激史，牙髓活力温度测验迟钝，叩痛（一）/（±）
急性根尖周炎	患牙有咬合痛，能定位；有牙髓的牙体疾病，牙髓诊断性试验无反应，不同程度的叩痛

53. 女，35岁。近3天来左上后牙持续性痛。检查见左上4远中有深龋洞，牙髓无活力，叩痛（+++），牙龈红肿扪痛，左面颊相应处肿胀痛。医师诊断应考虑的疾病是

　　A. 急性牙髓炎　　　　　　　B. 慢性牙髓炎　　　　　　　C. 急性化脓性根尖周炎
　　D. 急性上颌窦炎　　　　　　E. 急性蜂窝织炎

【答案】C

【解析】本题考查的知识点是急性化脓性根尖周炎的诊断。病例中"近3天来左上后牙持续性痛。检查见左上4远中有深龋洞，牙髓无活力，叩痛（+++），牙龈红肿扪痛，左面颊相应处肿胀痛"表明患者已由牙髓炎发展为急性化脓性根尖周炎，但并无急性上颌窦炎和急性蜂窝织炎的症状和体征。

【破题思路】急性根尖周炎是有4个发展阶段，分别是急性根尖周炎的浆液期、根尖周脓肿期、骨膜下脓肿期、黏膜下脓肿期。

症状和体征	浆液期	根尖周脓肿期	骨膜下脓肿期	黏膜下脓肿期
疼痛	咬合痛	持续跳痛	胀痛极剧烈	减轻
叩痛	（+）～（++）	（++）～（++）	（+++）最剧烈	（++）～（+）
扪诊	不适	疼痛	极痛，深波动感	浅波动感
根尖部牙龈	无变化/潮红	红肿，局限	红肿明显，广泛	肿胀明显
全身症状	无	无/轻	乏力，发热	减轻/无

54. 女，45岁。上前牙不敢触碰1天。检查见左上2深龋洞，牙髓无活力，叩痛（+++），牙龈轻度红肿，扪痛不明显。当日的主要治疗是

　　A. 备洞充填　　　　　　　　B. 开髓开放　　　　　　　　C. 开髓拔髓
　　D. 根管充填　　　　　　　　E. 消炎止痛药

【答案】C

【解析】该题考查的知识点是急性根尖周炎的治疗。根尖周炎时，对周围组织破坏最小的引流通道是经根管，因此，治疗时不仅要打开髓腔，而且要拔髓以通畅引流通路，方可达到消炎止痛的目的。备洞充填不能用于根尖周炎或牙髓病的治疗；如果牙齿可以保留的话，开髓开放，会造成根管内的二重感染；根管充填是常规根管治疗的最后一步；消炎止痛药只能是辅助治疗。

【破题思路】急性根尖周炎的治疗是根据疾病处于哪个分期及患牙是否能够保留。

如患牙可保留：	
浆液期	根管预备后封抑菌、抗炎消毒药
根尖周脓肿期	髓腔封药的同时进行根尖部环钻术引流
骨膜下脓肿期	封药的同时进行脓肿切开
黏膜下脓肿期	封药的同时进行脓肿切开
如患牙不能保留，则开髓，待症状缓解后给予拔除患牙	

55. 男，48岁。近1周来右上后牙自发钝痛、头痛和全身不适。检查右上牙未见任何牙体疾病，14、15、16均有叩痛（+），右面颊相应处按压痛。医师诊断应考虑的疾病是

　　A. 急性牙髓炎　　　　　　　B. 慢性牙髓炎　　　　　　　C. 急性中耳炎
　　D. 急性上颌窦炎　　　　　　E. 急性蜂窝织炎

【答案】D

【解析】该题考查的知识点是急性牙髓炎的鉴别诊断，急性牙髓炎可与急性龈乳头炎、三叉神经痛、急性上颌窦炎进行相鉴别。急性上颌窦炎时，患侧的上后牙可以出现自发钝痛、轻叩痛，该患者的自觉症状和检查，加上有"右面颊相应处按压痛"症后，均提示患者是患右侧急性上颌窦炎。病例中未提供其他疾病的任何临床表现。

(56～63题共用题干)

男，58岁。上前牙反复肿痛4年，要求诊治。年轻时左上前牙有洞曾在医院治过。检查见左上2大面积黄白色充填物边缘发黑，叩痛（±），左上3牙尖部折断，牙冠变色，叩痛（-），左上23间唇侧龈近根尖部有瘘管口。

56. 为明确主诉牙的诊断最重要的检查是
   A. 牙齿松动度　　　　　B. 牙周袋检查　　　　　C. 温度测验
   D. 电活力测验　　　　　E. X线片检查
   【答案】E

57. 主诉牙的诊断应是
   A. 继发龋　　　　　　　B. 牙髓坏死　　　　　　C. 慢性牙髓炎
   D. 慢性根尖周脓肿　　　E. 慢性根尖周肉芽肿
   【答案】D

58. 确定瘘管的病原牙的检查是
   A. 瘘管探诊　　　　　　B. 牙周袋探诊　　　　　C. 定位X线片检查
   D. 诊断丝X线片检查　　 E. CT检查
   【答案】D

59. 分析与左上3牙髓感染有关的因素最可能是
   A. 磨损　　　　　　　　B. 外伤冠折　　　　　　C. 牙周疾病
   D. 咬合创伤　　　　　　E. 不良充填体
   【答案】B

60. X线片见：左上2根管内有充填物，距根尖部3mm，根据根管内充填物的情况，记录其根管充填的质量为
   A. 恰填　　　　　　　　B. 欠填　　　　　　　　C. 超填
   D. 不满意　　　　　　　E. 充盈不足
   【答案】B

61. 为该患者设计的治疗计划中不包括
   A. 根管治疗　　　　　　B. 根管再治疗　　　　　C. 修复缺损
   D. 根尖手术　　　　　　E. 烤瓷冠修复
   【答案】D

62. 根管治疗完成，根管充填的质量满意。为了观察确切的疗效复查的时间应为
   A. 3周　　　　　　　　 B. 6个月　　　　　　　 C. 12个月
   D. 24个月　　　　　　　E. 36个月
   【答案】D

63. 定期复查时发现，根尖部仍有瘘管口，根尖周有约5mm×6mm X线透射区。建议采用的治疗是
   A. 调整咬合　　　　　　B. 重做缺损修复　　　　C. 再次根管治疗
   D. 根尖切除手术　　　　E. 重做烤瓷冠修复
   【答案】D

【解析】因为题干提供的病史和临床表现提示患牙可能是慢性根尖周炎，但患牙根尖周的X线透射区是确诊依据，明确诊断进一步最重要的检查只能是X线片检查。根据提示，均为慢性根尖周脓肿的临床表现，表明主诉牙的诊断应是慢性根尖周脓肿。确定瘘管的病原牙的检查只能是诊断丝X线片检查，其他检查不能辨清瘘管的病原牙。根据题干提供的证据"左上3牙尖部折断，牙冠变色，叩痛（-）"分析，与左上3牙髓感染有关的因素只能是外伤冠折，而磨损、牙周疾病、咬合创伤和不良充填体均未提供依据。因为该患者左上23的慢性根尖周炎的治疗设计应包括根管治疗、修复缺损、定期复查和烤瓷冠修复。治疗计划中不应包括根尖手术，而根尖手术的适应证则是根管治疗失败且不适合根管再治疗的牙齿。慢性根尖周炎经完善的根管治疗后，其远期疗效的观察至少应在术后2年。根据提示："定期复查时发现，左上23根尖部仍有瘘管口，根尖周有约5mm×6mm X线透射区"表明治疗效果不佳，临床症状仍有，根尖周X线透射区扩大，应判断为失败，建议采用根尖切除手术。

【破题思路】慢性根尖周炎可有4种病变类型，分别为根尖周肉芽肿、慢性根尖周脓肿、根尖周囊肿、根尖周致密性骨炎。前3种均以骨破坏病损为特征，最后1种则是以局部骨质增生性病变为主。

病变	形态	范围	边界	周围骨质
根尖周肉芽肿	圆形	较小,直径<1cm	清楚	正常/稍显致密
慢性根尖周脓肿	不规则	大小不一,较弥散	不清楚	云雾状
根尖周囊肿	圆/椭圆	豌豆大到鸡蛋大	清晰	致密的骨白线

(64～65题共用备选答案)
A. 氧化锌丁香油糊剂 B. 复方碘液 C. 75%氟化钠甘油糊剂
D. 碳酸氢钠溶液 E. 2%氯亚明

64. 根管冲洗用
【答案】E
65. 牙龈窦道口上药用
【答案】B
【解析】氧化锌丁香油糊剂可以作为根充糊剂。复方碘液可以作为牙龈窦道上药。75%氟化钠甘油糊剂可以作为脱敏剂。碳酸氢钠碱性溶液是抗真菌用药。2%氯亚明为根管冲洗剂。

(66～68题共用备选答案)
A. 木馏油 B. 樟脑酚合剂 C. 70%～75%乙醇
D. 甲醛甲酚 E. 麝香草酚乙醇溶液

与以下所描述性质相符的药物是
66. 有较好的镇痛作用和弱的消毒作用
【答案】B
67. 有较强的消毒作用,对根尖周组织的刺激性小
【答案】A
68. 有较强的消毒作用并有明显刺激性
【答案】D
【解析】木馏油有较强的消毒作用,但消毒力比甲醛甲酚合剂差,遇脓液坏死组织等有机物质仍有消毒作用,可镇痛,刺激性较小;樟脑酚合剂在酚类合剂中毒性较小,是一种作用温和、有较好镇痛作用和抗菌作用的药物;甲醛甲酚合剂消毒作用较强,甲醛可与腐败蛋白质的各种中间产物和最终产物结合成无毒的物质,甲酚则可与腐败脂肪的产物结合起皂化反应,它可以除臭、杀菌,但有明显的刺激性。

【破题思路】

氢氧化钙制剂	目前最常用,杀菌力强,刺激性小,封药1周
甲醛甲酚（FC）合剂	用以消毒坏疽或感染严重的根管。根管内有少量残髓时杀菌力最强,对根尖刺激性大,封药5～7天,可作为半抗原
樟脑酚（CP）	用于感染较轻根管的消毒
木榴油	用于消毒化脓和腐败坏死根管,年轻恒牙可将药捻放入根管内
抗生素+激素	应用于感染严重、久治不愈的根管。封入根管7～14天
碘仿糊剂	用于根尖渗出较多且叩痛久不消失时,砷制剂外漏的。封药2周

(69～72题共用备选答案)
A. 樟脑酚 B. 甲醛甲酚 C. 木馏油
D. 抗生素+激素 E. 碘仿

以下情况最合适选用的根管消毒剂为
69. 前牙外伤的根管
【答案】A
70. 感染严重成人根管
【答案】B

71. 感染严重年轻恒牙根管
【答案】C
72. 感染根管久治不愈
【答案】D
【解析】樟脑酚有较好镇痛作用，可用于牙外伤；甲醛甲酚合剂常用于牙髓坏死的病例，它可以除臭、杀菌，适用于严重感染的根管消毒；木馏油刺激性较小，用于年轻恒牙；抗生素＋激素能够延长封药时间，恒速释药，安全可靠，有良好的组织相容性，适用于经久不愈的感染根管。

(73～75题共用备选答案)
A. 根尖部无明显变化
B. 根尖部有圆形的投射影像，边界清晰
C. 根尖周骨质较疏松，呈云雾状，透射区边界不清
D. 根尖周透射区边界清，有致密骨白线围绕
E. 根尖部局限性致密阻射影像，无透射区

73. 慢性根尖周脓肿X线片的影像特点是
【答案】C
74. 根尖周囊肿X线片的影像特点是
【答案】D
75. 根尖周致密性骨炎X线片的影像特点是
【答案】E
【解析】X线检查显示出患牙根尖区骨质变化的影像。不同类型的慢性根尖周炎在X线片上各有特点：①慢性根尖脓肿：透影区边界不清楚，形状也不规则，周围骨质较疏松而呈云雾状；②较小的根尖周囊肿在根尖片上显示的透射影像与根尖周肉芽肿难以区别，大的根尖周囊肿可见有较大的圆形透影区，边界很清楚，并有一圈由致密骨组成的阻射白线围绕；③根尖周致密性骨炎表现为根尖部骨质呈局限性的致密阻射影像，无透射区，多在下颌后牙发现。

(76～79题共用备选答案)
A. 电诊法
B. X线检查
C. 染色法
D. 麻醉疗法
E. 嗅诊

下列疾病必须应用的检查方法是
76. 慢性根尖周炎
【答案】B
77. 鉴别急性牙髓炎上下牙位
【答案】D
78. 牙隐裂
【答案】C
79. 牙髓坏死
【答案】A

(80～81题共用备选答案)
A. 扣诊法
B. 电诊法
C. 染色法
D. 温度测验
E. X线片检查

80. 检查慢性根尖周炎必须应用的方法是
【答案】E
81. 检查牙髓坏死必须应用的方法是
【答案】B
【解析】慢性根尖周炎多表现为没有自觉症状，但X线片的检查有典型的表现，临床上必须有X线片的检查才能做出诊断，所以80题选E。牙髓坏死的典型表现是牙髓活力丧失，而电诊法正是测牙髓活力，用于判断牙髓状态，用电诊法可以诊断牙髓坏死。

【破题思路】牙隐裂的检查可以用染色法，用2%的碘酊。
怀疑一颗牙为牙髓病变时，比如题干里说明患牙出现冷热刺激痛，首选的检查方法为温度测验。怀疑牙髓坏死，首选电活力测验。脓肿、淋巴结的检查，颌下腺的检查，腮腺区肿物的检查可以用扣诊。

（82～84题共用备选答案）

A. 距根尖端1.5mm，根尖部根管内无任何X线透射影像
B. 在距根尖端5mm处从近中侧穿，根尖部根管内无根充物
C. 齐根尖端，根尖部近根管壁处有线状X线透射影像
D. 出根尖孔约1.5mm，根尖部根管内无任何X线透射影像
E. 仅在一个根管内，另一根根管内无任何根充物

82. 根管充填后，X线片示根管充填为欠充的影像是
【答案】C
83. 根管充填后，X线片示根管充填为恰充的影像是
【答案】A
84. 根管充填后，X线片示根管充填为超充的影像是
【答案】D

【解析】欠填在X线片上表现为根管内充填物距根尖端2mm以上，或充填物的根尖部仍可见X线透射影像；恰填为充填合格，X线片上表现为根管内充填物恰好严密填满根尖狭窄部以上的空间，充填物距根尖端0.5～2mm，且根尖部无X线投射的根管影像；超填分为两种情况，一种是根管内充填致密，根充物超出根尖孔，另一种为根管内充填不致密，根充物超出根尖孔。

【破题思路】
X线片检查根管充填情况：
① 恰填：恰好严密填满，充填物距根尖端0.5～2mm，根尖部根管内无任何X线透射影像。
② 欠填：根管内充填物距根尖端2mm以上，或根尖部根管内仍遗留有X线透射影像。
③ 超填：一是填满根管，超出了根尖孔；二是根管内充填不严密，根充物超出根尖孔。

牙周病学

第一单元　概述

1. 对附着龈宽度描述正确的是
A. 龈缘至膜龈联合的距离
B. 龈沟底至膜龈联合的距离
C. 龈缘至龈沟底的距离
D. 龈沟底至釉牙骨质界的距离
E. 保障牙周健康的附着龈宽度至少 3mm

【答案】B

【解析】附着龈的宽度是指从膜龈联合至正常龈沟底的距离。

2. 用有刻度的牙周探针探测牙周袋时应注意下列几点，除了
A. 支点应稳
B. 探测力量应掌握恰当
C. 探测角度要垂直
D. 探测位置和角度要恰当
E. 按顺序探测

【答案】C

【解析】用有刻度的牙周探针探测牙周袋时应注意：支点要稳、探测力量恰当、探测位置和角度恰当、按顺序探测，因此A、B、D、E均正确。备选答案中只有C探测角度要垂直是错误的，探针应与牙体长轴平行，探针要紧贴牙面。所以此题应选C。

【破题思路】

	工具	牙周探针：尖端为钝头，顶端直径为0.5mm
探诊方法	探诊方法	①改良握笔式；②探诊力量20～25gf；③探针与牙长轴平行；④提插方式移动探针；⑤探诊按照一定顺序
检查内容		①探诊深度（PD）：龈缘至袋底或龈沟底的距离。健康牙龈的龈沟探诊深度不超过2～3mm
		②附着水平（AL）：袋（沟）底至牙釉质牙骨质界的距离
		③探诊后出血
		④根分叉病变的检查：用普通的弯探针或专门设计的Nabers探针检查
		⑤龈下牙石

3. 关于获得性膜的功能，不正确的描述为
A. 修复或保护釉质表面
B. 提供有选择的渗透性
C. 不影响特异性口腔微生物对牙面的附着
D. 作为菌斑微生物的底物
E. 作为菌斑微生物的营养

【答案】C

【解析】获得性膜的形成最初由唾液蛋白或糖蛋白吸附至牙面，形成一层无结构、无细胞的薄膜，刚开始形成时对牙面具有保护作用，A正确；它形成的速度很快，在刚清洁过的牙面上，数分钟内便可形成，1～2h迅速增厚，在龈缘区较厚、牙尖区较薄，由蛋白质、碳水化合物和脂肪等组成，能为细菌黏附提供特殊受体，具选择性吸附细菌至牙面的作用，可促进早期细菌的黏附定植，还为其他细菌附着提供表面，能决定细菌附着的顺序，又可作为细菌的营养，所以B、D、E正确。获得性膜会影响特异性口腔微生物在牙面的附着，故本题答案是C。

4. 龈上菌斑中的优势细菌为
A. 革兰阳性需氧菌和兼性菌
B. 革兰阳性兼性菌
C. 革兰阳性兼性菌和厌氧菌
D. 革兰阴性能动菌
E. 革兰阴性厌氧菌

【答案】A

【解析】龈上菌斑中的优势细菌为毒力较弱的革兰阳性需氧菌和兼性菌，所以A正确。B选项不够全面；C选项中革兰阳性兼性菌和厌氧菌为附着性龈下菌斑优势菌；D选项革兰阴性能动菌和E选项革兰阴性厌氧菌均为非附着性龈下菌斑优势菌。故本题答案是A。

【破题思路】

牙菌斑分类		分布部位	主要菌群	致病性
龈上菌斑		近牙龈和不易清洁的部位	G^+需氧菌和兼性菌	与龋病发生、龈上牙石形成有关
龈下菌斑	附着性龈下菌斑	牙周袋内附着于牙根面的菌斑	G^+兼性菌和厌氧菌	与龈下牙石的形成、根面龋、根面吸收及牙周炎有关
	非附着性龈下菌斑	牙周袋内不附着于牙根面的菌斑	G^-厌氧菌和能动菌	与牙槽骨的快速破坏有关，与牙周炎的发生发展关系密切，被认为是牙周炎的"进展前沿"

5. 测量附着水平正确距离是
A. 龈缘 - 袋底
B. 牙颈部 - 袋底
C. 龈缘 - 釉牙骨质界
D. 釉牙骨质界 - 袋底
E. 以上全不是

【答案】D
【解析】附着水平是指釉牙骨质界至袋底的距离，因此D正确。A选项龈缘至袋底的距离称为探诊深度；B、C选项无此说法。所以此题应选D。

6. 牙周病预防重点集中在
A. 牙石的控制
B. 消除菌斑
C. 控制致病菌
D. 控制唾液菌量
E. 控制菌斑

【答案】E
【解析】牙周病的始动因子是牙菌斑，因此预防重点集中在控制菌斑，故选E。A选项牙石是牙菌斑堆积的局部促进因素，所以A选项错误；菌斑只能控制而不能消除，所以B选项错误。

【破题思路】牙周病的三级预防

一级预防	促进健康、有效的口腔措施，刷牙、使用牙线、使用牙间清洁器、定期口腔检查等
二级预防	早期诊断治疗，袋内刮治、根面平整、牙周手术治疗等
三级预防	修复缺失的牙槽嵴和缺失牙，改善美观和功能

7. 下列是引起牙齿松动的原因，除了
A. 𬌗创伤
B. 牙周袋深部刮治
C. 牙周膜急性炎症
D. 牙周翻瓣术后
E. 牙槽骨吸收达1/2以上

【答案】B
【解析】长时间𬌗创伤会引起牙齿松动，A正确；牙周膜急性炎症，牙周膜周围有脓液时可引起牙齿松动，C正确；牙周翻瓣术后，可引起牙齿暂时性松动，D正确；牙槽骨吸收，牙齿缺少了支持可引起牙齿松动，E正确；但牙周袋深部刮治，不会引起牙松动，所以此题应选B。

【破题思路】

引起牙齿松动的原因	
牙槽骨吸收	（最主要原因）
𬌗创伤	当牙周炎症伴有𬌗创伤的情况下，会造成牙槽骨的垂直吸收，牙周膜间隙楔形增宽，牙齿松动度增大
牙周膜急性炎症	急性根尖周炎或牙周脓肿等引起的牙周膜的急性炎症
牙周翻瓣手术后	手术创伤和部分去骨致暂时性松动度增加（洁治、刮治）
女性激素水平变化	

8. 牙周病的局部促进因素不包括
A. 牙石及白垢
B. 食物嵌塞
C. 咬合创伤

D. 酸、碱等化学刺激　　　　　　　　E. 不良充填物及修复体

【答案】D

【解析】牙周病的局部促进因素有：牙石；解剖因素；牙齿位置异常、拥挤和错殆畸形；其他促进因素如充填体悬突、修复体的设计、修复体材料、正畸治疗等；殆创伤；食物嵌塞；不良习惯；牙面着色等，这些因素会促进或有利于牙菌斑（牙周病的始动因子）的堆积，或对已存在的牙周病起加重或加速破坏的作用。酸、碱等化学刺激对牙菌斑的堆积无促进作用，本题选择D。

【破题思路】

始动因子	牙菌斑（软而未矿化的细菌和基质）
局部因素	①牙石；②解剖因素；③牙齿异位；④咬合创伤；⑤食物嵌塞；⑥不良习惯；⑦牙面着色；⑧医源性因素
全身因素	①遗传因素；②性激素；③吸烟；④有关的系统疾病；⑤精神压力

9. 对牙周组织损伤最大的是
A. 牵引力　　　　　　　B. 斜向力　　　　　　　C. 垂直压力
D. 水平压力　　　　　　E. 扭力和旋转力

【答案】E

【解析】牙周膜中的牙槽嵴组纤维主要分布于牙唇（颊）舌（腭）侧，在邻面无此纤维，功能是将牙向牙槽窝内牵引，对抗侧方力，保持牙直立。水平组纤维是维持牙齿直立的主要力量，与牙槽嵴组纤维共同对抗侧向力，防止牙齿移动。斜形组纤维在垂直向可将牙承受的咀嚼压力转变为牵引力均匀分布在牙槽骨上，在水平切面上呈网状交织，可限制牙齿转动，所以A、B、C、D选项中的力均可由牙周膜纤维缓冲，但是牙周膜没有缓冲扭力和旋转力的纤维，因此这两种力对牙周组织损伤最大，所以此题应选E。

【破题思路】

牙槽嵴组	对抗侧方力，保持牙直立
水平组	维持牙齿直立
斜行组	将牙悬吊在牙槽窝内
根尖组	保护进出根尖的血管和神经
根间组	防止牙根向冠方移动

10. 牙周炎的主要病理变化之一是
A. 牙松动　　　　　　　B. 菌斑形成　　　　　　C. 牙龈增生
D. 牙龈出血　　　　　　E. 牙槽骨吸收

【答案】E

【解析】牙周袋和牙槽骨吸收是牙周炎的主要病理改变，故选E。牙松动是牙槽骨吸收导致的临床表现，并非牙周炎的病理改变，不选A；菌斑形成是牙周炎的始动因素，只引发牙龈的炎症，进而导致牙周病变，不选B；牙龈增生和出血是牙龈慢性炎症导致的改变，非牙周炎主要病理改变，不选C、D。所以此题选E。

【破题思路】

鉴别要点	牙龈炎	早期牙周炎
牙龈炎症	有	有
牙周袋	假性牙周袋	真性牙周袋
附着丧失	无	有，能探及釉牙骨质界
牙槽骨吸收	无	牙槽嵴顶吸收或硬骨板消失
治疗结果	组织恢复正常，可复发	炎症退缩，病变静止，但已破坏的组织难以恢复

11. 非附着性龈下菌斑中占优势的是
A. 革兰阳性球菌　　　　　　B. 革兰阳性丝状菌　　　　　　C. 革兰阴性能动菌
D. 革兰阴性球菌　　　　　　E. 革兰阳性杆菌

【答案】C

【解析】非附着性龈下菌斑优势菌为革兰阴性厌氧菌和能动菌，所以选项C正确。

12. 牙周病的局部致病因素如下，除了
A. 食物嵌塞　　　　　　　　B. 咬合创伤　　　　　　　　C. 牙齿扭转错位
D. 位于龈上的冠缘　　　　　E. 银汞充填体悬突

【答案】D

【解析】延伸到龈下的修复体边缘对牙龈的危害较大，使牙菌斑增多，导致或加重牙龈炎症，而位于龈上的冠缘因为自洁作用好则不会出现此种现象，所以不是局部致病因素。A选项食物嵌塞和B选项咬合创伤均可导致牙槽骨垂直吸收，所以属于牙周病的局部致病因素。C选项牙齿扭转错位和E选项银汞充填体悬突均易导致菌斑堆积、食物嵌塞，因而好发牙周疾病。所以A、B、C、E均是牙周病的局部致病因素，此题选择D选项。

13. 牙槽骨水平吸收时形成的牙周袋通常为
A. 骨上袋　　　　　　　　　B. 骨下袋　　　　　　　　　C. 复杂袋
D. 一壁骨袋　　　　　　　　E. 三壁骨袋

【答案】A

【解析】骨上袋为牙周袋底在牙槽嵴顶的上方，牙槽嵴为水平型吸收，高度明显降低导致了骨上袋的形成。B选项是由于牙槽嵴垂直型吸收导致牙周袋底在牙槽嵴顶的下方，所以形成骨下袋。骨下袋根据骨质破坏后剩余骨壁分为一壁骨袋、二壁骨袋、三壁骨袋、四壁骨袋，所以B、D、E均错误。C选项是一种螺旋形袋，起源于一个牙面，但扭曲回旋于一个以上的牙面或根分叉区，称为复杂袋。此题选择A选项。

【破题思路】	
骨上袋	牙周支持组织发生破坏后所形成的真性牙周袋，袋底位于釉牙骨质界的根方、牙槽骨嵴的冠方，牙槽骨一般呈水平型吸收
骨下袋（骨内袋）	真性牙周袋的袋底位于牙槽嵴顶的根方，袋壁软组织位于牙根面和牙槽骨之间，牙槽骨呈垂直型吸收

14. 牙周探诊深度是指
A. 龈缘至膜龈联合的距离　　　　　　　B. 牙周袋底至牙槽骨嵴顶的距离
C. 牙周袋底至釉牙骨质界的距离　　　　D. 游离龈沟底至膜龈联合的角化牙龈的距离
E. 龈缘至牙周袋底的距离

【答案】E

【解析】牙周探诊深度即是牙周探针来探查龈沟的深度，即是龈沟深度，也就是牙周袋深度。

15. 牙周炎时的组织破坏特点为
A. 持续性破坏　　　　　　　B. 长时间静止，短时间破坏　　　C. 长时间破坏，短时间静止
D. 进行性破坏　　　　　　　E. 渐进性破坏

【答案】B

【解析】牙周炎会交替出现静止和破坏，且前者较长。故此题选择B选项。

【破题思路】本题为A1型题，以记忆为主。

16. 临床探诊时，龈沟正常探诊深度应
A. ≤3mm　　　　　　　　　B. ≤2mm　　　　　　　　　C. 1.8mm
D. 1.5mm　　　　　　　　　E. 1.0mm

【答案】A

【解析】龈沟正常探诊深度应≤3mm，此题选择A选项。

【破题思路】本题为A1型题，以记忆为主。

17. 能产生白细胞毒素的牙周致病性微生物是
   A. 牙龈卟啉单胞菌   B. 伴放线聚集杆菌   C. 具核梭形杆菌
   D. 福赛坦菌   E. 中间普氏菌

   【答案】B

   【解析】白细胞毒素是伴放线聚集杆菌（Aa）产生的外毒素，属膜损伤毒素，具有溶血性，造成牙周组织破坏，所以B选项正确。

   【破题思路】伴放线聚集杆菌（Aa）产生白细胞毒素。牙龈卟啉单胞菌（Pg）产生牙龈素。

18. 造成牙龈炎症和牙周破坏的常见原因中不包括
   A. 银汞悬突   B. 深窝沟   C. 咬合创伤
   D. 食物嵌塞   E. 边缘不密合的全冠

   【答案】B

   【解析】银汞悬突和边缘不密合的全冠不利于自洁，促进牙菌斑堆积从而破坏牙周组织，A、E正确；咬合创伤和食物嵌塞均可导致牙槽骨垂直吸收从而破坏牙周组织，C、D正确；而选项B深窝沟主要易于龋病的发生而不会造成牙龈炎症和牙周破坏，此题选择B选项。

   【破题思路】牙周病的局部致病因素有以下几点：①牙石；②解剖因素；③牙齿位置异常、拥挤；④咬合创伤；⑤食物嵌塞；⑥不良习惯；⑦牙面着色；⑧医源性因素。

19. 诊断牙周炎的关键指标是
   A. 牙龈出血   B. 牙龈红肿   C. 真性牙周袋形成
   D. 龈袋形成   E. 牙齿遇冷和热疼痛

   【答案】C

   【解析】A选项牙龈出血、B选项牙龈红肿、D选项龈袋形成均是牙龈炎症和牙周炎都可有的临床表现，而两者最主要的区别就是是否有真性牙周袋形成，是否有牙槽骨吸收和附着丧失的形成，所以选项C正确；E选项牙齿遇冷和热疼痛，牙齿龋坏、牙髓疾病、牙周疾病都可能出现此种临床表现，并不是牙周炎的关键指标。所以此题选择C选项。

20. 检查接触点最好用
   A. 探针探查   B. 牙线检查   C. X线片
   D. 摇动牙齿   E. 咬薄蜡片或咬合纸

   【答案】B

   【解析】选项A主要检查龋坏、牙石、根分叉病变等。选项B主要检查邻接，若牙线可轻松通过，则邻接太松；若牙线不能进入或使劲加压进入，则邻接太紧。选项C主要检查牙根和根尖问题。选项D主要检查牙齿松动度。选项E主要检查咬合。所以此题选择B选项。

   【破题思路】本题为A1型题，以记忆为主。

21. 牙槽骨垂直吸收时伴随的牙周袋多为
   A. 龈袋   B. 复杂袋   C. 骨上袋
   D. 骨下袋   E. 假性牙周袋

   【答案】D

   【解析】龈袋又称假性牙周袋，是牙槽骨无明显吸收，只是牙龈组织由于炎症性增生、肿大，导致龈缘覆盖牙冠而形成的，所以选项A和E错误；骨上袋是由于牙槽嵴水平型吸收，高度明显降低而形成的，牙周袋底在牙槽嵴顶的上方，所以选项C错误；骨下袋是由于牙槽骨发生垂直型吸收，高度变化不明显而形成的，牙周袋底位于牙槽嵴顶下方，牙周袋处于牙根面与牙槽骨之间，所以选项D正确；复杂袋是一种螺旋形袋，起源于一个牙面，但扭曲回旋于一个以上的牙面或根分叉区，所以选项B错误。

22. 牙周探诊时，探诊压力应掌握在
   A. 小于10gf   B. 10～15gf   C. 20～25gf
   D. 30gf左右   E. 30～50gf

   【答案】C

【解析】牙周探诊时用改良握笔式握探针。以口内相邻牙的面或近切缘处的唇面作支点,也可采用口外支点;探诊力量要轻,为20～25gf。故本题答案为C。

23.生物学宽度由以下哪些结构组成
A.结合上皮的冠根向宽度+骨嵴顶冠方的结缔组织
B.结合上皮的冠根向宽度+龈沟深度
C.结合上皮宽度+龈沟深度+骨嵴顶冠方的结缔组织
D.探诊深度+骨嵴顶冠方的结缔组织
E.探诊深度减龈沟深度
【答案】A
【解析】生物学宽度包括结合上皮及结合上皮的根方(即结合上皮的冠根向宽度)和牙槽嵴顶之间(即骨嵴顶冠方)的纤维结缔组织,对于指导冠延长术具有重要意义。

24.牙周炎时X线片上牙槽骨吸收的最主要表现是
A.牙槽骨高度降低　　　　B.牙槽骨密度增强　　　　C.根尖区骨密度减低阴影
D.牙周宽度均匀增加　　　E.牙槽嵴顶位于釉牙骨质界下1mm
【答案】A
【解析】牙周炎时X线片上牙槽骨吸收的最主要表现是牙槽骨高度降低,A正确;牙槽骨密度增强可能为慢性根尖周炎中的致密性骨炎,排除B;根尖区骨密度减低阴影可能为根尖周炎,排除C;正常情况下牙槽嵴顶到釉牙骨质界的距离为1～2mm,所以E选项为正常牙周的表现。

25.不良修复体可引起以下疾病,除了
A.口臭　　　　　　　　　B.牙周组织破坏　　　　　C.龋病
D.牙龈脓肿　　　　　　　E.牙龈纤维瘤病
【答案】E
【解析】不良修复体的边缘或表面往往很粗糙,容易滞留食物残渣,有利于细菌的积聚、繁殖,长期刺激牙龈,易引起牙龈慢性炎症,主要症状有牙龈出血、肿胀、脓肿、黏膜溃烂,口腔有臭味等;不良修复体与邻牙之间存在着细微的间隙,容易隐藏食物,又无法及时清除,是细菌生长、繁殖的最佳场所,如不及时拆除,很快就会造成邻牙的龋坏;不良修复体往往设计不合理,如不能分散咬合力,会引起口腔中起固位作用的天然牙负荷力过大或出现应力集中,就会迅速引起牙槽骨的吸收,所以不良修复体也会造成牙周组织破坏,所以选项A、B、C、D均正确。E选项牙龈纤维瘤病多数与遗传有关,与不良修复体无关,所以此题选择E选项。

【破题思路】遗传性牙龈纤维瘤病,是一种罕见的家族性疾病(但也有的患者并无家族史),表现为牙龈组织的弥漫性纤维结缔组织增生。以上颌磨牙腭侧最为严重,可覆盖部分或整个牙冠,不易出血,牙齿常因增生的牙龈挤压而发生移位。

26.用光滑尖探针应检查的项目如下,但除了
A.有无牙石　　　　　　　B.根面有无龋坏　　　　　C.有无釉珠
D.袋深　　　　　　　　　E.根分叉是否暴露
【答案】D
【解析】尖探针可以检查牙齿是否有龋坏、牙石、釉珠、根分叉病变等,但选项D袋深需要用牙周探针检查,所以此题选择D选项。

27.牙周组织和牙髓组织的交通途径不包括
A.根尖孔　　　　　　　　B.根管侧支　　　　　　　C.副根管
D.牙本质小管　　　　　　E.牙周膜
【答案】E
【解析】牙周组织和牙髓组织的交通途径包括根尖孔、根管侧支、副根管、牙本质小管及某些解剖异常或病理情况如牙根纵裂、牙骨质发育不良等。牙周膜是环绕牙根的致密的结缔组织,在正常生理状态下不是牙周和牙髓组织的交通途径,故本题答案为E选项。

【破题思路】牙周组织和牙髓组织之间存在着以下的交通途径:根尖孔(最多)、根管侧支(以根尖1/3最多,占总牙数17%)、牙本质小管(牙龈退缩)、其他包含某些解剖异常或病理情况如牙根纵裂、牙骨质发育不良等。

28. 下列因素能改变牙周组织对菌斑的刺激反应，除了
A. 性激素　　　　　　　　B. 肾上腺激素　　　　　　　C. 甲状旁腺激素
D. 殆创伤　　　　　　　　E. 糖尿病
【答案】D
【解析】内分泌系统的改变可使牙周组织对菌斑的刺激反应增强，如性激素、肾上腺激素、甲状旁腺激素、糖尿病等；D选项殆创伤为牙周炎症的局部刺激因素，但不能改变牙周组织对菌斑的刺激反应，故本题答案为D。

【破题思路】
全身促进因素可改变牙周组织对菌斑的刺激反应有以下几点：

遗传因素	如侵袭性牙周炎、慢性重度牙周炎
性激素	女性激素水平升高使牙龈组织对菌斑生物膜等局部刺激物的反应性增强，如青春期龈炎、妊娠期龈炎
吸烟	吸烟的危险程度与吸烟量成正比。重度吸烟者（>10支/天）疾病进展较快
有关的系统病	①糖尿病：是牙周病的重要危险因素之一 ②吞噬细胞数目的减少和功能的异常 ③艾滋病：免疫功能缺陷，牙周的进展要比未感染者快 ④骨质疏松症：此类疾病特点是骨量的减少和骨的脆性增加
精神压力	急性坏死性溃疡性龈炎（ANUG）

29. 下面关于牙菌斑生物膜的概念理解不正确的是
A. 整体生存的微生物生态群体
B. 凭借膜的结构黏附在一起生长，附着很紧，难以清除
C. 它的形成是一种适应性过程，使细菌能抵抗宿主的防御功能、表面活性剂的杀灭和抗生素的杀灭作用
D. 各种细菌随着时间的延长不断分化增殖，数量愈来愈多，堆积在一起，毒性增大发挥致病作用
E. 形成过程中各种细菌长期生存，能在合适的微环境中发挥不同的致病作用
【答案】D
【解析】牙菌斑生物膜是口腔中不能被水冲去或漱掉的细菌性斑块，由基质包裹的相互黏附，或黏附于牙面、牙间或修复体表面的软而未矿化的细菌性群体。牙菌斑生物膜概念的理解应把握3个方面：①整体生存的微生物生态群体。②各种细菌凭借膜的结构黏附在一起生长，有相互识别性，并非简单的堆积。③形成是一种适应性过程，使细菌能抵抗宿主的防御功能、表面活性剂的杀灭和抗生素的杀灭作用，各种细菌相互协调，长期生存，在不同的环境中发挥不同的致病作用，故本题答案为D。

30. 关于牙周探诊深度的说法下列哪个不正确
A. 组织学上的龈沟或牙周袋深度
B. 健康组织探针止于结合上皮冠方
C. 健康组织探针进入结合上皮的1/3～1/2
D. 炎症时探针过结合上皮进入炎症的结缔组织
E. 炎症时探针止于炎症的结缔组织下方正常纤维的冠方
【答案】B
【解析】龈沟深度是指从龈沟底到龈缘的距离，正常不超过2～3mm；组织学研究证明，健康组织用钝头的牙周探针探测龈沟时，探针并不终止于结合上皮的冠方，而是进入结合上皮内的1/3～1/2，所以B选项描述错误，C选项正确。炎症时探针尖端会穿透结合上皮而进入有炎症的结缔组织内，终止于炎症的结缔组织下方正常纤维的冠方。这是因为在炎症时结缔组织中胶原纤维破坏消失，组织对机械力的抵抗减弱，易被探针穿透所以选项D、E均描述正确。本题问的是不正确的，故选B选项。

31. 关于龈牙结合部临床意义方面的说法不正确的是
A. 龈牙结合部是牙周炎的始发部位
B. 牙龈表面上皮可向牙面爬行生长，重新分化出结合上皮，并分泌基底膜物质，重新形成上皮附着，其结构与原始的结合上皮一样
C. 牙龈表面上皮重新形成上皮附着，其结构与原始的结合上皮不一样

D. 牙龈表面上皮重新形成上皮附着，需10～12天完成

E. 临床深刮术后4～6周内不探牙周袋

【答案】C

【解析】龈牙结合部是指牙龈组织结合上皮与牙面连接，良好地封闭了软硬组织的交界处。若将牙龈与结合上皮一同切除，牙龈表面上皮可向牙面爬行生长，重新分化出结合上皮，并分泌基底膜物质，重新形成上皮附着，其结构与原始的结合上皮一样，需10～12天完成。临床深刮术后4～6周内不探牙周袋，以免破坏组织的愈合过程。龈牙结合部是牙周病的始发部位。故本题选C。

【破题思路】本题为A1型题，以记忆为主。

32. 菌斑微生物是牙周病始动因素的证据之一，以下描述正确的是

A. 牙周病必须用抗生素治疗　　B. 刷牙后牙面会形成菌斑　　C. 牙周炎与全身疾病相关

D. 局部机械治疗无效　　E. 实验性龈炎

【答案】E

【解析】A选项牙周病治疗抗生素需在基础治疗后应用；B、C选项说法正确，但和本题无关；局部机械治疗可以有效缓解牙龈炎症，所以局部机械治疗有效，D错；实验性龈炎是支持菌斑微生物作为牙周病始动因素的证据之一，故本题选E。

【破题思路】菌斑微生物作为牙周病的始动因子的证据有：①实验性龈炎的证明；②流行病学调查；③机械除菌或抗菌治疗有效；④动物实验研究；⑤宿主免疫反应。

33. 局限型侵袭性牙周炎龈下非附着性菌斑内的主要优势菌是

A. 梭形杆菌　　B. 螺旋体　　C. 中间普氏菌

D. 黏性放线菌　　E. 伴放线聚集杆菌

【答案】E

【解析】A、B、C是坏死性溃疡性龈炎的主要优势菌；伴放线聚集杆菌（Aa）是侵袭性牙周炎的主要优势菌，故本题选E。

【破题思路】

慢性龈炎优势菌：放线菌。

妊娠期龈炎优势菌：中间普氏菌（Pi）。

坏死性溃疡性龈炎优势菌：梭形杆菌、中间普氏菌、螺旋体。

慢性牙周炎优势菌：牙龈卟啉单胞菌（Pg）、福赛坦菌（Tf）。

侵袭性牙周炎优势菌：伴放线聚集杆菌（Aa）。

34. 判断有无牙周炎的重要指征是

A. 龈袋超过3mm　　B. 附着丧失　　C. 牙龈红肿

D. 牙龈出血　　E. 龈乳头增生

【答案】B

【解析】有无附着丧失是判断有无牙周炎的主要指征；龈袋超过3mm，也可能是假性牙周袋的结果，不是诊断牙周炎的决定指标；D选项牙龈出血、C选项牙龈红肿、E选项龈乳头增生是牙龈炎症和牙周炎都可能有的临床表现，而两者最主要的区别就是是否有真性牙周袋形成、是否有牙槽骨吸收和附着丧失的形成，故本题选B。

35. 慢性成人牙周炎患病率明显增高是在

A. 18岁以后　　B. 20岁以后　　C. 25岁以后

D. 35岁以后　　E. 50岁以后

【答案】D

【解析】慢性牙周炎发病年龄通常在30～40岁，起病和发展是一个比较缓慢的过程。一般无明显不适，不受重视，可能同时侵犯全口多数牙，且有一定的对称性；牙龈有色、形、质的变化；探诊时能发现牙周袋形成，探诊深度超过3mm且能探到釉牙骨质界，即已有附着丧失；X线片上可见牙槽嵴顶高度降低，有水平或垂直骨吸收。故本题答案是D。数据要牢记。

【破题思路】

慢性成人牙周炎患病率明显增高	35岁以后
侵袭性牙周炎	一般在35岁以下
青春期龈炎	12～18岁

36. 龈上菌斑定义正确的是
A. 未矿化的细菌性沉积物，牢固黏附于牙面和修复体表面，由细菌构成
B. 未矿化的细菌性沉积物，牢固黏附于牙面和修复体表面，由黏性基质和嵌入其中的细菌构成
C. 部分矿化的细菌性沉积物，牢固黏附于牙面和修复体表面，由黏性基质和嵌入其中的细菌构成
D. 矿化的细菌性沉积物，牢固黏附于牙面和修复体表面，由黏性基质和嵌入其中的细菌构成
E. 以上均不对
【答案】B
【解析】位于龈缘以上的牙菌斑称为龈上菌斑，主要分布在近牙龈的1/3牙冠处和牙其他不易清洁的窝沟、裂隙、邻接面等部位，是未矿化的细菌性沉积物，牢固黏附于牙面和修复体表面，由黏性基质和嵌入其中的细菌构成由此A选项错、B选项正确。菌斑尚未矿化，矿化后形成牙石。

37. 与牙周炎关系最密切的是
A. 龈上菌斑　　　　　　　　　　　B. 平滑牙面菌斑
C. 窝沟内菌斑　　　　　　　　　　D. 非附着菌斑
E. 附着菌斑
【答案】D
【解析】与牙周炎关系最密切的是非附着菌斑。非附着性龈下菌斑含有的革兰阴性厌氧菌和能动菌与牙周炎进展关系最密切，故本题答案是D。A选项龈上菌斑，与龋病发生、龈上牙石、牙龈炎形成有关；E选项附着菌斑与龈下牙石的形成、根面龋、根面吸收及牙周炎有关；此题易误选C，C选项窝沟内菌斑和窝沟龋有关。

【破题思路】与牙周炎关系最密切的是非附着菌斑，被认为是牙周炎的"进展前沿"。

38. 证据充分的牙周致病菌是
A. 中间普氏菌和牙龈卟啉单胞菌　　B. 伴放线聚集杆菌和牙龈卟啉单胞菌
C. 齿密垢螺旋体和伴放线聚集杆菌　D. 齿密垢螺旋体和福赛坦菌
E. 具核梭形杆菌和伴放线聚集杆菌
【答案】B
【解析】中间普氏菌、齿垢密螺旋体、具梭梭杆菌属于中等证据的致病菌，排除A、C、D、E；伴放线聚集杆菌（Aa）和牙龈卟啉单胞菌（Pg）以及福赛坦菌（Tf）是证据充分的牙周致病菌，故选B。

【破题思路】证据充分的牙周致病菌：伴放线聚集杆菌（Aa）、牙龈卟啉单胞菌（Pg）、福赛坦菌（Tf）。

39. 下列致病菌与慢性龈炎无关的是
A. 牙龈二氧化碳嗜纤维菌　　　　　B. 伴放线聚集杆菌
C. 黏性放线菌　　　　　　　　　　D. 内氏放线菌
E. 微小微单胞菌
【答案】B
【解析】慢性龈炎的致病菌种类主要是牙龈二氧化碳嗜纤维菌、黄褐二氧化碳嗜纤维菌、黏性放线菌、内氏放线菌、微小微单胞菌。伴放线聚集杆菌是局限型侵袭性牙周炎的主要致病菌，与慢性龈炎无关，故选B。

40. 膜龈联合指的是
A. 边缘龈和龈乳头之间的交界处　　B. 边缘龈和附着龈之间的交界处
C. 附着龈和龈乳头之间的交界处　　D. 附着龈和牙槽黏膜之间的交界处
E. 边缘龈和牙槽黏膜之间的交界处
【答案】D

【解析】附着龈的根方为牙槽黏膜，二者之间有明显的界线，称膜龈联合，故选 D。膜龈联合的位置在人的一生中基本是特定的。

【破题思路】本题为 A1 型记忆题。

41. 用于牙周袋深度检查的工具是
A. 普通的弯探针　　　　　　B. 有刻度的尖探针　　　　　　C. 有刻度的钝头探针
D. 无刻度的钝头探针　　　　E. Nabers 探针
【答案】C
【解析】牙周袋深度检查需要使用牙周探针，牙周探针带有刻度，每个刻度为 1mm 或 2～3mm，工作端为圆柱形，尖端逐渐变细，利于插入，尖端处为钝头，故选 C。A 选项普通的弯探针可以检查牙齿是否有龋坏、牙石、釉珠、根分叉病变等；B 选项尖探针不可探查牙周袋；E 选项 Nabers 探针专用于根分叉探诊。

【破题思路】

握持	用改良握笔式握持探针，支点要稳
力量	探诊力量要轻，约为 20～25g
进入方向	探入时探针应与牙体长轴平行
移动方法	以提插方式移动探针
邻面方法	探针要紧贴牙邻面接触点探入，并将探针向龈谷方向稍倾斜
探诊应有顺序	按分区、分点顺序进行

42. 用于治疗急性坏死性溃疡性龈炎最有效的药物是
A. 四环素　　　　　　　　　B. 金霉素　　　　　　　　　　C. 磺胺类
D. 甲硝唑　　　　　　　　　E. 青霉素
【答案】D
【解析】急性坏死性溃疡性龈炎的致病性微生物是梭形杆菌和螺旋体，均是厌氧微生物，而甲硝唑是抗厌氧微生物的最佳药物。A 四环素、B 金霉素、C 磺胺类均为广谱抗生素，故选择 D。

【破题思路】用于治疗急性坏死性溃疡性龈炎最有效的药物是甲硝唑。
用于治疗侵袭性牙周炎最有效的药物：国外应用四环素族药物，国内应用甲硝唑和阿莫西林配合使用。

43. 复方氯己定含漱剂的组成为
A. 氯己定 + 甲硝唑　　　　　B. 氯己定 + 土霉素　　　　　C. 氯己定 + 金霉素
D. 氯己定 + 四环素　　　　　E. 氯己定 + 碘仿
【答案】A
【解析】复方氯己定主要组成成分为氯己定和甲硝唑，故 A 正确，这是记忆题。

【破题思路】对牙周药物的记忆。

44. 属于牙周炎局部促进因素的是
A. 牙根形态异常　　　　　　B. 吸烟　　　　　　　　　　C. 牙菌斑
D. 畸形中央尖　　　　　　　E. 颊面深窝沟
【答案】A
【解析】吸烟属于牙周炎全身促进因素，排除 B；牙菌斑是牙周病的始动因子，排除 C；畸形中央尖可导致牙髓疾病，排除 D；颊面深窝沟可能导致龋坏的发生，排除 E；牙根形态异常属于牙周炎局部促进因素，故本题选择 A。

45. 下面哪一项不是菌斑微生物作为牙周病始动因子的证据
A. 实验性龈炎观察牙龈炎症随菌斑量的增加而加重
B. 流行病调查发现牙周病的严重程度和菌斑的堆积量成正比

C. 机械去除菌斑和抗菌效果明确

D. 菌斑生物膜具有较强抵抗力,其内细菌为牙周疾病的主要致病菌

E. 实验性动物研究证明,无菌情况下不会产生牙龈炎

【答案】D

【解析】龈炎的发生与菌斑的堆积情况呈正相关,排除 A；流行病学调查发现牙周病的分布,患病和严重程度与该人群的口腔卫生情况、菌斑的积聚多少呈正相关,甚至可以促进修复,故排除 B；机械的除菌方法（洁治、刮治、根面平整）或抗菌治疗有效控制菌斑的生成使牙周袋内细菌数量有效减少,牙龈炎症和肿胀消退,故排除 C；实验性动物研究证明,无细菌不会引起龈炎,而用有细菌的食物饲养,则可造成实验动物的牙周炎症,排除 E；宿主免疫反应,牙周病患者的血清中或龈沟液内可有高浓度的抗体,这种抗体反应在牙周治疗后下降,故本题选 D。

46. 急性龈乳头炎的病因不包括

A. 机械刺激　　　　　　　B. 化学刺激　　　　　　　C. 菌斑刺激

D. 不良修复体刺激　　　　E. 食物嵌塞刺激

【答案】C

【解析】菌斑属于慢性长期刺激,一般引起慢性龈炎,而急性龈乳头炎是急性过程。牙龈乳头受到机械（A）或化学的刺激（B）,是引起急性龈乳头炎的直接原因。E 选项食物嵌塞造成牙龈乳头的压迫及食物发酵产物的刺激可引起龈乳头的急性炎症。充填体的悬突、不良修复体的边缘、义齿的卡环尖以及不良的松牙固定等均可刺激龈乳头,造成牙龈乳头的急性炎症,选项 D 也同样是急性龈乳头炎的病因。

47. 精确判断牙周袋是否存在的检查方法是

A. 视诊、有无牙龈肿胀　　B. 视诊、牙龈颜色有无变化　　C. 咬合检查

D. 牙周探诊检查　　　　　E. X 线片检查

【答案】D

【解析】牙周探诊是牙周病诊断中最重要的检查方法,主要是为了了解有无牙周袋或附着丧失,并探测其深度和附着水平,还可探查有无探后出血、牙石的量及分布、根分叉是否受损。故本题选 D。

48. 牙菌斑中的细菌通过黏附、共聚,相互连接,很快发育成熟,一般来说多长时间菌斑的形成已经能够被菌斑染色剂所染色,具有较强的致病作用

A. 1～2h　　　　　　　　B. 12h 左右　　　　　　　C. 7 天

D. 9 天　　　　　　　　　E. 10～30 天

【答案】B

【解析】一般 12h 的菌斑便可被菌斑显示剂着色,早期菌斑增长较快,成熟时则较慢,9 天后便可形成各种细菌的复杂生态群体,约 10～30 天的菌斑发展成熟达高峰。故本题选 B。

【破题思路】此题为 A1 型记忆题。

49. 造成垂直型食物嵌塞的主要原因有

A. 牙龈肿胀　　　　　　　B. 严重的牙周病　　　　　C. 骨下袋的形成

D. 接触点消失或改变　　　E. 牙齿松动

【答案】D

【解析】垂直型食物嵌塞主要见于：①两邻牙失去正常的接触关系：邻面龋、充填体或修复体未能恢复接触区、牙齿扭转错位、患牙周病的牙过于松动等；②来自对颌牙的楔力或异常的胎力、充填式牙尖、相邻两牙高度不一致、尖锐的牙尖或边缘嵴食物外溢道消失。如果两牙之间的牙龈乳头退缩等原因造成两牙之间下方出现空隙,食物易在唇、颊及舌部的力量下水平进入此间隙,造成水平型食物嵌塞。故本题选 D。A 牙龈肿胀主要是由牙龈炎或牙龈脓肿等造成的；C 骨下袋的形成主要是牙槽骨垂直吸收导致的；E 牙齿松动是牙周炎的四大症状之一。

50. 造成牙周炎的主要因素是

A. 遗传　　　　　　　　　B. 全身性疾病　　　　　　C. 病毒感染

D. 龈下菌斑　　　　　　　E. 龈上菌斑和龈上牙石

【答案】D

【解析】菌斑微生物是引发牙周炎的始动因子,堆积在龈牙结合部的牙面和龈沟内的菌斑微生物及其产物引发牙龈的炎症和肿胀,主要为龈下菌斑和龈下牙石,故选 D。E 龈上菌斑和龈上牙石与龋病发生、牙龈炎形

成有关。A 遗传、B 全身性疾病可以改变宿主对微生物的反应，是牙周病的全身促进因素。

【破题思路】 牙周病的始动因子为菌斑，尤其是龈下菌斑和龈下牙石。

51. 正常龈沟探诊深度为
  A. 0.5mm B. 1mm C. 2mm
  D. 2～3mm E. 3mm
  【答案】D
  【解析】龈沟深度是指从龈沟底到龈缘的距离，健康牙龈的龈沟探诊深度不超过 2～3mm，探诊深度超过 3mm 且袋底在釉质牙骨质界的冠方为假性牙周袋；若探诊深度超过 3mm，且袋底在釉质牙骨质界的根方即发生了附着丧失为真性牙周袋，故选 D。

【破题思路】 此题为 A1 型记忆题。

52. 牙周细菌导致牙周破坏的发生，其机制为
  A. 细菌直接侵袭到牙周组织中
  B. 细菌直接侵害牙周组织，引起免疫反应
  C. 细菌在体内繁殖
  D. 抑制和躲避宿主的防御功能
  E. 以上都是
  【答案】E
  【解析】牙周细菌导致牙周破坏的发生，其机制有细菌直接损害宿主牙周组织，选项 A 正确。它的抗原成分、各种酶、毒素及代谢产物可进入，直接破坏牙周组织，或引起牙周组织局部的免疫和炎症反应，造成组织损伤，引发宿主免疫反应，选项 B 正确。细菌能选择性地黏附、定植于宿主的适当部位，并在营养环境中生长繁殖，选项 C 正确。能引起宿主组织破坏。致病菌的生长繁殖除了需要营养环境以外，它们还必须能逃避宿主抑制和躲避宿主的防御功能，主要逃避宿主的非特异性免疫功能，特别是吞噬细胞，唾液和龈沟液中含多种杀菌因子，选项 D 正确。

53. 牙石中最主要的成分是
  A. 有机盐 B. 细菌 C. 无机盐
  D. 厌氧菌和螺旋体 E. 需氧菌和革兰阳性球菌
  【答案】C
  【解析】牙结石开始时是软的，会因逐渐钙化而变硬，它是由 75% 的磷酸钙，15%～25% 的水、有机物、磷酸锰、矿酸钙及微量的钾、钠、铁所构成的，并呈现出黄色、棕色或者黑色。无机盐的主要成分为钙、磷等，故本题答案为 C。

【破题思路】 此题易错选 B。牙石是在细菌的作用下形成的，但是细菌是非主要成分。

54. 下列何种疾病与牙周病没有密切关系
  A. 糖尿病 B. 白血病 C. 心血管疾病
  D. 大叶性肺炎 E. 再生障碍性贫血
  【答案】D
  【解析】与牙周病有关的系统性疾病：如血液病（急性白血病、血小板减少性紫癜等）、心血管疾病、糖尿病或其他内分泌疾病、神经系统疾病、免疫功能缺陷以及某些遗传性疾病或有遗传易感因素等，故本题答案为 D。

55. 正常情况下牙槽嵴顶距釉牙骨质界的距离，在 X 线片上通常为
  A. <3mm B. <2.5mm C. <2mm
  D. <1.5mm E. <1mm
  【答案】C
  【解析】在标准根尖片上，当牙槽嵴顶到釉牙骨质界的距离超过 2mm 时，则可认为有牙槽骨吸收。正常情况下牙槽嵴顶距釉牙骨质界的距离，在 X 线片上通常为小于 2mm，故本题答案为 C。

【破题思路】 此题易错选 A，龈沟正常探诊深度应≤3mm，而牙槽嵴顶距釉牙骨质界的距离 <2mm。

56. 牙齿松动与下述哪项因素关系不大
   A. 牙槽骨吸收　　　　　　B. 殆创伤　　　　　　　　　C. 牙周韧带的急性炎症
   D. 女性激素水平变化　　　E. 牙龈纤维瘤

【答案】E

【解析】牙槽骨吸收后牙齿缺少支持组织导致牙齿松动，排除 A；如果牙齿的咬合状况不良或有夜磨牙、紧咬牙的不良习惯等，对牙齿的咬合造成了创伤，长期也会造成牙齿的松动，排除 B；如果牙齿松动的情况伴有牙齿咬合疼痛或牙龈疼痛后发生，多是牙周膜组织的急性炎症水肿，从而造成了牙齿的松动，排除 C；女性激素水平的变化可能会引起牙齿松动度的改变，如在月经期可能出现轻度的牙齿松动，排除 D；牙龈纤维瘤可使牙齿移位，但松动较少，故本题答案为 E。

【破题思路】牙齿松动的原因：①牙槽骨吸收（主要原因）；②咬合创伤；③牙周膜急性炎症；④牙周翻瓣术后；⑤女性激素水平变化。

57. 下列哪项与龈下牙石的形成有关
   A. 龈上菌斑　　　　　　　B. 附着性龈下菌斑　　　　C. 非附着性龈下菌斑
   D. 白垢　　　　　　　　　E. 食物碎屑

【答案】B

【解析】牙石的形成包括 3 个步骤，即获得性薄膜的形成、菌斑成熟和矿化，其中菌斑是矿化的核心。附着性龈下菌斑紧密的附着在牙面，作为矿化的核心，参与龈下牙石的形成，选项 B 正确。龈上菌斑作为龈上牙石矿化的核心在来源于唾液中矿化成分的参与下形成龈上牙石，选项 A 错误。非附着性龈下菌斑位于附着性龈下菌斑的表面或直接与龈沟上皮、袋内上皮接触为结构松散的菌群，在牙周炎快速进展时，非附着龈下菌斑明显增多，毒力增强，与牙槽骨的快速破坏有关，与牙周炎的发生发展关系密切，选项 C 错误。白垢也称软垢，通常沉积在牙面的颈 1/3 区域。选项 E 食物碎屑参与白垢的形成。

58. 关于生物学宽度正确的是
   A. 龈沟底与牙槽嵴顶之间的恒定距离约 2mm
   B. 龈沟底与牙槽嵴顶之间的距离约 2mm，其改变可反映牙周状况
   C. 牙周炎时牙槽骨水平吸收，生物学宽度增大
   D. 牙周萎缩时生物学宽度变小
   E. 随年龄增长上皮附着根向迁移，生物学宽度变小

【答案】A

【解析】生物学宽度是指龈沟底与牙槽嵴顶之间的距离，约 2mm，此距离恒定不变，即使随着年龄的增大或在病变情况下，上皮附着向根方迁移牙槽嵴顶亦随之降低，但沟（袋）底与嵴顶间的生物学宽度仍保持不变，故 A 正确，B、C、D、E 均错误。

【破题思路】生物学宽度恒定不变，约 2mm，是龈沟底到牙槽嵴顶的距离。

59. 以下哪个不是龈下牙石的临床特征
   A. 色浅或深褐色，黑褐色　　　　　B. 位于龈沟内
   C. 新形成者松软多孔，表面可覆盖菌斑　　D. 较大块者可在 X 线片显示
   E. 体积较小，与龈袋和牙周袋一致

【答案】C

【解析】龈下牙石体积小而硬，C 错，符合题意；龈下牙石呈褐色或黑色，故 A 正确；一般位于龈下及牙周袋内，B 也正确；体积较大者可在 X 线上显示，D 正确；体积小而硬，E 正确。故此题选 C。

【破题思路】龈下牙石在龈缘以下的牙面上，肉眼看不到需探针才能查到的称为龈下牙石，有时在 X 线片上也可见龈下牙石。龈下牙石呈褐色或黑色，较龈上牙石体积小而硬，一般与牙面的附着比龈上牙石更牢固。龈下牙石见于大多数牙周袋内，通常从釉牙骨质界延伸至袋底附近，在龈缘下分布较均匀，但以邻面和舌、腭面较多些。

60. 下列哪一项不是垂直型食物嵌塞的原因
   A. 殆面的形态异常　　　　B. 邻接关系异常　　　　　C. 对颌充填式牙尖

D. 牙齿松动 E. 牙龈乳头退缩

【答案】E

【解析】垂直型食物嵌塞指食物从殆面垂直方向嵌入牙间隙内，此种食物嵌塞嵌入较紧，不易剔除。殆面被磨损殆面的形态异常而使食物外溢道消失，致使食物被挤入牙间隙，选项 A 是垂直嵌塞的原因。邻面接触区由于磨损由点接触变为面接触，邻接关系异常，食物溢出道消失，易发生垂直性食物嵌塞，选项 B 是垂直嵌塞的原因。对颌充填式牙尖能将食物挤入对颌牙的牙间隙引发垂直性嵌塞，选项 C 是垂直嵌塞的原因。牙齿松动接触不佳，易垂直性食物嵌塞，选项 D 是垂直嵌塞的原因。牙龈乳头退缩使因外展隙增大，在进食时，唇颊和舌的运动可将食物压入牙间隙造成水平性食物嵌塞，选项 E 导致水平食物嵌塞的原因，此题选择 E。

61. 关于龈沟液以下不正确的是
A. 牙龈健康者极少有龈沟液 B. 炎症时龈沟液明显增多
C. 其主要成分与血清相似 D. 龈沟液中有免疫球蛋白，具有抗特异性致病菌的作用
E. 龈沟液中无白细胞等防御细胞

【答案】E

【解析】龈沟液中有补体 - 抗体系统成分、各种电解质、蛋白质、葡萄糖、酶等，也包含白细胞（主要为通过龈沟上皮迁移而出的中性粒细胞）、脱落的上皮细胞等，故 E 不正确。牙龈健康者只有极少量的龈沟液，故 A 正确；龈沟液增多是牙周炎的早期表现之一，B 正确；龈沟液液体的成分主要来自血清，C 正确；龈沟液中的免疫球蛋白与口腔防御功能有关，具有针对不同致病菌的特异抗体功能，其中 IgG 水平高于 IgA 和 IgM，故 D 正确。

62. 获得性膜是指
A. 牙萌出时牙面上胚胎来源的有机物 B. 牙面上积累的食物残渣沉积物
C. 吸附至牙面的唾液蛋白或糖蛋白 D. 均匀分布于牙面上的微生物层
E. 在菌斑 - 牙界面由菌斑微生物所分泌的蛋白膜

【答案】C

【解析】获得性膜是指是由唾液蛋白或糖蛋白吸附至牙面，形成的一层无结构、无细胞的薄膜，故 C 正确、E 错误；获得性膜由蛋白质、碳水化合物和脂肪组成，A、C 错误；其在牙龈缘较厚，牙尖区较薄，故 D 错误。

63. 关于殆创伤下列哪一项是正确的
A. 单纯殆创伤会加重牙周炎症
B. 单纯殆创伤会造成骨下袋
C. 治疗牙周炎消除殆创伤是第一位的
D. 殆创伤会增加牙的松动度，所以动度增加是诊断殆创伤的唯一指征
E. 自限性牙松动，没有炎症时不造成牙周组织破坏

【答案】E

【解析】目前对殆创伤与牙周炎的关系认识如下：①单纯、短期的殆创伤不会引起牙周袋，也不会引起或加重牙龈的炎症。②殆创伤会增加牙的动度，但动度增加不一定是诊断殆创伤的唯一指征，因为牙周膜增宽和牙松动可能是以往殆创伤的结果。③当长期的殆创伤伴随严重的牙周炎或明显的局部刺激因素时，它会加重牙周袋和牙槽骨吸收。④自限性牙松动在没有牙龈炎症的情况下，不造成牙周组织的破坏。故 E 正确，A、B、D 错误，在牙周炎的治疗中，消除炎症是第一位的，C 错误。

【破题思路】单纯的殆创伤不会引起、加重牙周袋，它只在菌斑引起牙周炎时起协同破坏作用。

64. 口腔科医师在治疗中易形成的不利于牙周组织健康的因素如下，除了
A. 两牙邻面均有充填体 B. 银汞充填物悬突 C. 冠的颊面凸度过大
D. 正畸矫治器边缘达龈下 E. 基牙的咬合负担过大

【答案】A

【解析】该题考核的知识点为牙周疾病的局部促进因素中，由不当治疗而导致的因素，备选答案中 B、C、D、E 项的内容都可以促进牙菌斑堆积，属于不利于牙周健康的因素，而答案 A 中两牙邻面均有充填体并不对牙周健康构成威胁，只有当充填体不良时才成为致病因素，因此正确答案为 A。

（65 ～ 67 题共用备选答案）
A. 探诊深度 B. 牙周附着水平 C. 牙松动度
D. 探诊出血 E. 牙龈退缩

65. 能准确反映牙周组织破坏程度的指标是
【答案】B
66. 能判断牙龈有无炎症的重要指标是
【答案】D
67. 与前牙美观密切相关的指标是
【答案】E
【解析】牙周附着水平能较客观准确地反映牙周组织破坏程度，有无附着丧失是区分牙周炎与龈炎的重要指标，故65题选B；牙龈炎症的临床最初表现是龈沟液量的增多和龈沟探诊出血，健康的牙龈用力刷牙或轻探龈沟不出血，探诊出血是诊断牙龈有无炎症的重要指标之一，故66题选D；前牙牙龈萎缩使牙根暴露影响美观，所以牙龈退缩与前牙美观密切相关，故67题选E。

（68～70题共用备选答案）
A. 牙菌斑　　　　　　　B. 软垢　　　　　　　C. 获得性膜
D. 龈上菌斑　　　　　　E. 龈下菌斑

68. 牙龈炎的主要病因
【答案】D
69. 牙面清洁后最先在牙面形成
【答案】C
70. 未矿化的细菌性沉积物，牢固地黏附于牙面或修复体表面
【答案】A
【解析】牙菌斑是牙龈炎的主要病因，这道题将答案更细化，将牙菌斑分为龈上菌斑和龈下菌斑，所以更确切地说牙龈炎的主要病因是龈上菌斑，龈缘附近牙面上堆积的牙菌斑即龈上菌斑，是牙龈炎的始动因子，故68题选D；获得性膜可于数分钟内在刚清洁过的牙面上形成，1～2h迅速成层增厚，故69题选C；牙菌斑是指口腔中不能被水冲去或漱掉的细菌性斑块，是由基质包裹的互相黏附，或黏附于牙面、牙间或修复体表面的软而未矿化的细菌性群体，故70题选A。

（71～73题共用备选答案）
A. 0°　　　　　　　　　B. 15°　　　　　　　　C. 45°
D. 50°　　　　　　　　E. 80°

71. 龈下刮治放入器械时，工作端平面与牙根之间的最佳角度是
【答案】A
72. 超声波洁牙机工作头的前端与牙石接触的角度宜小于
【答案】B
73. 龈下刮治时，刮治器工作刃与根面形成的最佳角度是
【答案】E
【解析】龈下刮治时，刮治器工作端以0°，即与牙根平行放入牙周袋，到达袋底后，与根面逐渐成45°角，以探查根面牙石，探到牙石根方后，随即与牙面形成约80°角进行刮治。超声波洁牙机工作头与牙石接触的角度为0°，或者小于15°。

（74～76题共用备选答案）
A. 龈上菌斑　　　　　　B. 附着性龈下菌斑　　　C. 非附着性龈下菌斑
D. 陈旧的龈上菌斑　　　E. 窝沟处龈上菌斑

74. 与龈下牙石形成有关
【答案】B
75. 主要由革兰阴性厌氧菌构成的菌斑
【答案】C
76. 被认为是牙周炎"进展前沿"的菌斑
【答案】C
【解析】附着性龈下菌斑主要为革兰阳性球菌、杆菌及丝状菌，与龈下牙石的形成、根面龋、根面吸收及牙周炎有关，故74题选B；非附着性龈下菌斑主要为革兰阴性厌氧菌，其在牙周炎快速进展时明显增多，毒性增强，与牙槽骨的快速破坏有关，与牙周炎的发生发展关系密切，被认为是牙周炎"进展前沿"的菌斑，故75题、76题均选C。A龈上菌斑与龋病发生、龈上牙石形成有关，E窝沟处龈上菌斑主要与窝沟龋有关。

第二单元　牙龈疾病

1. 慢性龈炎最常见的主诉症状是
A. 颜色改变
B. 出血
C. 自发痛
D. 龈沟液增多
E. 牙龈红肿

【答案】B

【解析】慢性龈炎临床表现为色、形、质的改变，早期就诊于临床是因咬硬物或者刷牙出血。D 龈沟液增多可作为评估牙龈炎症的客观指标，健康牙龈有少量的龈沟液，炎症时龈沟液增多；A，E 都是临床表现；C 自发痛，慢性龈炎无自发痛，急性牙髓炎和急性龈乳头炎都有自发痛，而慢性牙髓炎有自发痛病史，所以选择 B。

【破题思路】

题干信息	首选
龈沟液增多	评估牙龈炎症的客观指标
出血	自发性出血——ANUG、血液病 早期牙龈炎——咬硬物或刷牙出血
自发痛	急性牙髓炎、急性龈乳头炎、慢性牙髓炎（自发痛病史）

2. 慢性龈炎的临床表现如下，除了
A. 牙龈可呈鲜红或暗红色
B. 刷牙或咬硬物时牙龈可有出血
C. 牙龈质地松软脆弱
D. 龈沟深度增加，形成假性牙周袋
E. 牙间乳头坏死消失

【答案】E

【解析】慢性龈炎色泽为鲜红或暗红色，苍白色有可能是纤维增生或者是血液性疾病。慢性龈炎早期刷牙或咬硬物出血，而自发性出血为 ANUG 或者血液性疾病。因炎症组织水肿和胶原的破坏，牙龈可变得松软脆弱，如果以增生为主，牙龈沟变深，成为假性牙周袋，质地会较硬而有弹性。所以 A、B、C、D 都是其临床表现，而 E 为 ANUG 的临床表现。

【破题思路】

题干信息	首选
牙龈颜色	鲜红或暗红——牙龈炎症 苍白——血液疾病
质地	松软脆弱——组织水肿，胶原破坏 质地坚韧——牙龈增生
牙周袋	假性牙周袋——牙龈增生 真性牙周袋——结合上皮向根方增殖，附着丧失
牙间乳头坏死	ANUG——出血、疼痛、腐败性口臭、坏死

3. 关于慢性龈炎时牙龈色、形和质的变化，错误的是
A. 牙龈炎的炎症充血范围可波及附着龈
B. 附着龈的点彩消失可作为牙龈炎症的指标
C. 牙龈可变厚或肥大
D. 牙龈可变松软
E. 游离龈和龈乳头可呈鲜红色或暗红色

【答案】B

【解析】慢性龈炎严重的时候可波及附着龈，所以 A 正确。如果炎症较轻且局限于龈沟壁一侧，牙龈表面仍然有一定的致密度，点彩仍然存在，所以不能把点彩消失作为牙龈炎症的指标，B 错误。牙龈炎症时期，牙龈质地可松软，也可肥大，颜色暗红或鲜红，C、D、E 正确。

【破题思路】

题干信息	首选
附着龈	波及附着龈——慢性龈炎、白血病的龈病损、药物性牙龈增生、牙龈纤维瘤病 未波及附着龈——ANUG
点彩	点彩——正常牙龈有（并不是所有正常牙龈都必须有）

4. 慢性龈炎时的龈沟，错误的是
A. 龈沟探诊可达 3mm 或更多
B. 加深的龈沟称为龈袋
C. 龈袋的上皮附着水平位于釉牙骨质界以下的根面上
D. 牙周探诊深度常大于组织学上的龈沟深度
E. 龈袋的形成是因牙龈肿胀或增生所致

【答案】C

【解析】当牙龈因炎症增殖时，龈沟探诊深度可超过3mm。加深的龈沟叫龈袋，是由于牙龈肿胀或者增生所致。牙周探诊时，探针会插入部分结合上皮内，所以会大于组织学上的龈沟深度。所以A、B、D、E正确。慢性龈炎龈袋的上皮附着于釉牙骨质界上方，附着于釉牙骨质界下方的为牙周炎，所以C错误。

【破题思路】

题干信息	首选
龈沟探诊	正常龈沟深度——0.5～3mm 超过3mm——两种情况：增生龈炎+牙周炎
龈袋	增生龈炎——结合上皮正常 牙周炎——结合上皮向根方增殖，有附着丧失，可探及釉牙骨质界
牙周探诊	探诊深度——牙龈缘到袋底的距离 附着丧失——釉牙骨质界到袋底的距离 探诊深度大于组织学龈沟深度

5. 关于牙龈出血，错误的是
A. 常为牙周病患者的主诉症状
B. 牙龈探诊出血与牙龈颜色改变同时出现
C. 牙周病患者牙龈出血多在刷牙和咬硬物时发生
D. 探诊出血可作为牙龈有炎症的重要指标
E. 探诊出血对诊断和判断牙周炎的活动性有重要意义

【答案】B

【解析】牙龈探诊出血一般早于牙龈色、形、质的改变，B错误。刷牙或咬硬物出血为临床就诊主要原因，但一般无自发性出血，对牙龈炎的早期诊断有意义。

【破题思路】

题干信息	首选
牙龈出血	对牙龈炎早期诊断有意义 慢性龈炎一般无自发性出血

6. 造成牙龈炎的最主要因素是
A. 遗传
B. 龈上菌斑
C. 病毒感染
D. 全身性疾病
E. 龈下菌斑和龈下牙石

【答案】B

【解析】造成牙龈炎最主要的是龈上菌斑和牙石，造成牙周炎的主要因素是龈下菌斑和龈下牙石，遗传和全身性疾病是全身促进因素，所以选B。

【破题思路】
牙龈炎——龈上菌斑和牙石。
牙周炎——龈下菌斑和牙石。
牙周病进展前沿——非附着性龈下菌斑。
造成牙槽骨吸收——非附着性龈下菌斑。

7. 牙龈炎症程度的敏感指标是
A. 牙龈发红　　　　　　　B. 牙龈松软脆弱　　　　　　　C. 牙龈溢脓
D. 牙龈肿胀　　　　　　　E. 龈沟液量增加
【答案】E
【解析】牙龈炎症时，龈沟液量增多，炎症细胞增多，有时还可出现溢脓现象，可作为其敏感指标。

【破题思路】

题干信息	首选
龈沟液增多	牙龈炎程度的敏感指标、客观指标

8. 以下哪个不是慢性龈缘炎的临床表现
A. 牙龈碰触易出血　　　　B. 龈袋加深，探诊深度可超过3mm　　　C. 部分患者可发展成牙周炎
D. 龈红肿松软　　　　　　E. 有轻度的附着丧失
【答案】E
【解析】慢性龈缘炎临床表现为牙龈质地松软质脆，缺乏弹性，并可有轻度肿胀，以致使牙龈边缘变厚，龈乳头变圆钝。附着龈水肿时，点彩消失，表面光滑发亮。探诊时牙龈易出血。龈沟可加深达3mm以上，形成假性牙周袋，但上皮附着（龈沟底）仍位于正常的釉质牙骨质界处，部分患者可发展成牙周炎。故本题答案为E。

【破题思路】

题干信息	首选
部分可发展成牙周炎	并不是所有的牙龈炎都会发展成牙周炎 不治疗的牙龈炎有可能会发展成牙周炎
附着丧失	只要是有附着丧失就是真正的牙周炎

9. 治疗慢性龈炎的首选方法是
A. 龈下刮治术　　　　　　B. 龈上洁治术　　　　　　　　C. 全身药物治疗
D. 牙周手术　　　　　　　E. 松牙固定术
【答案】B
【解析】由于边缘性龈炎无深层牙周组织破坏，清除局部刺激因素，如牙石、食物嵌塞、不良修复体等能有效地治疗边缘性龈炎，因此治疗慢性龈炎首选方法是定期实施龈上洁治术彻底清除菌斑等刺激因素。如果炎症较重，可配合局部药物治疗及全身药物治疗。龈下刮治术、松牙固定术等牙周手术都是针对有牙槽骨吸收的牙周炎有效。故本题答案为B。

【破题思路】

题干信息	首选
龈上洁治术	牙龈炎首选，牙周炎治疗第一步
龈下刮治术	牙周袋内根面菌斑、牙石，配合根面平整
全身药物治疗	基础治疗后，器械不容易到达部位或巩固疗效，急性炎症感染的急症处理
牙周手术	基础治疗后1～3个月，探诊出血，5mm牙周袋或牙龈及骨形态不良，膜龈关系不良
松牙固定术	基础治疗后，消除病因，分析后进行

10. 牙龈病中最常见的是
   A. 妊娠期龈炎   B. 坏死性龈炎   C. 药物性牙龈增生
   D. 牙龈纤维瘤病   E. 边缘性龈炎
   【答案】E

   【破题思路】最常见的牙龈病——慢性龈炎（单纯性龈炎、边缘性龈炎）。

11. 牙周基础治疗后，牙龈肥大增生仍未消退，适用的手术治疗方法为
   A. 翻瓣术   B. 牙龈切除术   C. 袋壁刮治术
   D. 植骨术   E. 引导性牙周组织再生术
   【答案】B
   【解析】牙龈切除术是用手术方法切除肥大增生的牙龈组织，或后牙某些部位的中等深度的牙周袋，重建牙龈的生理外形及正常的龈沟。翻瓣术不用于解决牙龈肥大增生，所以 A 选项错误；因牙周基础治疗已结束，不必袋壁刮治术，所以 C 选项错误；植骨术、引导性牙周组织再生术都不是用于解决牙龈肥大增生的，所以 D、E 选项错误；牙龈肥大增生仍未消退为牙龈切除术的适应证，所以 B 选项正确，故选 B。

12. 下列关于龈袋的描述不正确的是
   A. 牙龈肿胀增生   B. 龈沟可达 3mm 或更深   C. 上皮附着在水平釉牙骨质界
   D. 出现结缔组织附着水平降低   E. 龈袋可能溢脓
   【答案】D
   【解析】龈袋表现为牙龈肿胀增生，所以排除 A 选项。正常龈沟一般小于 3mm，形成龈袋时龈沟可达 3mm 或更深，所以排除 B 选项。正常上皮附着在水平釉牙骨质界，因为龈袋没有上皮附着的丧失，所以排除 C 选项。龈袋因炎症而红肿流脓，所以排除 E 选项。龈袋即假性牙周袋，没有上皮附着的丧失，即没有出现结缔组织附着水平降低，故选 D。

   【破题思路】

龈袋	增生龈炎——结合上皮正常
	牙周炎——结合上皮向根方增殖，有附着丧失，可探及釉牙骨质界

13. 下列不是慢性龈缘炎自觉症状的是
   A. 刷牙或咬硬物时牙龈出血   B. 牙龈局部发痒
   C. 牙龈经常出现自发性出血   D. 牙龈肿胀感
   E. 口腔异味
   【答案】C

   【破题思路】

出血	自发性出血——ANUG、血液病
	早期牙龈炎——咬硬物或刷牙出血

14. 如果一个修复体造成了牙龈炎症和牙周破坏，说明这个修复体可能存在的问题是
   A. 邻面出现悬突   B. 龈缘的位置不佳，密合程度差
   C. 表面粗糙，光洁度差   D. 凸度过大，接触不良或未恢复接触点
   E. 以上均可能是其问题之一
   【答案】E
   【解析】修复体的设计与牙周病密切相关。邻面出现悬突为菌斑聚集和细菌增殖的场所，造成菌斑量的增加，菌斑成分改变，使得健康菌群转变为牙周致病菌群，还能刺激牙间乳头引起炎症，甚至牙槽骨吸收，选项 A 正确。龈缘的位置不佳，密合程度差也是牙周炎的局部促进因素，龈下边缘会增加菌斑量，甚至可能影响牙周附着，破坏生物学宽度，导致牙周炎症，牙槽骨吸收，选项 B 正确。密合度差的修复体边缘也成为菌斑的聚集场所。表面粗糙，光洁度差会增加菌斑附着表面积，增加菌斑量，加重牙龈炎症，选项 C 正确。凸度过大，

接触不良或未恢复接触点易造成凸处与龈缘之间的牙面上菌斑堆积或在不恰当的接触点处形成食物嵌塞，引发牙周疾病，选项D正确。

15. 边缘性龈炎的最主要治疗原则是
    A. 调整咬合　　　　　　　B. 药物治疗　　　　　　　C. 去除病因
    D. 手术治疗　　　　　　　E. 调整激素水平
    【答案】C

【破题思路】牙菌斑是牙周病的始动因子，所以治疗最主要的原则是去除病因。

16. 彻底去除牙石主要是因为牙石
    A. 可直接引起牙周袋　　　B. 可引起牙龈退缩　　　　C. 内含各种炎症因子和细菌毒素
    D. 是菌斑滞留堆积的部位　E. 以上均是
    【答案】D
    【解析】牙石表面粗糙，是菌斑滞留堆积的部位，而菌斑是牙周病的始动因子，其借助牙石刺激牙周组织引起牙周炎症，去除牙石的同时能将附着在其上的菌斑一并去除，因此牙周治疗时应彻底去除牙石，选项D正确。虽然牙石本身对牙龈有一定机械刺激，但其并不会可直接引起牙周袋，在菌斑的作用下才会直接引起牙周袋，选项A错误。牙石是促进因素，表面菌斑容易堆积，才会使牙龈退缩，选项B错误。牙石的主要成分是钙、磷等无机盐，不会致病，致病的是聚集在牙石表面的细菌生长代谢产生的各种炎症因子和细菌毒素选项C错误，因此去除牙石的同时将致病因素菌斑一并去除。

17. 洁治术的目的是
    A. 使牙齿漂白　　　　　　B. 清除牙面烟斑　　　　　C. 清除龈上牙石和菌斑
    D. 去除袋内菌斑生物膜　　E. 清除受毒素污染的根面牙骨质
    【答案】C

【破题思路】牙龈炎去除龈上菌斑的治疗是洁治术，洁治术的目的是清除龈上菌斑和牙石。

18. 增生性龈炎的直接病因是
    A. 牙石　　　　　　　　　B. 龋洞　　　　　　　　　C. 不良卫生习惯
    D. 牙菌斑　　　　　　　　E. 不良修复体
    【答案】D
    【解析】牙菌斑是慢性龈炎和牙周病的始动因子。

19. 边缘性龈炎的表现有
    A. 龈色粉红　　　　　　　B. 龈缘菲薄　　　　　　　C. 牙龈质地坚韧
    D. 刷牙时牙龈出血　　　　E. 龈沟探诊深度2mm
    【答案】D

20. 关于慢性龈炎，哪一项不准确
    A. 龈沟深度可超过3mm　　　　　　　B. 无附着丧失
    C. 可发生在每个人一生的某个时期　　D. 部分可发展成牙周炎
    E. 只累及游离龈，不累及龈乳头
    【答案】E

【破题思路】慢性龈炎临床表现：累及游离龈和龈乳头，严重的时候可以波及附着龈，龈沟可超过3mm，假性牙周袋，无附着丧失。

21. 假性牙周袋与真性牙周袋的区别是
    A. 牙周袋的深度　　　　　B. 牙周袋的形状　　　　　C. 牙周袋底的位置
    D. 牙龈有无增生或肿胀　　E. 牙龈有无炎症
    【答案】C
    【解析】假性牙周袋是由于牙龈组织水肿或肿胀导致的探诊深度加深，而实际上并没有附着丧失，真性牙周袋是由于有附着丧失，导致牙周袋的位置超过釉牙骨质界而使探诊深度加深，故其二者的区别在于牙周袋底的位置，选C。

【破题思路】

题干信息	首选
牙周袋的形状——分类	根据袋底位置——龈袋、骨上袋、骨下袋 根据累及牙面——单面袋、复合袋（两个以上）、复杂袋（螺旋）
牙周袋底的位置	龈袋——无附着丧失 骨上袋——袋底在牙槽嵴顶上 骨下袋——袋底在牙槽嵴顶下

22. 慢性龈炎引起牙龈炎性肿胀的原因应除了
 A. 引起牙龈增生的药物　　B. 错殆　　C. 不良修复体
 D. 菌斑和牙石　　E. 口呼吸

【答案】A

【解析】药物引起的牙龈增生为药物性牙龈增生而非炎性肿胀，其作用是使胶原合成大于降解，结缔组织增生肿大。能引起牙龈增生的药物有抗癫痫药苯妥英钠、钙通道阻滞剂以及免疫抑制剂，故本题答案为A。

23. 龈下菌斑内的能动菌是
 A. 牙龈卟啉单胞菌　　B. 梭形杆菌　　C. 螺旋体
 D. 普氏菌　　E. 放线菌

【答案】C

【解析】龈下菌斑内含有螺旋体，螺旋体能自主运动，多呈旋转运动，机械性穿入是螺旋体的致病性之一，为其他细菌的继发感染开辟道路，所以C正确。龈下菌斑内也含有牙龈卟啉单胞菌、梭形杆菌、普氏菌、放线菌，但这些细菌都没有能动性，所以A、B、D、E选项错误。故选C。

24. 龈缘炎诊断要点如下，错误的是
 A. 龈出血　　B. 龈肿胀　　C. 形成真性牙周袋
 D. 牙不松动　　E. 无牙槽骨吸收

【答案】C

【解析】龈缘炎龈缘充血发红、肿胀、松软，龈缘变厚，牙间乳头变为钝圆，与牙面不紧贴，且龈沟加深；只侵犯牙龈组织，不侵犯其他牙周组织；无牙槽骨吸收，因而牙齿不发生松动，X线片检查无异常。故选C。

【破题思路】慢性龈缘炎无真性牙周袋，无附着丧失，牙齿不松动。

25. 口腔内牙石沉积最多的牙面是
 A. 上颌前牙的唇面　　B. 上颌前牙的腭面　　C. 下颌磨牙的舌面
 D. 下颌前牙的舌面　　E. 下颌前牙的唇面

【答案】D

【解析】牙石根据其沉积部位和性质分为龈上牙石和龈下牙石。龈上牙石位于龈缘以上的牙面上，肉眼可直接看到，在牙颈部沉积较多，特别在大唾液腺导管开口相对处如上颌磨牙的颊侧和下颌前牙的舌侧沉积更多，故选D。

【破题思路】牙石——龈上牙石和龈下牙石。
龈上牙石——龈缘以上的牙面上，肉眼可直接看到，在牙颈部沉积较多，特别在大唾液腺导管开口相对处如上颌磨牙的颊侧和下颌前牙的舌侧沉积更多。

26. 下列对尖端探针用处的描述，错误的是
 A. 一般有两端弯曲度不同的工作端　　B. 用于检查龋洞和牙齿的感觉
 C. 工作端的角度可以任意改变　　D. 探针两端的尖端应保持锐利
 E. 用探针检查时必须有支点

【答案】C

【解析】探针的用途：①辅助发现牙体缺损；②用于检查邻面龋、殆面浅龋；③探查龋洞、探测患区的感觉，发现敏感部位；④探测牙周袋用钝头探针。使用要求：保持其特定的弯曲度及尖端的锐利，切忌加热烧灼以免探针尖变钝；探诊时，避免用力过度而损坏锐尖；禁止任意改变各工作端的角度；用探针检查时必须有支点。

故选C。

> 【破题思路】尖探针探诊——大弯端和三弯端＋检查牙体缺损、邻面龋＋感觉＋探诊有支点。

27. 龈炎患者菌斑内优势菌是
A. 普氏菌　　　　　　　B. 梭形杆菌　　　　　　　C. 弯曲菌
D. 放线菌　　　　　　　E. 链球菌
【答案】D

> 【破题思路】梭形杆菌＋螺旋体——ANUG，放线菌——牙龈炎，伴放线聚集杆菌——侵袭性牙周炎。

28. 下列关于牙龈炎的临床表现，说法正确的是
A. 探诊后出血多出现于牙龈颜色改变之后
B. 在炎症明显的部位，牙周探诊的深度常小于组织学上的龈沟深度
C. 可以根据点彩的有无来判断牙龈有无炎症
D. 重症龈炎可有上皮附着的降低
E. 若炎症局限于龈沟（袋）壁内侧时，牙龈表面仍可保持相当致密
【答案】E

29. 慢性龈炎时牙龈的炎症表现是
A. 牙龈粉红色　　　　　B. 牙龈质地坚韧　　　　　C. 探诊易出血
D. 附着丧失　　　　　　E. 牙松动
【答案】C
【解析】慢性龈炎时牙龈的炎症表现是牙龈颜色鲜红或暗红，质地松软、红肿，施压时易引起压痕，龈缘水肿圆钝，探诊后出血，所以C选项正确，而A、B选项都错误。附着丧失、牙齿松动是牙周炎的表现，而不是慢性龈炎的表现，所以D、E选项都错误。故选C。

30. 引起慢性龈炎的局部刺激因素如下，除了
A. 𬌗面充填物高点　　　B. 食物嵌塞　　　　　　　C. 牙列不齐
D. 牙石　　　　　　　　E. 不良修复体
【答案】A
【解析】龈缘附近牙面上积聚的牙菌斑是引起慢性龈缘炎的始动因子；其他如牙石、食物嵌塞、不良修复体、牙错位拥挤等均可促进菌斑的积聚，引发或加重牙龈的炎症；𬌗面与牙龈关系不大，故选A。

> 【破题思路】慢性龈炎局部刺激因素——牙石＋不良修复体＋食物嵌塞＋牙错位拥挤＋口呼吸。

31. 牙龈上皮萎缩、组织水肿，临床表现为
A. 牙龈呈暗红色　　　　B. 牙龈质地松软　　　　　C. 牙龈表面光亮，点彩消失
D. 牙龈色粉红且致密　　E. 探诊出血，疼痛
【答案】C
【解析】正常龈缘菲薄而紧贴牙面，牙龈炎症时组织肿胀，使龈缘变厚，牙间乳头圆钝，与牙面不再紧贴，附着龈因组织水肿而消失，表面光亮，故本题选C。牙龈暗红色、质地松软、探诊出血都可以是牙龈炎表现，但组织水肿引起的是点彩消失，故不选其他选项。

> 【破题思路】
>
> | 临床表现 | 组织病理 |
> | --- | --- |
> | 牙龈暗红色 | 慢性炎症期局部血液循环受阻 |
> | 牙龈质地松软 | 结缔组织和血管周围胶原破坏 |
> | 牙龈表面光亮，点彩消失 | 牙龈表面上皮萎缩，组织水肿 |
> | 牙龈粉红且致密 | 袋外侧壁明显的纤维修复 |
> | 探诊出血、疼痛 | 袋内壁上皮变形、变薄，并有溃疡 |

32. 急性坏死性溃疡性龈炎的病因与下列哪一项关系最小
A. 精神紧张　　　　　　B. 细菌　　　　　　C. 殆创伤
D. 吸烟　　　　　　　　E. 营养

【答案】C

【解析】急性坏死性溃疡性龈炎又称 ANUG，病因为微生物（梭形杆菌和螺旋体）作用，还有吸烟和精神因素，或是使机体免疫力降低的因素，比如营养不良、维生素缺乏，所以与 C 项关系最小。

【破题思路】

题干信息	首选
精神紧张	精神刺激、睡眠、疲劳、工作繁忙
细菌	梭形杆菌 + 螺旋体 + 中间普氏菌
吸烟	牙龈血管收缩，影响局部血流
营养	降低免疫力

33. ANUG 是哪一年由 Vincent（奋森）首次报告
A. 1888 年　　　　　　B. 1898 年　　　　　　C. 1918 年
D. 1788 年　　　　　　E. 1909 年

【答案】B

34. 选用治疗急性坏死性溃疡性牙龈炎最敏感的抑菌药物是
A. 四环素　　　　　　B. 金霉素　　　　　　C. 磺胺类
D. 甲硝唑　　　　　　E. 青霉素

【答案】D

【解析】患者服用甲硝唑等药物能明显降低梭形杆菌、螺旋体、中间普氏菌的数量。

【破题思路】

题干信息	首选
四环素	对 Aa 有较强的抑制作用
甲硝唑	治疗厌氧菌
阿莫西林 + 甲硝唑	治疗侵袭性牙周炎

35. 急性坏死性溃疡性龈炎的代表特征，除了
A. 发病急，牙龈疼痛，极易出血　　　　B. 早期出现牙齿明显松动
C. 以龈乳头和龈缘的坏死为特征性损害　　D. 有典型的腐败性口臭
E. 重症患者可伴全身症状

【答案】B

【解析】ANUG 临床表现：以龈乳头和龈缘的坏死为特征，中央凹下如火山口，牙龈缘呈虫蚀状，龈缘呈刀切状；不波及附着龈，有腐败性口臭，可有全身症状；早期无牙齿的松动。

36. 关于急性坏死性溃疡性龈炎的特点，以下描述正确的是
A. 很少发生在成年人群
B. 发病急，以龈乳头和龈缘的坏死为特征性损害
C. 病变常见于上后牙区
D. 一般不伴有疼痛
E. 早期出现牙齿的明显松动

【答案】B

【解析】急性坏死性溃疡性龈炎常发生于青壮年，以下前牙多见，疼痛明显，早期无牙齿的明显松动。

【破题思路】

题干信息	首选
ANUG 发生人群	青壮年
ANUG 特点	坏死、溃疡、自发性出血、疼痛、腐败性口臭
ANUG 部位	下前牙区——火山口、刀切样牙龈

37. 与急性坏死性溃疡性龈炎关系最密切的细菌为
A. 梭形杆菌、螺旋体与中间普氏菌
B. 梭形杆菌与牙龈卟啉单胞菌
C. 放线共生放线杆菌与螺旋体
D. 黏性放线菌与螺旋体
E. 伴放线放线杆菌

【答案】A

【破题思路】

题干信息	首选
梭形杆菌、螺旋体与中间普氏菌	ANUG
Aa	侵袭性牙周炎
黏性放线菌	牙龈炎
牙龈卟啉单胞菌	慢性牙周炎
中间普氏菌	妊娠期龈炎

38. 急性坏死性溃疡性龈炎，龈沟内数量增加的厌氧菌是
A. 梭形芽孢杆菌与螺旋体
B. 梭形杆菌与螺杆菌
C. 梭形杆菌与螺旋体
D. 具核梭形杆菌与螺杆菌
E. 梭形芽孢杆菌与螺杆菌

【答案】C

39. 局部病变涂片革兰染色有大量螺旋体和梭形杆菌时，有助于诊断的疾病是
A. 急性龈乳头炎
B. 慢性龈缘炎
C. 疱疹性龈口炎
D. 慢性坏死性龈炎
E. 急性坏死性龈炎

【答案】E

【解析】急性坏死性龈炎的致病菌主要是螺旋体和梭形杆菌，可在本病患者的病变部位发现大量的螺旋体和梭形杆菌，所以E正确。

40. 若不及时治疗，有可能发展成走马疳的龈炎是
A. 急性龈乳头炎
B. 疱疹性龈口炎
C. 急性坏死性溃疡性龈口炎
D. 慢性边缘性龈炎
E. 白血病

【答案】C

【破题思路】走马牙疳的产生：
ANUG急性期未及时治疗且免疫力低下——坏死波及与牙龈病损相对应的唇颊侧黏膜——坏死性龈口炎。
抵抗力低+感染产气荚膜梭菌——面颊部迅速坏死，甚至穿孔——走马牙疳。

41. 关于急性坏死性溃疡性龈炎的治疗，哪一项不正确
A. 去除坏死组织并刮除大块牙石
B. 局部使用氧化剂
C. 对全身因素进行矫正和治疗
D. 支持疗法
E. 重症者首选口服四环素

【答案】E

【解析】急性期应首先去除坏死组织，初步去除大块牙石，1%~3%过氧化氢液局部擦拭，释放大量新生态氧，杀灭或抑制厌氧菌；全身给予抗生素、蛋白质等支持疗法，重症可服用甲硝唑等抗厌氧菌药物；急性期过后，洁治术及刮治术去除一切刺激因素。

【破题思路】	
题干信息	首选
去除坏死组织并刮除大块牙石	急性期首选治疗方法
局部使用氧化剂	1%～3%过氧化氢
重症者首选药物	甲硝唑或替硝唑类抗厌氧菌药物

42. 龈沟液的主要成分来自
A. 血液　　　　　　　　　　B. 血清　　　　　　　　　　C. 血浆
D. 邻近的牙周组织　　　　　E. 细菌

【答案】B

【解析】龈沟液是指通过龈沟内上皮和结合上皮从牙龈结缔组织渗入到龈沟内的液体。牙龈炎症明显时龈沟液增多。龈沟液的成分主要来自血清，答案B正确，A、C错误。其他成分则分别来自血清、邻近的牙周组织（上皮、结缔组织）及细菌答案D、E错误。

43. 龈沟液的作用
A. 冲洗龈沟内的外来物质　　B. 具有抗菌作用　　　　　　C. 含有丰富的血浆蛋白
D. 提供牙石矿化的无机成分　E. 以上都是

【答案】E

【解析】龈沟液的作用：冲洗龈沟内的外来物质，健康牙龈中少量的龈下菌斑微生物产生一定量的大分子产物，这些产物可扩散而聚集于基底膜处，从而产生持续的渗透梯度，形成龈沟液流，冲洗外来物质，选项A正确。具有抗菌作用，龈沟液中具有抗微生物的特异性抗体，白细胞是龈沟液中的重要防御细胞，具有吞噬和杀菌能力，选项B正确。含有丰富的血浆蛋白龈沟液中含有可以促进上皮附着于牙面的血浆蛋白，选项C正确。牙龈防御机制中所含补体可促进抗体的活化。提供龈下细菌丰富的营养成分。提供牙石矿化的无机成分，选项D正确。

44. 复杂袋是指
A. 累及1个牙面的牙周袋　　B. 累及2个牙面的牙周袋
C. 累及3个牙面的牙周袋　　D. 累及4个牙面的牙周袋
E. 螺旋形袋，起源于1个牙面，扭曲回旋于1个以上牙面或根分叉区

【答案】E

【解析】牙周袋可按其累及牙面的情况分为3种类型：复杂袋是一种螺旋形袋，起源于一个牙面，但扭曲回旋于一个以上的牙面或根分叉区，选项E正确；单面袋只累及一个牙面，选项A错误；复合袋累及2个及以上的牙面，选项B、C、D错误。

45. 慢性坏死性龈炎的主要表现是
A. 牙间乳头消失　　　　　　B. 牙龈增生　　　　　　　　C. 牙龈水肿
D. 附着龈增生　　　　　　　E. 游离龈消失

【答案】A

【破题思路】坏死性龈炎最主要的表现是牙龈乳头和边缘坏死，呈刀切状，或反波浪形。

46. 急性坏死性龈炎应采用下列方法治疗，除了
A. 去除局部坏死组织并刮除大块牙石　　B. 局部使用1%～3%过氧化氢冲洗
C. 常规全身应用青霉素　　　　　　　　D. 支持疗法，并对全身因素进行矫治
E. 口腔卫生指导，建立良好的口腔卫生习惯

【答案】C

【解析】急性坏死性龈炎的治疗方法包括：①去除局部坏死组织：初步去除大块的龈上牙石；②局部使用氧化剂：1%～3%过氧化氢溶液局部擦拭、冲洗和反复含漱，有助于去除残余的坏死组织；③全身药物治疗：重症患者可口服甲硝唑或替硝唑等抗厌氧菌药物2～3天，有助于疾病的控制；④及时进行口腔卫生指导；⑤对全身性因素进行矫正和治疗；⑥急性期过后的治疗：通过洁治和刮治术去除菌斑、牙石等一切局部刺激因素，对外形异常的牙龈组织，可通过牙龈成形术等进行矫正，以利于局部菌斑控制和防止复发。因此A、B、D、E均为正确做法，答案为C。

47. 急性龈乳头炎的病因应除了
A. 硬食物刺伤　　　　　　B. 局部用药　　　　　　C. 充填物悬突
D. 食物嵌塞　　　　　　　E. 邻面龋

【答案】B

【解析】急性龈乳头炎的病因为化学或机械刺激。主要的机械刺激：食物嵌塞、不适当使用牙签剔牙、邻面龋尖锐边缘、充填体悬突、不良修复体边缘、义齿的卡环尖、不良的松牙固定。化学刺激为所用的药物外露导致。

【破题思路】	
题干信息	首选
急性龈乳头炎病因	化学或机械刺激
局部用药	正规用药不会造成炎症，除了药物外泄

48. 下列哪一项不是急性龈乳头炎的病因
A. 食物嵌塞　　　　　　　B. 不恰当地使用牙签　　　C. 充填体的悬突
D. 不良修复体的边缘　　　E. 根纵裂

【答案】E

【解析】牙根纵裂不属于化学或机械刺激。

49. 急性龈乳头炎的一些临床表现易与牙髓炎混淆，除了
A. 明显的自发痛　　　　　　　　　　　B. 中度的冷热刺激痛
C. 龈乳头发红肿胀，探触痛明显，易出血　D. 跳痛
E. 可有轻度叩痛

【答案】C

【解析】急性龈乳头炎的临床表现为牙龈乳头发红肿胀，探触和吸吮时易出血，有自发性的胀痛和明显的探触痛。女性患者常因在月经期而痛感倍加。有时疼痛可表现为明显的自发痛和中度的冷热刺激痛，易与牙髓炎混淆。检查可见龈乳头鲜红肿胀，探触痛明显，易出血，有时局部可查到刺激物，牙可有轻度叩痛，这是因为龈乳头下方的牙周膜也有炎症和水肿。牙髓炎龈缘表现正常，因此答案选C。

【破题思路】急性龈乳头炎 = 牙龈乳头充血肿胀 + 探触和吸吮易出血 + 牙龈乳头局部刺激。

50. 关于急性龈乳头炎的临床表现，哪一项不正确
A. 病变局限于个别牙间乳头　　B. 牙间乳头发红肿胀　　C. 有自发的胀痛和明显的探触痛
D. 牙间乳头易出血　　　　　　E. X线片检查见牙槽骨吸收

【答案】E

51. 急性龈乳头炎的主要临床特征是
A. 伴有全身症状　　　　　　　　　　B. 口臭
C. 牙齿松动　　　　　　　　　　　　D. 牙间乳头发红肿胀，探诊和吸吮时出血
E. 累及附着龈

【答案】D

52. 下面关于急性龈乳头炎的治疗哪一项不正确
A. 全身应用抗生素
B. 去除局部刺激因素
C. 局部使用抗菌消炎药物冲洗
D. 急性炎症过后，彻底去除病因，如邻面龋、不良修复体等
E. 去除邻面的菌斑、牙石，以缓解急性炎症

【答案】A

【解析】急性龈乳头炎治疗使用局部药物治疗，A错。

【破题思路】急性龈乳头炎——去除局部刺激物 + 3%过氧化氢或0.12%氯已定局部冲洗 + 控制炎症后治疗龈炎。

53. 与内分泌因素有关的疾病如下,除了
 A. 青春期龈炎　　　　　　　B. 慢性牙周炎　　　　　　　C. 妊娠期龈炎
 D. 妊娠期龈瘤　　　　　　　E. 糖尿病性牙周炎

【答案】B

【解析】青春期龈炎是受内分泌影响的牙龈炎之一,女性患病多于男性。青春期少年体内性激素的变化是其全身因素,牙龈是性激素的靶组织。由于内分泌改变,牙龈对菌斑等刺激的反应性增强。妊娠期龈炎是由于女性在妊娠期间激素水平的增高,使原有的牙龈慢性炎症加重或成瘤样改变(妊娠期龈瘤),分娩后可自行减轻或消退。糖尿病是与多种遗传因素有关的内分泌异常。慢性牙周炎的始动因子是牙菌斑,与内分泌无关,所以该题选择 B。

【破题思路】

题干信息	首选
内分泌因素影响的牙周疾病	青春期龈炎 妊娠期龈炎 糖尿病性牙周炎
牙周炎与全身疾病的关系	心血管疾病 糖尿病 早产儿和低出生体重儿 口腔幽门螺杆菌 类风湿关节炎

54. 实验性龈炎证明的是
 A. 牙石与龈炎关系不密切　　B. 单纯菌斑控制难以消除龈炎　　C. 牙菌斑是牙周病的始动因素
 D. 咬合创伤导致牙龈炎发生　　E. 吐舌习惯是龈炎的重要病因

【答案】C

【解析】实验性龈炎是菌斑微生物作为牙周病始动因子的证据。

【破题思路】

题干信息	首选
牙周病的始动因子	牙菌斑
牙菌斑是始动因子的证据	实验性龈炎 流行病学调查 机械除菌或抗菌治疗有效 动物实验 宿主免疫反应

55. 急性多发性龈脓肿的临床表现,以下哪个不正确
 A. 起病急骤,有前驱症状　　B. 多个牙龈乳头脓肿形成　　C. 多发生于青壮年男性
 D. 可伴全身症状　　　　　　E. 一般不伴疼痛

【答案】E

【解析】急性多发性龈脓肿少见,多发生于青壮年男性,多因慢性龈炎引起,抵抗力低时发生,有前驱症状,牙龈乳头红肿发亮,后肿胀跳痛,龈乳头小脓肿形成,并且疼痛剧烈,数日后破溃。

【破题思路】急性多发性龈脓肿临床表现——前驱症状+开始牙龈乳头鲜红肿胀,随即多个龈乳头跳痛,小脓肿形成,疼痛剧烈后破溃+身体上的症状(体温高、白细胞多、淋巴结肿)。

56. 牙龈脓肿与牙周脓肿最不同的是
 A. 是否有真性牙周袋　　　　B. 炎症程度　　　　　　　　C. 是否有牙髓症状
 D. 患者的年龄　　　　　　　E. 是否有𬌗创伤

【答案】A

【解析】牙龈脓肿没有真性牙周袋，而牙周脓肿有。牙龈脓肿仅局限于牙龈乳头及龈缘，无牙周炎病史，无牙槽骨吸收，有明显的刺激因素、去除刺激、排脓引流后无须其他处理。牙周脓肿有深牙周袋，有牙槽骨吸收。

【破题思路】

题干信息	首选
牙龈脓肿	脓肿仅局限于牙龈乳头及龈缘，无牙周炎病史，无牙槽骨吸收，有明显的刺激因素，去除刺激、排脓引流后无须其他处理
牙周脓肿	牙周脓肿有深牙周袋，有牙槽骨吸收
牙槽脓肿	无牙周袋，因牙体组织疾病导致，无牙髓活力，疼痛及叩痛都较重

57. 急性多发性龈脓肿与牙周脓肿的不同点是
A. 可发生于非牙周炎患者 B. 脓肿位于龈乳头 C. 全口多个牙广泛发作
D. 治愈后牙龈恢复正常 E. 以上都对

【答案】E

58. 急性多发性龈脓肿多发生于
A. 夏季 B. 春季 C. 秋季
D. 春、秋季 E. 夏、秋季

【答案】D

【破题思路】急性多发性龈脓肿——春秋两季好发。

59. 患者，女性，28岁，主诉：牙龈肿胀疼痛4天。如果诊断为急性多发性龈脓肿，最不可能的临床表现是
A. 多数龈乳头有脓肿形成 B. 脓肿波及颊舌侧 C. 叩诊敏感
D. 脓肿可波及附着龈 E. 局部淋巴结肿大

【答案】D

60. 下列哪项出现时提示病变已由牙龈炎转变为牙周炎
A. 牙龈变为深红色或暗红色 B. 龈缘变厚，不再紧贴牙面 C. 牙龈松软脆弱，缺乏弹性
D. 龈沟底在釉牙骨质界的根方，深度超过3mm E. 牙龈探诊出血

【答案】D

【解析】A选项牙龈变为深红色或暗红色；B选项龈缘变厚，不再紧贴牙面；C选项牙龈松软脆弱，缺乏弹性；E选项牙龈探诊出血，以上均既可以为牙龈炎也可以为牙周炎。牙龈炎和牙周炎的主要区别在于牙龈炎不侵犯支持组织（没有附着丧失和牙槽骨吸收），牙周炎有附着丧失、牙周袋形成、牙槽骨吸收选项D正确。牙龈炎治疗后病变可逆，组织恢复正常，而牙周炎治疗后炎症消退，病变静止，但已破坏的支持组织难以恢复正常。

61. 急性多发性龈脓肿最佳治疗方案为
A. 口服抗菌药物 B. 彻底清除牙石 C. 2% H_2O_2 含漱一周
D. 局部治疗配合中西医结合疗法 E. 局部治疗配合口服抗菌药物

【答案】D

【解析】中西医结合治疗的效果优于单纯抗菌药物治疗。

【破题思路】

题干信息	首选
全身治疗	不如中西医治疗效果明显
局部治疗	去除大块牙石，1%~3%过氧化氢液或0.12%~0.2%氯己定冲洗，局部抗菌药物，脓肿形成后切开引流
反复发作者	检查血糖及尿糖，排除糖尿病

62. 口腔正常菌群，说法错误的一项是
A. 营养功能
B. 刺激宿主免疫系统
C. 作为生物屏障，抑制外源微生物
D. 一般对宿主无益，甚至有害
E. 维持口腔或全身微生物的生态平衡

【答案】D

【解析】口腔正常菌群一般对宿主无害，甚至有益，所以D错。

【破题思路】口腔正常菌群——生物屏障，抑制外源微生物＋维持口腔或全身微生物的生态平衡＋营养功能＋刺激宿主免疫系统＋一般对宿主无害，甚至有益。

63. 关于急性多发性龈脓肿的治疗，下面说法错误的是
A. 单纯全身使用抗生素疗效显著
B. 全身支持治疗、休息有助于本病康复
C. 脓肿形成后及时切开引流
D. 急性期，局部去除牙石，药物冲洗龈袋
E. 急性症状控制后，及时进行彻底的局部治疗，以消除炎症，防止复发

【答案】A

64. 关于急性多发性龈脓肿，说法错误的是
A. 全身症状明显
B. 形成较深的牙周袋和骨下袋
C. 脓肿位于龈乳头内，可同时波及颊舌侧龈乳头
D. 全口多个牙广泛发生
E. 治愈后牙龈恢复正常

【答案】B

【解析】急性多发性龈脓肿是牙龈中的脓肿，未波及牙周袋和骨下袋。

65. 在菌斑成熟过程中，首先吸附到牙面的是
A. 唾液链球菌
B. 变形链球菌
C. 革兰阳性球菌
D. 革兰阴性杆菌
E. 革兰阴性厌氧菌

【答案】C

【解析】菌斑成熟过程首先吸附到牙面的是革兰阳性球菌，然后是杆菌、丝状菌。

【破题思路】菌斑吸附牙面——球菌、杆菌、丝状菌。

66. 妊娠期龈炎的最直接病因是
A. 妊娠
B. 创伤
C. 食物嵌塞
D. 菌斑微生物
E. 不良修复体

【答案】D

【解析】菌斑微生物是妊娠期龈炎的直接病因，若此时的妇女不注意维护口腔卫生，使牙菌斑堆积，易引发牙龈炎症，食物嵌塞更易加重牙龈炎症。

【破题思路】

题干信息	首选
菌斑微生物	始动因子（中间普氏菌）
妊娠	全身因素，不是直接原因，妊娠本身不会引起牙龈炎 牙龈是女性激素的靶组织 妊娠时血液的毛细血管扩张充血，血管通透性增加
食物嵌塞、不良修复体	加重牙龈炎症

67. 关于妊娠期龈炎的病因，不正确的是
A. 体内黄体酮的水平升高
B. 牙龈是女性激素的靶组织
C. 激素水平会扩大牙龈对局部刺激的反应
D. 螺旋体为优势菌
E. 妊娠本身不会引起牙龈炎

【答案】D

【解析】中间普氏菌是妊娠期龈炎的龈下优势菌。

牙周病学

68. 关于妊娠期龈炎，哪一项不正确
   A. 妊娠前存在慢性龈炎
   B. 炎症在妊娠第6个月达高峰
   C. 分娩后2个月，炎症逐渐缓解
   D. 妊娠期龈瘤通常开始于妊娠第3个月
   E. 在分娩后，妊娠期龈瘤可自行缩小
   【答案】B
   【解析】炎症在妊娠第8个月达到高峰。

【破题思路】

题干信息	首选
妊娠期龈炎	个别牙龈或全口牙龈，前牙重 妊娠第2~3个月开始——8个月达到高峰——分娩后2个月龈炎缓解或消失 轻触易出血
妊娠期龈瘤	下前牙单个唇侧牙龈乳头 妊娠第3个月开始，直径一般不超过2cm 分娩后可自行缩小（有些需手术切除——牙龈切除术）

69. 妊娠期龈炎的主要临床表现是
   A. 疼痛
   B. 牙龈质地坚韧
   C. 牙龈单个瘤样突起
   D. 牙龈基本为粉红色
   E. 常在妊娠后1个月出现
   【答案】C
   【解析】妊娠期龈炎可表现为龈缘和牙龈乳头的炎症，也可表现为一个或多个牙龈乳头呈瘤样肥大，C正确。患者一般在妊娠前即有不同程度的慢性龈炎，从妊娠2~3个月后开始出现明显症状，至8个月时达到高峰，临床表现与血中黄体酮水平的升高相关联；分娩后约2个月时，龈炎可减轻至妊娠前水平，E错误。龈缘和龈乳头呈鲜红或暗红色，松软而光亮，B、D错误。妊娠期龈炎一般无疼痛，严重时龈缘可有溃疡和假膜形成，此时可有轻度疼痛，A错误。故本题选C。

70. 牙槽骨垂直型吸收的特点，除了
   A. 牙槽骨不发生水平方向的吸收
   B. 牙槽骨发生垂直或斜行方向的吸收
   C. 与牙根面形成角型的骨缺损
   D. 牙槽嵴高度降低不多，而牙根周围的骨吸收较多
   E. 垂直吸收多形成骨下袋
   【答案】A
   【解析】牙槽骨垂直型也称角形吸收，主要是牙槽骨垂直方向或斜行的吸收，选项B正确。与牙根面之间形成一定角度的骨缺损，选项C正确。牙槽嵴高度降低不多，而牙根周围的骨吸收较多，选项D正确。垂直骨吸收大多形成骨下袋选项E正确。垂直吸收也可伴水平方向的吸收此时牙槽嵴高度降低多，此题问除外，所以选择A。

71. 下列哪一项不是妊娠期龈瘤的临床特点
   A. 牙龈质地松软
   B. 同时发生于多个牙的牙间乳头
   C. 牙龈易出血
   D. 分娩后能逐渐缩小
   E. 开始于妊娠第3个月
   【答案】B
   【解析】妊娠期龈瘤多发生于单个牙的牙间乳头，下前牙多见。

【破题思路】妊娠期龈瘤——单个牙的牙间乳头多见。

72. 妊娠期龈瘤通常开始于
   A. 妊娠第8个月
   B. 妊娠第4个月
   C. 妊娠第3个月
   D. 妊娠第6个月
   E. 妊娠第5个月
   【答案】C

【破题思路】妊娠期龈瘤在妊娠期第3个月开始。

73. 关于妊娠期龈炎的治疗原则，说法不正确的是
A. 去除局部刺激因素是关键
B. 无须治疗，分娩后牙龈炎症会自行消退
C. 治疗完成后定期复查
D. 对于过度增生的牙龈可以行手术切除
E. 自我口腔卫生维护很重要

【答案】B

【解析】对于有些治疗后仍较大的妊娠期龈瘤应该在妊娠4～6个月手术切除。

【破题思路】妊娠期龈炎的治疗原则——去刺激 + 口腔卫生宣教 + 局部用药冲洗（1%过氧化氢和生理盐水冲洗）。

74. 妊娠期龈炎患者龈袋冲洗常用的药物是
A. 碘甘油
B. 碘酚
C. 四环素
D. 含有青霉素的1%过氧化氢液
E. 1%过氧化氢液

【答案】E

【破题思路】妊娠期龈炎冲洗药物——1%过氧化氢液。

75. 能引起药物性牙龈增生的药物是
A. 苯妥英钠
B. 苯妥英钠 + 硝苯地平
C. 苯妥英钠 + 环孢素
D. 硝苯地平 + 环孢素
E. 苯妥英钠 + 硝苯地平 + 环孢素

【答案】E

【解析】引起药物性牙龈增生的药物主要有苯妥英钠、环孢素、硝苯地平，因此E正确。

【破题思路】

题干信息	首选
硝苯地平（维拉帕米）	高血压
苯妥英钠（大仑丁）	抗癫痫
环孢素	免疫制剂（如肾移植）

76. 药物性牙龈增生的病因，除外
A. 成纤维细胞的分裂增加
B. 合成蛋白胶原的能力增强
C. 与患者的口腔卫生有关
D. 胶原酶活性增强
E. 胶原合成大于降解

【答案】D

【解析】降低胶原酶活性或影响胶原酶合成可使得牙龈纤维增生。

【破题思路】

药物	增生机制
苯妥英钠	刺激成纤维细胞有丝分裂，合成胶原的能力增强，胶原酶活性消失，胶原合成大于降解
硝苯地平	改变细胞膜上钙离子流动而影响细胞功能，使胶原合成大于分解
口腔卫生	能加重药物性牙龈增生的发展

77. 长期口服苯妥英钠引起的药物性牙龈增生的程度与下列哪一个因素有关
A. 服药剂量
B. 服药时间
C. 血清、唾液中的药物浓度
D. 服药的种类
E. 口腔的卫生状况

【答案】E

【破题思路】药物牙龈增生有关的因素——口腔卫生状况。
无关的因素——性别 + 服药剂量 + 持续用药时间 + 血清和唾液中药物浓度。

78. 关于药物性牙龈增生的临床表现，说法正确的是
A. 严重者波及附着龈，甚至覆盖大部分或整个牙冠
B. 牙龈增生起始于牙龈乳头
C. 增生的牙龈一般呈淡粉红色，合并牙龈炎症时可呈深红色或紫红色
D. 增生的牙龈表面可呈分叶状或桑葚状
E. 以上全是
【答案】E

【破题思路】药物性牙龈增生的临床表现——好发于前牙+覆盖牙龈1/3～2/3+牙龈结节状、球状、分叶状、桑葚状改变+色粉红，质地坚韧+无牙区不发生本病。

79. 药物性牙龈增生的特点是
A. 只发生于有牙区　　　　　　B. 苯妥英钠引起的药物性牙龈增生一般开始于服药后第1～6个月
C. 最根本的治疗是停药或换药　　D. 上下前牙区较重
E. 以上全是
【答案】E

80. 下列哪一项不是药物性牙龈增生的发病特点
A. 前牙区较重　　　　　　　　B. 牙龈增生常发生于全口牙龈
C. 后牙区的牙龈增生更加严重　　D. 拔牙后增生的牙龈组织可以自行消退
E. 增生的牙龈表面可呈分叶状或桑葚状
【答案】C

【破题思路】药物性牙龈增生的临床表现——好发于前牙+覆盖牙龈1/3～2/3+牙龈结节状、球状、分叶状、桑葚状改变+色粉红，质地坚韧+无牙区不发生本病。

81. 下列哪一项不是牙龈增生的原因
A. 感染　　　　　　　　B. 内分泌失调　　　　　　　　C. 药物性
D. 创伤性　　　　　　　E. 特发性
【答案】D
【解析】菌斑刺激可以引起牙龈增生，所以A对；青春期龈炎和妊娠期龈炎可以引起牙龈增生，所以B对；药物可以引起牙龈增生，特发性比如牙龈纤维瘤非遗传性的类型就属于特发性，所以C、E对；创伤可引起萎缩，故选择D。

【破题思路】牙龈增生的病因——菌斑炎症+药物+内分泌+特发+遗传。

82. 增生性龈炎的临床表现是
A. 探诊出血　　　　　　B. 龈缘肥厚　　　　　　　　C. 多发生于前牙的唇侧牙龈
D. 可形成假性牙周袋　　E. 以上都是
【答案】E

83. 药物性牙龈增生的最根本治疗是
A. 牙周洁治　　　　　　B. 停止使用引起牙龈增生的药物　　C. 口腔卫生指导
D. 手术治疗　　　　　　E. 以上都是
【答案】B
【解析】停止或更换引起牙龈增生的药物是药物性牙龈增生最根本的治疗，所以应该选B。

【破题思路】药物性牙龈增生治疗——停止或更换引起牙龈增生的药物（首选）+去除局部刺激物（洁治术）+局部药物治疗（3%过氧化氢冲洗）+手术治疗（牙龈切除术）。

84. 鉴别药物性牙龈增生和牙龈纤维瘤病的主要依据，除了
A. 增生程度　　　　　　B. 服药史　　　　　　　　C. X线片
D. 增生范围　　　　　　E. 家族史

【答案】C
【解析】X线片不能鉴别两种疾病，二者均有牙龈的增生。

【破题思路】

药物性牙龈增生	牙龈纤维瘤病
有服药史	有遗传史
增生牙龈在 1/3～2/3	超过 2/3
伴发慢性炎症	偶有轻度炎症

85. 牙周组织临床检查所需特殊器械
A. 口镜、探针、镊子
B. 牙周探针、电活力计、薄蜡片
C. 牙周探针、牙胶棒、牙线、染色剂
D. 牙周探针、牙线、咬合纸、薄蜡片
E. 牙周探针、咬拾纸、薄蜡片、X线片
【答案】D
【解析】牙周组织临床检查所需特殊器械牙周探针、牙线、咬合纸、薄蜡片选项D正确。牙周探针用来探测牙周袋深度、龈下牙石等。牙线主要用来检查有无𬌗干扰的存在。咬合纸和薄蜡片用来检查早接触点。A口镜、探针、镊子是牙周组织检查常规使用器械。B选项中电活力计用来检查牙髓活力。C选项牙胶棒用来检查牙髓活力，染色剂用来检查是否有牙隐裂的存在。E选项X线片可以观察牙槽骨吸收情况，它是一种牙周组织的辅助检查方法不是牙周组织临床检查所需特殊器械。

86. 关于牙龈纤维瘤病，哪一项不正确
A. 不发生在乳牙
B. 可累及附着龈
C. 可累及全口牙龈
D. 牙齿常发生移位
E. 牙龈颜色正常，坚实
【答案】A
【解析】牙龈纤维瘤病幼儿就发病，最早发生在乳牙萌出后，一般开始于恒牙萌出后。

【破题思路】牙龈纤维瘤病临床表现

年龄：幼儿就发病，最早发生在乳牙萌出后，一般开始于恒牙萌出之后
部位：可累及全口牙的龈缘、龈乳头和附着龈，上颌磨牙腭侧最严重。可覆盖整个牙冠。可移位，可萌出困难
颜色：正常、坚韧、表面光滑，点彩明显，不易出血

87. 下列关于遗传性牙龈纤维瘤病说法正确的是
A. 牙龈增生广泛
B. 患者可有家族史
C. 最早发生于乳牙萌出后，一般开始于恒牙萌出后
D. 可累及全口牙的龈缘、龈乳头和附着龈，甚至到膜龈联合处
E. 以上都是
【答案】E

【破题思路】牙龈纤维瘤病的临床表现：牙龈增生广泛，患者可有家族史；最早发生于乳牙萌出后，一般开始于恒牙萌出后，可累及全口牙的龈缘、龈乳头和附着龈，甚至到膜龈联合处。

88. 下列哪一项不是遗传性牙龈纤维瘤病的临床特点
A. 牙龈增生广泛
B. 上颌磨牙颊侧最重
C. 可累及全口牙的龈缘、龈乳头和附着龈，甚至到膜龈联合处
D. 最早开始于恒牙萌出后
E. 增生的牙龈颜色正常，组织坚韧，表面光滑，有时呈小结节状
【答案】D

89. 改变宿主对菌斑反应的因素，除了
 A. 激素水平　　　　　　　B. 牙龈纤维瘤病　　　　　　C. 系统疾病
 D. 营养　　　　　　　　　E. 吸烟
【答案】B
【解析】牙龈纤维瘤病又名家族性或特异性牙龈纤维瘤病，为牙龈的弥漫性纤维结缔组织增生，是一种较为罕见的疾病。

90. 关于遗传性牙龈纤维瘤病的治疗，说法正确的是
 A. 以牙龈成形术为主　　　B. 术后易复发　　　　　　　C. 手术最好在青春期后进行
 D. 一般不主张拔牙　　　　E. 以上都是
【答案】E

91. 一般来说，下列哪一种疾病的牙龈增生最为严重
 A. 妊娠期龈炎　　　　　　B. 青春期龈炎　　　　　　　C. 遗传性牙龈纤维瘤病
 D. 增生性牙龈炎　　　　　E. 药物性牙龈增生
【答案】C

92. 不属于牙龈切除术适应证的是
 A. 骨上袋的慢性牙周脓肿　　B. 牙龈组织增生肥大，形成假性牙周袋，经治疗未能消除者
 C. 较深的牙周袋超过膜龈联合　D. 中等深度的骨上袋，袋底不超过膜龈联合，附着龈有足够宽度者
 E. 龈瘤
【答案】C
【解析】较深的牙周袋超过膜龈联合的用翻瓣术。

【破题思路】牙龈切除术的适应证——骨上袋，袋底不超过膜龈联合＋牙龈增生。

93. 使用斧形切龈刀做牙龈切除术时，刀刃应距所测标记线即牙周袋底的根方距离为
 A. 1～2mm　　　　　　　B. 2～3mm　　　　　　　　C. 2mm
 D. 3～4mm　　　　　　　E. 3mm
【答案】A
【解析】牙龈切除术切口位置位于标记点根方1～2mm。

【破题思路】牙龈切除术——标记牙周袋底或者牙龈沟底位置，在标记点根方1～2mm，刀刃斜向冠方，与牙长轴呈45°。

94. 关于青春期龈炎，哪一项不正确
 A. 好发于前牙　　　　　　B. 主要累及附着龈　　　　　C. 附着水平正常
 D. 无牙槽骨吸收　　　　　E. 舌侧牙龈较少发生
【答案】B
【解析】青春期龈炎好发于前牙唇侧的牙龈乳头和龈缘，所以B错误。

【破题思路】青春期龈炎的临床表现

好发于前牙唇侧的牙龈乳头和龈缘，舌侧牙龈较少发生

探诊出血明显

龈乳头呈球状突起，颜色暗红或鲜红，光亮，质地软

青春期，牙龈炎症反应超过局部刺激物所能引起的程度（菌斑仍是始动因子）

95. 下列哪一项不是青春期龈炎的临床表现
 A. 好发于前牙舌侧的牙龈乳头和龈缘　　B. 女性患者稍多于男性
 C. 探诊出血明显　　　　　　　　　　　D. 有龈袋形成
 E. 牙龈颜色暗红或鲜红
【答案】A

【破题思路】青春期龈炎的临床表现——好发于前牙唇侧的牙龈乳头和龈缘+女性多+探诊出血明显+颜色鲜红、暗红。

96. 以下哪一项不是青春期龈炎的特点
 A. 与内分泌改变有关　　　　　　　　B. 舌侧牙龈较少发生
 C. 牙龈肥大发炎程度超过局部刺激的程度　D. 青春期后，龈炎能完全自愈
 E. 女性较男性多见
【答案】D

97. 增生性龈炎多发生于
 A. 儿童　　　　　B. 青少年　　　　　C. 老年人
 D. 中年人　　　　E. 新生儿
【答案】B

98. 下列哪一项不是牙根敏感的原因
 A. 牙龈退缩　　　　　B. 牙颈部牙骨质薄　　　　C. 牙骨质中有神经分布
 D. 牙颈部缺乏牙骨质　E. 牙周刮治破坏牙骨质
【答案】C
【解析】牙骨质中没有神经分布，所以选C。

【破题思路】牙根敏感——本质是牙本质暴露，牙本质暴露可以是牙龈萎缩、牙骨质薄，也可以是牙颈部缺乏牙骨质，或者破坏牙骨质。

99. Ⅲ度骨吸收描述的骨破坏情况是
 A. 牙槽骨吸收在根颈1/3以内
 B. 牙槽骨吸收超过根长的1/3，但在根长2/3以内或达根长1/2
 C. 牙槽骨吸收占根长的3/4以上
 D. 牙槽骨吸收占根长的1/2以上，3/4以内
 E. 牙槽骨吸收大于根长2/3
【答案】E
【解析】骨吸收程度代表牙周炎破坏程度，骨吸收程度越大说明牙周炎越严重。骨吸收的程度一般按吸收区占牙根长度的比例来描述，通常分为三度。Ⅰ度：牙槽骨吸收在牙根的颈1/3以内。Ⅱ度：骨吸收牙槽骨吸收超过根长1/3，但在根长2/3以内，或吸收达根长的1/2。Ⅲ：牙槽骨吸收大于根长2/3。所以选项E正确。

100. 青春期龈炎的治疗关键是
 A. 药物治疗　　　　　B. 去除局部刺激因素　　　　C. 不用治疗
 D. 控制体内性激素的水平　E. 手术切除
【答案】B

101. 慢性龈缘炎的治疗原则不包括
 A. 洁治术　　　　　B. 局部药物治疗　　　　C. 刮治术
 D. 教会患者控制菌斑　E. 定期进行复查
【答案】C
【解析】慢性龈缘炎的治疗原则：①去除病因，通过洁治术彻底清除菌斑牙石，消除造成菌斑滞留和局部刺激牙龈的因素，可配合药物治疗。②手术治疗。③防止复发，积极开展椅旁口腔卫生宣教工作，指导并教会患者控制菌斑的方法，持之以恒地保持良好的口腔卫生状况，并定期进行复查和维护。因此答案选C。

【破题思路】慢性龈炎治疗原则——去病因（洁治术、可配合药物）+手术（严重）+口腔卫生宣教。

102. 龈下刮治中，刮治器进入牙周袋时刮治器的工作面与根面的角度应为
 A. 0°　　　　　B. 30°　　　　　C. 45°
 D. 80°　　　　E. 90°
【答案】A

【破题思路】

题干信息	首选
0°	0°进入牙周袋，0°出牙周袋
45°	探查牙石
80°	工作角度，即用80°刮治

103. 牙周基础治疗的目的在于
A. 改正不良骨外形　　　　　B. 截除病变牙根　　　　　C. 固定松动牙
D. 修复缺失牙，恢复咀嚼功能　　E. 消除致病因素
【答案】E

104. 超声洁牙操作中错误的是
A. 开动电源后先调节功率旋钮　　B. 对厚而硬的牙石用大功率　　C. 细小牙石及烟斑用小功率
D. 将工作头停留在一点上震动　　E. 工作头以短距离水平动作洁牙石
【答案】D
【解析】开机后先调节功率，功率大小根据牙石厚薄而定。将工作头停留在一点上震动，会造成牙面的损伤，所以D是错误的。

【破题思路】记忆口诀：开机要先调功率，执笔轻轻触牙石，0或15度来回动，切忌停留一点上，最后一定要抛光。

105. 以下是超声波洁牙器的使用方法，明显有误的是
A. 将工作头放在牙面上，并紧密接触，以利于牙石的去除
B. 工作头与牙面小于15°角
C. 放稳支点
D. 右手指前后运动，使牙石在工作头快速的震动下层层剥脱
E. 右手握持器械需稳而轻
【答案】A
【解析】超声波洁牙器的使用方法：右手握持器械需稳而轻，前后运动，使牙石在工作头快速的震动下层层剥脱，工作头与牙面平行或小于15°角；超声洁牙机的工作端要与牙石相接触，不能直接接触牙面，会在釉质表面造成划痕。故本题答案为A。

106. 关于冠延长术不正确的是
A. 翻瓣术结合骨切除术　　　　B. 切除部分牙龈和牙槽骨
C. 只切除牙龈不切除牙槽骨　　D. 牙根过短不能做冠延长术
E. 牙折达到龈下，影响修复者需做冠延长术
【答案】C
【解析】牙冠延长术是通过手术的方法，降低龈缘的位置，暴露健康的牙齿的结构，使临床牙冠加长，从而利于牙齿的修复。其重点是切除牙龈的同时，需去除冠向部分牙槽骨，以此来增加牙槽嵴顶以上的牙体组织长度，保持正常的生物学宽度。如果只切牙龈而不切牙槽骨，则牙龈还会重新生长至术前水平，达不到牙冠延长术的目的。故本题答案为C。

【破题思路】此题易错选E。牙冠延长术最早是用来修复劈裂的牙根的，有些牙根劈裂以后到了牙龈之下，由于传统的修复材料对牙龈的刺激以及牙龈覆盖不宜采集印模等原因，如果保留这样的牙根，就需要先做一个牙龈切除手术（牙冠延长术）来使断面暴露出来。

107. 下列哪一项检查便于白血病的龈病损的临床诊断
A. 全口曲面体层片　　　　　B. 根尖片　　　　　C. 血常规、血涂片
D. 牙周探诊　　　　　　　　E. 以上都不正确
【答案】C

108. 白血病的龈病损的主要病因是
A. 牙石
B. 末梢血中的幼稚白细胞在牙龈组织内大量浸润积聚
C. 牙菌斑
D. 不良卫生习惯
E. 不良修复体
【答案】B

【破题思路】白血病的龈病损的病因为幼稚白细胞在牙龈的聚集。

109. 下列关于急性白血病的龈病损的治疗说法不正确的是
A. 首诊时一般进行彻底的牙周洁治
B. 及时与血液内科医师配合治疗
C. 2%氯己定含漱
D. 切忌进行活检
E. 以上都不是
【答案】A
【解析】急性白血病的龈病损治疗首诊一般不进行彻底的牙周洁治，应转诊到内科确诊，与血液科医生配合治疗，所以选A。

【破题思路】急性白血病的龈病损的治疗——及时转诊+切忌活检+牙龈出血保守治疗+身体稳定洁治术+口腔卫生宣教。

110. 下列不属于白血病引起的牙龈肿胀的特点是
A. 牙龈颜色暗红发绀或苍白
B. 牙龈组织松软或中等硬度
C. 牙龈肿大局限于前牙
D. 表面光亮
E. 牙龈肿大可覆盖于部分牙面
【答案】C
【解析】白血病的龈病损颜色暗红或苍白发绀，自发性出血不容易止住，牙龈肿胀，牙龈肿胀常为全口性，且可覆盖部分牙面，所以选C。

【破题思路】白血病的龈病损的临床表现——颜色暗红或苍白发绀+自发性出血不容易止住+牙龈肿胀，菌斑堆积+全身淋巴结肿大。

111. 下列关于白血病的龈病损的临床表现，描述正确的是
A. 牙龈肿胀
B. 牙龈有明显的出血倾向
C. 严重时出现口腔黏膜的坏死或牙痛
D. 有时伴有发热、局部淋巴结肿大
E. 以上都是
【答案】E

112. 白血病的龈病损的特点是
A. 可波及牙间乳头、边缘龈和附着龈
B. 牙龈暗红发绀或苍白色
C. 自发性出血
D. 牙龈坏死、疼痛
E. 以上全是
【答案】E

113. 下列关于白血病的龈病损的治疗原则，说法错误的是
A. 出血时局部可用压迫或药物止血
B. 牙周治疗以保守治疗为主
C. 肿大的牙龈可进行手术或活组织检查
D. 急性白血病可以做轻柔牙周洁治
E. 可用3%过氧化氢液清洗龈缘，消除炎症
【答案】C

114. 目前已知效果最确切的防菌斑药物是
A. 2%盐水
B. 1%过氧化氢液
C. 0.01%甲硝唑液
D. 0.05%乳酸依沙吖啶溶液
E. 0.12%氯己定液
【答案】E
【解析】0.12%氯己定是目前已知的效果最确切的抗菌斑药物，它通过吸附于细菌表面，改变细胞膜的结构，破坏其渗透平衡从而杀菌，发挥高效、广谱杀菌的作用。故本题答案是E。易误选C。

115. 黏性放线菌损伤牙周组织的机制不包括
A. 影响成纤维细胞功能
B. 合成中性粒细胞趋化物
C. 抗原刺激宿主产生过敏反应
D. 刺激破骨细胞，造成骨吸收
E. 分泌白细胞毒素

【答案】E

【解析】Aa 是唯一分泌白细胞毒素的，所以黏性放线菌不是分泌白细胞毒素的，E 错。

【破题思路】Aa——唯一分泌白细胞毒素的。

116. 某女，26 岁，主诉妊娠后下前牙唇侧牙龈长一肿物 3 个月，并慢慢增大。该患者如果诊断为妊娠期龈瘤，需要切除时，应注意以下因素，除了
A. 牙龈炎症
B. 妊娠的时间
C. 肿物是否影响进食
D. 口腔卫生情况
E. 妊娠期是否服药

【答案】E

【解析】本题考查的是妊娠期龈瘤的手术指征。

【破题思路】妊娠期龈瘤手术 = 妨碍进食 + 妊娠 4～6 个月 + 清除局部刺激 + 避免全身用药。

117. 患者主诉刷牙出血数月，查见牙松（-），牙龈红肿，牙周探诊深度≤3mm 且无附着丧失，牙石（++），探诊出血，最佳处理方案
A. 服用阿莫西林和甲硝唑
B. 口腔卫生宣教和龈上洁治术
C. 口腔卫生宣教，龈上洁治术，根面平整术
D. 服用牙周宁片，使用含漱剂
E. 进行牙龈切除术

【答案】B

【解析】根据患者的主诉与临床检查可判断患者患有慢性龈炎。慢性龈炎的治疗原则之一为去除病因，通过洁治术彻底清除菌斑、牙石，消除造成菌斑滞留和局部刺激牙龈的因素；同时为防止复发，积极开展椅旁口腔卫生宣教工作，指导并教会患者控制菌斑的方法，选项 B 正确。对于不伴有全身疾病的慢性龈炎患者，不应全身使用抗菌药物如阿莫西林和甲硝唑选项 A 错误。根面平整术是在去除龈下牙石的同时对牙根面外形进行修整，着重在于用器具去除软化的牙骨质，患者口腔检查牙松（-），且无深牙周袋，因此不必进行根面平整术，选项 C 错误。牙周宁片适用于牙周病引起的牙龈出血、牙周脓肿等病症，可结合洁治术治疗较重的牙龈炎症，只服用牙周宁片、使用含漱剂而不去除牙石不能从根本上去除致病因素，选项 D 错误。牙龈切除术是使用手术方法切除增生肥大的牙龈组织或后牙某些部位的中等深度牙周袋，重建牙龈的生理外形及正常的龈沟，该患者既无增生肥大的牙龈组织也无深牙周袋，因而不宜进行牙龈切除术，选项 E 错误。

118. 女，27 岁，近半年来牙龈逐渐肿大，刷牙易出血，有自动出血史，且下牙龈长一瘤体 2 个月，并慢慢长大，影响进食。检查：多数龈缘及龈乳头鲜红色，松软发亮，下切牙唇侧有一瘤状增生物。确诊前，最应询问的病史为
A. 妊娠史
B. 刷牙史
C. 牙签剔牙史
D. 服消炎药史
E. 食物嵌塞史

【答案】A

119. 患者，男，28 岁。主诉：牙龈肿痛 3 天。检查：右侧上下颌颊、舌侧多个龈乳头呈鲜红色，并有脓肿形成，未发现有附着丧失。最有可能的诊断是
A. 急性坏死性溃疡性龈炎
B. 牙周脓肿
C. 急性多发性龈脓肿
D. 慢性龈炎
E. 侵袭性牙周炎

【答案】C

【解析】急性多发性龈脓肿多发生于青壮年男性，多数有前驱症状，随即发生多个牙龈乳头的肿胀和肿痛，每个红肿的乳头内有小脓肿形成，疼痛剧烈。故本题答案为 C。

【破题思路】急性多发性龈脓肿——青壮年男性多见 + 颊舌侧均可有脓肿形成 + 未及附着丧失 + 疼痛剧烈。

120. 患者，女，24 岁。主诉用牙线清洁牙齿时牙龈有时出血。检查牙龈乳头轻度充血、水肿，PD：2～3mm，未及附着丧失。此患者最可能的诊断是

A. 边缘性龈炎   B. 牙间乳头炎   C. 青春期龈炎
D. 青少年牙周炎   E. 急性坏死性龈炎

【答案】A

【解析】牙龈炎临床分5型，即边缘性龈炎、肥大性龈炎、妊娠期龈炎、青春期龈炎和剥脱性龈炎。最常见的、发病率最高的是慢性单纯性龈炎，即边缘性龈炎，表现为龈缘充血发红、肿胀、松软，触之可出血；龈缘变厚，牙间乳头变为钝圆，与牙面不紧贴，而且龈沟加深；只侵犯牙龈组织，不侵犯其他牙周组织，因而牙齿不发生松动，X线片检查无异常。该患者可诊断为边缘性龈炎，故选A。

【破题思路】题中给出牙龈的症状——刺激出血而非自发性出血，未给出具体的局部机械或化学刺激，而是普遍的比如刷牙咬硬物出血，并且未及附着丧失，基本可以断定是慢性龈炎。

121. 患者，女性，20岁，主诉：近半年来刷牙时牙龈出血，伴有牙龈反复肿痛。采集病史时，一般不需询问

A. 使用牙签史   B. 吸烟史   C. 长期服用药物史
D. 妊娠史   E. 以上都需要询问

【答案】E

【解析】牙龈出血可能是慢性龈炎、妊娠期龈炎、药物性牙龈增生、龈乳头炎、外伤、白血病龈炎等，所以以上的病史都需要采集。

122. 患者，男，35岁。牙龈刷牙出血4年余，进食时碰触亦出血，含漱后可止住。检查：牙龈红肿，探诊深度3mm。X线片：未见牙槽嵴顶吸收。此患者最可能的诊断是

A. 青春期龈炎   B. 慢性牙周炎   C. 慢性龈缘炎
D. 坏死性龈炎   E. 侵袭性牙周炎

【答案】C

【解析】慢性龈缘炎临床表现：刷牙或咬硬物时牙龈出血，但一般无自发性出血，龈缘变厚、红肿，龈沟深度一般不超过2～3mm。由于组织水肿，龈沟探诊深度可达3mm以上，无附着丧失及牙槽骨吸收。故根据题意该题选C。青春期龈炎好发于青少年，以前牙唇侧龈乳头和龈缘肿胀明显，舌侧较少发生，龈乳头常呈球状突起，色暗红或鲜红，光亮质地软，故A错误。慢性牙周炎有牙周袋形成，探诊深度超过3mm，能探到釉牙骨质界，X线可见牙槽嵴高度降低，有水平或垂直骨吸收，故B错误。坏死性龈炎病程短，可有自发性出血，故D错误。侵袭性牙周炎多见于年轻人，有附着丧失及牙槽骨吸收，故E错误。

123. 患者，男性，24岁，主诉：近1年来刷牙牙龈有时出血，不伴疼痛。检查：全口PD：2～3mm，未及釉牙骨质界。此患者最可能的诊断是

A. 急性龈乳头炎   B. 青春期龈炎   C. 慢性龈炎
D. 慢性牙周炎   E. 急性坏死性溃疡性龈炎

【答案】C

124. 男，16岁。刷牙时牙龈出血6个月。检查：上前牙龈乳头球形肥大，牙龈暗红、水肿，松软光亮。探诊易出血，探诊深度4～5mm，未探到釉牙骨质界。最可能的诊断为

A. 青春期龈炎   B. 慢性龈缘炎   C. 青少年牙周炎
D. 白血病的龈病损   E. 药物性牙龈增生

【答案】A

125. 患者，男性，24岁，主诉：近1年来刷牙及咬苹果时牙龈出血，检查：全口PD：2～3mm，如果诊断为慢性龈炎，应符合下列哪一项体征

A. PD：3mm   B. 无𬌗创伤   C. 无附着丧失
D. 炎症只累及边缘龈   E. 牙龈有实质性增生

【答案】C

【解析】本题考查的是牙龈炎的诊断。牙龈炎区别于牙周炎的主要症状是不伴有附着丧失。

【破题思路】慢性龈缘炎临床表现：刷牙或咬硬物时牙龈出血，但一般无自发性出血；龈缘变厚、红肿；龈沟深度一般不超过2～3mm；由于组织水肿，龈沟探诊深度可达3mm以上；无附着丧失及牙槽骨吸收；累及龈乳头和边缘龈，严重累及附着龈。

126. 患者，女性，21岁，主诉：近2年来，晨起时口中有血丝。若诊断为慢性龈炎，下列哪些不是其治疗的原则
　　A. 去除病因　　　　　　B. 牙周洁治　　　　　　C. 局部药物治疗
　　D. 全身应用抗生素　　　E. 定期复查，防止复发
【答案】D
【解析】慢性龈炎可以用局部药物治疗，不用全身抗生素。

【破题思路】慢性龈炎治疗——去除病因+龈上洁治术+局部药物治疗+口腔卫生宣教。

127. 患者，女，24岁，戴正畸矫正器数月，近一个月来刷牙时牙龈出血，不伴疼痛，龈乳头呈球状增生，质地松软。最有可能的诊断是
　　A. 青春期龈炎　　　　　B. 慢性龈炎　　　　　　C. 牙龈纤维瘤病
　　D. 急性坏死性溃疡性龈炎　E. 疱疹性龈炎
【答案】B

128. 患者，女性，15岁，前牙唇侧牙间乳头呈球状突起，呈鲜红色、松软光亮，局部刺激物不明显。试述扩大了龈组织对局部刺激物反应的最可能的原因
　　A. 刷牙不认真　　　　　B. 夜磨牙　　　　　　　C. 激素水平
　　D. 吐舌习惯　　　　　　E. 舔唇习惯
【答案】C

129. 刷牙时牙龈出血2年。检查见：牙石（+），牙龈乳头及龈缘轻度水肿、色暗红，探诊出血，探诊深度2～3mm，未探及釉牙骨质界，未发现牙齿松动。该病最可能的诊断为
　　A. 妊娠期龈炎　　　　　B. 增生性龈炎　　　　　C. 白血病的龈病损
　　D. 边缘性龈炎　　　　　E. 慢性牙周炎
【答案】D

130. 患者，女性，22岁，上前牙唇侧龈缘及龈乳头增生肥大覆盖牙冠的1/3，质地坚韧。最可能的诊断是
　　A. 急性坏死性溃疡性龈炎　B. 疱疹性龈口炎　　　　C. 慢性牙周炎
　　D. 青春期龈炎　　　　　E. 增生性龈炎
【答案】E
【解析】慢性龈炎时，牙龈的炎症一般局限于游离龈和龈乳头，严重时也可波及附着龈。牙龈的炎症一般以前牙区为主，尤其下颌前牙区最为显著，临床上有一部分患者以牙龈组织炎性肿胀为主要表现，同时伴有细胞和胶原纤维增生，称为增生性龈炎。

【破题思路】慢性龈炎——增生1/3，药物性增生性龈炎——增生2/3，遗传性纤维增生——超过2/3，甚至覆盖整个牙冠。

131. 患者，男性，22岁，主诉：前牙牙龈增生3年余。检查：前牙牙周探诊深度2～3mm，如果诊断为增生性龈炎，与局限型轻度慢性牙周炎鉴别的最主要指标为
　　A. 现病史　　　　　　　B. 牙齿松动　　　　　　C. 细菌学检查
　　D. 牙龈炎症程度　　　　E. 有无附着丧失
【答案】E

【破题思路】牙龈炎和牙周炎的区别

牙龈炎	牙周炎
有牙龈炎症	有牙龈炎症
假性牙周袋	真性牙周袋
无附着丧失	有附着丧失，可探及釉牙骨质界
无牙槽骨吸收	有牙槽骨吸收
病变可逆	病变难以完全恢复正常

132. 患者，男性，26 岁。主诉：近 1 年来，刷牙时牙龈出血。若诊断为慢性龈缘炎，不会出现以下哪项临床体征

A. 牙龈局部发痒　　　　　　B. 牙齿松动　　　　　　　C. 牙龈松软
D. 龈沟探诊出血　　　　　　E. 龈沟深度 3mm 以上

【答案】B

133. 患者，男，18 岁。上前牙区牙龈肿大。病史有上颌窦炎，曾消炎治疗，无其他特殊用药史。分析病因

A. 口呼吸　　　　　　　　　B. 口腔卫生不良　　　　　C. 药物性龈增生
D. 刷牙方式不正确　　　　　E. 𬌗创伤

【答案】A

【解析】口呼吸患者常有上唇过短、上颌前牙牙龈外露，患龈炎和牙龈肥大的概率较大，有许多患者的增生区是以唇线明确为界的。常因慢性鼻炎、鼻窦炎、上颌窦炎等疾病，使鼻呼吸道阻塞而用口呼吸。

【破题思路】口腔卫生不良可造成全口牙龈红肿，易出血而不局限于上前牙。
刷牙方式不正确主要造成牙软硬组织的损伤。
𬌗创伤不会造成牙龈肿大。

134. 牙周探诊除了测量袋的深度外，还应探查的是

A. 牙龈是否出血　　　　　　B. 龈下牙石的量和分布　　C. 根分叉是否受累
D. 龈缘的位置　　　　　　　E. 以上均是

【答案】E

【解析】牙周探诊主要包括龈沟或牙周袋深度及附着水平，牙周袋的类型及分布；探诊后牙龈是否出血，选项 A 正确；袋的内容物，包括龈下牙石的量和分布，选项 B 正确；根分叉是否受累选项 C 正确；同时应检查龈缘的位置，判断有无牙龈退缩或增生肿胀，选项 D 正确。

135. 患者，男性，16 岁，主诉：刷牙牙龈出血 3 个月余，伴牙龈肿胀。检查：上前牙牙龈边缘及牙龈乳头充血、发亮，呈鲜红色，肿胀明显，龈乳头呈球状突起，仅龈缘有少量菌斑堆积，上唇稍短。试分析造成此患者牙龈炎症较重的原因，除了

A. 菌斑　　　　　　　　　　B. 口呼吸　　　　　　　　C. 舔唇习惯
D. 开唇露齿　　　　　　　　E. 激素水平

【答案】C

【解析】此题考查的是青春期龈炎的病因，患者 16 岁，检查有少量牙菌斑，菌斑刺激量与炎症不成正比是青春期龈炎的典型临床表现。其病因主要还是菌斑和激素水平影响，题干信息示上唇短，所以可能会有口呼吸和开唇。所以这个题选 C。

【破题思路】青春期龈炎病因 = 菌斑 + 激素 + 口呼吸及戴矫治器。

136. 女，20 岁。偶有咬硬物出血 1 年。检查牙石（+），大多数牙的牙龈缘及乳头轻度发红、水肿，探诊出血，邻面探诊深度 3 ~ 4mm，但未探及釉质牙骨质界，牙无松动。最可能的诊断是

A. 慢性牙周炎　　　　　　　B. 妊娠期龈炎　　　　　　C. 慢性龈缘炎
D. 药物性牙龈增生　　　　　E. 白血病的龈病损

【答案】C

【解析】慢性龈缘炎表现为刷牙或咬硬物时牙龈出血，牙龈色鲜红或暗红，龈缘和龈乳头水肿、松软，探诊易出血，无牙槽骨吸收，无牙松动，患者症状与慢性龈缘炎相符。患者无牙槽骨吸收及牙松动，非慢性牙周炎，排除 A；妊娠期龈炎和妊娠相关，患者咬硬物出血 1 年，排除 B；药物性牙龈增生有特殊药物史，牙龈小球状、分叶状或桑葚状增生，颜色为淡粉色，排除 D；白血病的龈病损牙龈出血不止，龈肿大呈外形不规则的结节状，颜色暗红或苍白，伴有全身症状，排除 E。所以此题选 C。

137. 患者，男，33 岁。有 9 年吸烟史。牙龈自发性出血伴牙龈疼痛、口腔奇臭、不敢刷牙 3 天，无发热。检查：牙石（+++），龈缘呈虫蚀状，表面覆盖坏死假膜，易于擦去。最可能的诊断是

A. 急性龈乳头炎　　　　　　B. 增生性龈炎　　　　　　C. 急性坏死性龈炎
D. 疱疹性龈口炎　　　　　　E. 急性龈脓肿

【答案】C

【解析】急性坏死性龈炎典型临床表现为以龈乳头和龈缘的坏死为特征性损害，龈缘呈虫蚀状，坏死区出现灰褐色假膜，易于擦去，患处牙龈极易出血甚至伴自发性出血并伴有明显疼痛，有典型的腐败性口臭，根据题意，故 C 正确。急性龈乳头炎一般无自发性出血，牙龈在冷热刺激时可有疼痛，故 A 错误；增生性龈炎以牙龈增生为主要表现，一般无疼痛，故 B 错误；疱疹性龈口炎表现为多个米粒大小甚至绿豆大小的疱疹，故 D 错误；急性龈脓肿可在龈乳头内形成小脓肿，牙龈以外的口腔黏膜往往也充血红肿，但无破损或假膜形成，故 E 错误。

【破题思路】

题干信息	首选
急性龈乳头炎	机械和化学刺激 牙龈乳头发红肿胀，探触和吸吮出血，自发性胀痛
增生性龈炎	以牙龈增生为主要表现，一般无疼痛
疱疹性龈口炎	成簇的水疱
急性龈脓肿	脓肿位于龈乳头内，可同时波及颊舌侧乳头

138. 男性，32岁，主诉牙龈疼痛、出血，伴腐败性口臭，有低热。该患者最有可能的诊断是
A. 疱疹性龈口炎　　　　　　B. 慢性龈炎　　　　　　　　C. 复发性口腔溃疡
D. 急性坏死性溃疡性龈炎　　E. 慢性牙周炎
【答案】D
【解析】本题反向考查急性坏死性溃疡性龈炎的症状。

139. 男，30岁，牙龈疼痛、出血、口臭3天。检查：上下前牙唇侧牙龈充血肿胀，上颌21、12龈乳头顶端附着白色污秽坏死物。口臭明显，轻触牙龈出血，涂片检查螺旋体及梭形杆菌满视野。该病诊断为
A. 急性龈乳头炎　　　　　　B. 疱疹性龈口炎　　　　　　C. 急性坏死性龈炎
D. 边缘性龈炎　　　　　　　E. 青春期龈炎
【答案】C
【解析】白色污秽坏死物，口臭明显，涂片检查螺旋体及梭形杆菌满视野，可确定为急性坏死性龈炎。

140. 白血病的牙龈病损的治疗原则是
A. 立即彻底清除菌斑和牙石　B. 保守治疗为主、止血、抗感染　C. 切除肥大的牙龈
D. 根面平整　　　　　　　　E. 使用牙周塞治剂预防牙龈出血
【答案】B
【解析】白血病的牙龈病损有明显的出血倾向，龈缘常有渗血，且不易止住，白血病患者全身免疫力低下，因此治疗以保守治疗为主、止血、抗感染，选项B正确。A选项立即彻底清除菌斑和牙石、C选项切除肥大的牙龈和D选项根面平整，均易发生出血不止或感染、坏死，应在止血的基础上，用3%过氧化氢溶液轻轻清洗坏死龈缘，然后敷以消炎药或碘制剂，用0.12%～0.2%氯己定溶液含漱有助于减少菌斑、消除炎症。遇出血不止时，使用牙周塞治剂止血，在无出血时不需使用牙周塞治剂预防牙龈出血，因为牙周塞治剂凝固后质地变坚硬会刺激未出血牙龈出血，选项E错误。

141. 患者，男性，36岁，牙龈出血疼痛3天，检查：下前牙龈乳头有灰白色的坏死物，龈缘虫蚀状溃疡。若诊断为坏死性龈炎，患者可出现如下体征，除了
A. 口腔呈腐败性口臭　　　　B. 低热　　　　　　　　　　C. 坏死区表面覆假膜
D. 颌下淋巴结肿大　　　　　E. 末梢血出现原幼细胞
【答案】E
【解析】本题考查慢性坏死性龈炎的症状。E项为白血病的龈病损的体征。

142. 男性，34岁，每日吸烟一包。主诉牙龈自动出血伴牙龈疼痛、口臭3天，未发热。检查：CI=3，龈缘呈虫蚀状，表面覆盖坏死伪膜，易于擦去。最可能的诊断是
A. 急性龈乳头炎　　　　　　B. 侵袭性牙周炎　　　　　　C. 急性坏死性溃疡性龈炎
D. 疱疹性龈口炎　　　　　　E. 慢性龈炎
【答案】C

143. 患者，女，5岁，主诉：全口牙龈增生2年余，一侧已妨碍咀嚼。诊断为牙龈纤维瘤病，请问关于此患者有可能出现的体征哪一项不正确
A. 牙齿可发生移位　　　　　B. 牙龈颜色正常　　　　　　C. 牙龈可盖住全部牙冠

D. 牙龈质脆易出血　　　　　　E. 增生波及膜龈联合

【答案】D

【解析】本题考查的是牙龈纤维瘤病。牙龈纤维瘤病增生的牙龈组织坚韧，颜色正常，不易出血。

【破题思路】牙龈纤维瘤病牙龈颜色正常，坚韧、表面光滑，点彩明显，不易出血。

144. 患者，男性，28岁，近3天来牙龈出血，晨起发现枕头有血迹，口臭，牙龈红肿，呈火山口状，龈缘如虫蚀状。最可能的诊断是

A. 牙龈炎　　　　　　　　　B. 慢性牙周炎　　　　　　　C. 侵袭性牙周炎
D. 天疱疮　　　　　　　　　E. 坏死性龈口炎

【答案】E

145. 男，35岁。牙龈疼痛、出血3天，近来工作繁忙，经常加班至深夜，吸烟20支/天。检查：口臭明显，上下前牙区牙龈有自动出血。龈乳头尖端变平，表面覆盖有灰白色物，擦去后可见出血面。最可能的诊断是

A. 慢性龈缘炎　　　　　　　B. 慢性牙周炎　　　　　　　C. 急性龈乳头炎
D. 快速进展性牙周炎　　　　E. 急性坏死性溃疡性龈炎

【答案】E

【解析】本题考查急性坏死性溃疡性龈炎的诊断。表面覆盖有灰白色物，擦去后可见出血，口臭明显，牙龈有自动出血，这些都是其典型症状。

146. 患者，女性，28岁，右上后牙突然自发痛1天，否认咬硬物史。临床检查：未见龋及深牙周袋，X线：牙体未见异常。如果诊断为急性龈乳头炎，口腔检查最可能的发现是

A. 龈裂　　　　　　　　　　B. 牙齿中度磨耗　　　　　　C. 牙龈乳头出现坏死
D. 牙间乳头红肿　　　　　　E. 龈缘出现溃疡

【答案】D

【破题思路】急性龈乳头炎＝牙龈乳头充血肿胀＋探触和吸吮易出血＋牙龈乳头局部刺激。

147. 白血病患者口腔表现不包括

A. 牙龈苍白或暗红、无弹性　　B. 牙龈有出血倾向，不易止血　　C. 牙龈缘常有坏死
D. 常见牙齿松动移位　　　　　E. 牙龈肿大波及全口牙

【答案】D

【解析】白血病的牙龈病损的临床表现有：牙龈肿大，颜色苍白或暗红、无弹性，选项A正确。表面光亮、波及全口牙，选项E正确。由于牙龈中大量幼稚血细胞浸润积聚，可造成末梢血管栓塞，局部组织对感染的抵抗力降低，龈缘常有坏死，选项C正确、溃疡和假膜形成。牙龈有明显的出血倾向，不易止血，选项B正确。白血病的牙龈病损限于牙龈未损害牙槽骨，牙齿松动移位不常见，此题问不包括，故选择D。

148. 患者，男性，24岁，左下后牙突然自发疼痛1天，否认咬硬物史。临床检查：局部牙龈乳头充血水肿，牙间有食物嵌塞，探痛明显。其最可能的诊断是

A. 妊娠期龈炎　　　　　　　B. 急性龈乳头炎　　　　　　C. 牙根折裂
D. 急性坏死性龈炎　　　　　E. 逆行性牙髓炎

【答案】B

149. 女，60岁。4周来右上后牙胀痛，不能咀嚼。每日饭后要剔除嵌塞食物。查见 6M. 5DO 龋中等深度，冷刺激同对照牙，叩痛（+），龈红肿探痛并出血。应考虑的诊断最可能是

A. 牙髓炎和龈乳头炎　　　　B. 中龋和牙髓炎　　　　　　C. 深龋和牙髓炎
D. 中龋和龈乳头炎　　　　　E. 牙髓炎和牙周炎

【答案】D

【解析】本题考查的是口内综合。6M. 5DO龋中等深度，冷刺激同对照牙可知龋坏未侵及牙髓；右上后牙胀痛，叩痛（+），龈红肿探痛并出血，每日饭后要剔除嵌塞食物，可知为龈乳头炎。

150. 患者，女性，24岁，主诉：全口牙龈肿胀，影响进食半月余，牙龈常有自发性渗血，伴发热、乏力、食欲差，体重减轻。若怀疑白血病，诊断前应首先做哪一项检查

A. 测量血压　　　　　　　　B. 血象　　　　　　　　　　C. 量体温
D. X线片　　　　　　　　　E. 心电图

【答案】B
【解析】白血病检查血常规、血涂片。

> 【破题思路】白血病的龈病损的病因为幼稚白细胞在牙龈的聚集，检查首先查血常规。

151. 某成年男性，为了防龋每天使用漱口剂，一段时间后却发现舌背着色，这种漱口剂中可能有
A. 金银花　　　　　　　　B. 大黄　　　　　　　　C. 茶多酚
D. 氯己定　　　　　　　　E. 乙酰甲壳胺
【答案】D
【解析】氯己定可使口腔软组织变色。

> 【破题思路】氯己定：黏膜刺激+味苦+舌背着色。

152. 患者，男性，25岁，主诉：牙龈肿胀、疼痛3天，检查：多数龈乳头有脓肿形成，未探及附着丧失。如果诊断为急性多发性牙龈脓肿，最佳治疗方案为
A. 牙周基础治疗（洁治、刮治）　B. 基础治疗+含漱液　　C. 基础治疗+抗菌药物
D. 基础治疗+休息　　　　　　　E. 基础治疗+中西医疗法
【答案】E
【解析】本题考查的是急性多发性牙龈脓肿的治疗。

153. 患者，女性，25岁，主诉：下前牙唇侧牙龈长一肿物3个月，并慢慢增大。若诊断为妊娠瘤，下列治疗方案哪一项不正确
A. 口腔卫生宣教　　　　　　　　　　　　B. 牙周基础治疗
C. 炎症严重时龈袋内可用1%过氧化氢溶液冲洗　　D. 手术期可选择在妊娠的第4～6个月
E. 口服抗菌药物治疗
【答案】E

154. 患者，男性，16岁，体健，全口牙龈呈实质性牙龈增生，覆盖牙冠的1/2～3/4，增生以上颌磨牙腭侧为重，半年前曾住院做过一次全口牙龈切除术，但现又复发，此患者的最可能诊断是
A. 青春期龈炎　　　　　B. 慢性龈炎　　　　　C. 牙龈纤维瘤病
D. 牙龈瘤　　　　　　　E. 药物性牙龈增生
【答案】C
【解析】本题考查的是牙龈纤维瘤病的诊断。本病可在幼儿时就发病，最早可发生在乳牙萌出后，一般开始于恒牙萌出之后。牙龈广泛地逐渐增生，可累及全口的龈缘、龈乳头和附着龈，甚至到膜龈联合处。

> 【破题思路】牙龈纤维瘤病临床表现：上牙腭侧可覆盖整个牙冠。

155. 患者，女性，25岁。妊娠3个月。因牙龈红肿出血就诊。口腔检查发现DI-S：2，CI-S：0，GI：1，余未见异常。对该患者正确的处理措施是
A. 口腔含漱剂含漱　　　　B. 口服消炎药物　　　　C. 口腔卫生指导
D. 龈上洁治术　　　　　　E. 龈下刮治术
【答案】C
【解析】妊娠期龈炎的治疗原则与慢性龈缘炎相似，但应注意尽量避免使用抗生素等全身药物治疗，以免影响婴儿发育。该患者症状较轻，只有软垢，没有牙石，无须特殊处理，应予以认真细致的口腔卫生教育，嘱患者做好菌斑控制和必要的维护治疗。故选C。

> 【破题思路】妊娠期龈炎——注意口腔卫生指导，避免全身用药，妊娠期龈瘤手术时机为妊娠第4～6个月。

156. 女，26岁。妊娠5个月，下中切牙之间牙龈乳头处形成一肿物2个月，色紫红，易出血。最可能的诊断是
A. 纤维性牙龈瘤　　　　B. 牙龈癌　　　　C. 化脓性肉芽肿
D. 妊娠期龈瘤　　　　　E. 牙周脓肿

【答案】D

【解析】妊娠期龈瘤发生于单个牙的个别牙龈乳头，尤其是下前牙唇侧龈乳头多见，通常始发于妊娠第3个月，迅速增大，色泽鲜红色或暗紫，表面光滑，质地松软，极易出血。本题患者有妊娠史，选D。

157. 女，29岁。近3个月来刷牙、咀嚼硬物时牙龈易出血，牙龈长一肿瘤2个月，并慢慢长大，影响进食。检查：多数龈缘及龈乳头鲜红色，松软发亮，下切牙唇侧有一瘤状增生物。确诊前，最应询问的病史为

A. 刷牙史　　　　　　　　B. 牙签剔牙史　　　　　　C. 食物嵌塞史
D. 服消炎药史　　　　　　E. 妊娠史

【答案】E

【解析】育龄期妇女牙龈出现鲜红色，高度水肿且有明显出血倾向者，或有瘤样表征的患者，应询问其月经情况，了解是否妊娠，故选E。

158. ANUG患者未能及时恰当治疗，合并感染哪一种细菌可导致走马牙疳

A. 铜绿假单胞菌　　　　　B. 金黄色葡萄球菌产气荚膜杆菌　　　C. 产气荚膜杆菌
D. 大肠杆菌　　　　　　　E. 变形链球菌

【答案】C

【解析】急性坏死溃疡性龈炎是指发生于龈乳头的急性炎症和坏死，又称文森龈炎，由梭形杆菌和螺旋体引起的特殊感染，病损不波及附着龈。患处牙龈极易出血，疼痛明显，有典型的腐败性口臭，重症患者可有低热。在机体抵抗力极度底下者还可合并感染产气荚膜杆菌，使面颊部组织迅速坏死，甚至穿孔，称为"走马牙疳"，此时患者有全身中毒症状甚至导致死亡。

159. 患者，女，14岁，无长期服药史。临床检查见全口牙牙龈增生覆盖牙冠的2/3以上，增生的牙龈颜色正常，质地坚韧。牙龈增生累及龈缘、龈乳头、附着龈，甚至达到膜龈联合，上颌磨牙腭侧最为严重。最可能的诊断是

A. 牙龈瘤　　　　　　　　B. 慢性牙周炎　　　　　　C. 遗传性牙龈纤维瘤病
D. 增生性龈炎　　　　　　E. 药物性牙龈增生

【答案】C

160. 患者，女性，32岁，一年前做过肾移植手术。检查全口牙龈增生，以上下前牙腭侧最为严重。增生牙龈覆盖牙冠的1/3以上，增生的牙龈颜色正常，质地坚韧。最可能的诊断是

A. 牙龈瘤　　　　　　　　B. 慢性牙周炎　　　　　　C. 增生性龈炎
D. 遗传性牙龈纤维瘤病　　E. 药物性牙龈增生

【答案】E

161. 患者，女性，50岁，因自觉牙龈增生半年余就诊。自诉有高血压病史，诊断为药物性牙龈增生。该患者的治疗方案，说法错误的是

A. 牙周基础治疗　　　　　B. 必须大剂量应用抗生素　　C. 口腔卫生宣教
D. 更换降压药物　　　　　E. 必要时，行牙龈成形手术

【答案】B

162. 患者，男性，58岁，临床检查：牙龈边缘及牙龈乳头充血水肿，牙龈增生覆盖牙冠的1/3～1/2，牙周袋探4～8mm，上前牙出现移位，最应询问的病史为

A. 糖尿病　　　　　　　　B. 肝炎活动期　　　　　　C. 胃溃疡
D. 高血压　　　　　　　　E. 甲状腺功能亢进症

【答案】D

【解析】本题考查的是药物性龈炎。癫痫（服用苯妥英钠）患者、器官移植或某些免疫抑制类疾病（服用环孢素）患者、高血压患者、冠心病（服用硝苯地平）患者为药物性龈炎的主要患者。

163. 男，18岁。牙龈肥大3个月，服用苯妥英钠半年。检查：上、下颌牙牙龈乳头圆钝，覆盖1/3牙面，未探及釉牙骨质界。该患者应诊断为

A. 慢性龈炎　　　　　　　B. 慢性牙周炎　　　　　　C. 药物性牙龈肥大
D. 坏死性溃疡性龈炎　　　E. 急性龈乳头炎

【答案】C

【解析】药物性牙龈肥大是长期服用某些药物引起的牙龈的纤维性增生和体积增大。长期服用抗癫痫类药物苯妥英钠、钙通道阻滞剂、免疫抑制剂是本病发生的主要原因。题干中患者有长期服用苯妥英钠药物史，且牙龈肥大，可诊断为药物性牙龈肥大。因此选C。

【破题思路】 长期服用苯妥英钠可导致药物性牙龈增生。

164. 男,26岁。2年来牙床肿大。检查:全口牙龈肿大,以上下前牙明显,2|2唇侧牙龈覆盖1/2牙冠,质硬,探诊不出血,龈袋深3~6mm,X线片示牙槽骨无吸收。患者有长期服用苯妥英钠史。该病应诊断为

　　A. 增生性牙龈炎　　　　　　B. 药物性牙龈增生　　　　　　C. 青春期龈炎
　　D. 边缘性龈炎　　　　　　　E. 遗传性牙龈纤维瘤病

【答案】B

【解析】长期服用苯妥英钠,全口牙龈肿大,2|2唇侧牙龈覆盖1/2牙冠,质硬,X线片示牙槽骨无吸收,所以诊断为药物性牙龈增生。故选B。

165. 患者,男性,62岁,高血压病史多年,临床检查:全口牙龈边缘及牙龈乳头充血水肿,牙龈增生覆盖牙冠的1/2,上前牙出现移位。最有可能的诊断是

　　A. 慢性龈炎　　　　　　　　B. 牙龈纤维瘤病　　　　　　　C. 药物性牙龈增生
　　D. 急性龈乳头炎　　　　　　E. 侵袭性牙周炎

【答案】C

166. 患者,男性,58岁,高血压史多年。临床检查:全口龈缘及龈乳头增生明显,增生牙龈覆盖牙冠的1/3~1/2。此患者若诊断为药物性牙龈增生,哪一药物与之关系最密切

　　A. 异山梨酯　　　　　　　　B. 硝苯地平　　　　　　　　　C. 苯妥英钠
　　D. 环孢素　　　　　　　　　E. 阿司匹林

【答案】B

【解析】本题考查的是药物性牙龈增生。癫痫(服用苯妥英钠)患者、器官移植或某些免疫抑制类疾病(服用环孢素)患者、高血压患者、冠心病(服用硝苯地平)患者为药物性牙龈增生主要患者。

167. 男,30岁。牙床肿大近半年加重。检查:全口牙龈肿大,上前牙龈明显,质硬,触出血,袋深3~5mm,增生龈覆盖1/2牙冠,龈缘有菌斑。X线片示牙槽骨无吸收。有服环孢素史。临床诊断为药物性牙龈增生。该病在基础治疗后应采取的手术方法是

　　A. 翻瓣术　　　　　　　　　B. 龈下刮治术　　　　　　　　C. 牙龈切除术
　　D. 袋壁刮治术　　　　　　　E. 引导性牙周组织再生术

【答案】C

【解析】牙龈增生选择牙龈切除术。

【破题思路】 只要题中提及有牙龈增生并且服用高血压、免疫制剂或抗癫痫的药物,诊断为药物性牙龈增生,对于药物性牙龈增生首先应停止引起增生牙龈的药物,必要时手术,手术应选择牙龈切除术。

168. 患者,女性,28岁,检查:全口牙龈呈鲜红色,牙龈肥大,覆盖至牙面的1/3,有自动出血倾向。为鉴别诊断,应重点询问的病史,除了

　　A. 全身情况　　　　　　　　B. 妊娠史　　　　　　　　　　C. 月经情况
　　D. 家族史　　　　　　　　　E. 是否长期服用避孕药

【答案】D

【解析】本题考查的是各类牙龈炎的诊断与鉴别诊断。家族史为牙龈纤维瘤病的鉴别要点,该患者牙龈表现以增生为主。

169. 男,19岁。牙龈增生数年。有癫痫史,检查见全口牙牙龈增生,覆盖牙面1/3左右,牙龈质地坚韧,仅龈缘处略红。考虑该病最可能的诊断为

　　A. 牙龈纤维瘤病　　　　　　B. 药物性牙龈增生　　　　　　C. 边缘性龈炎
　　D. 坏死性龈炎　　　　　　　E. 青少年牙周炎

【答案】B

170. 患儿,女,7岁,主诉全口牙龈增生2年余,一侧已经妨碍咀嚼。诊断为遗传性牙龈纤维瘤病,患者不会出现下列哪一体征

　　A. 牙齿松动移位　　　　　　B. 增生牙龈不影响牙萌出　　　C. 增生的牙龈呈结节状
　　D. 牙龈增生　　　　　　　　E. 增生可达膜龈联合

【答案】B

171. 患者，男，13岁。身体健康，牙龈增生影响咀嚼多年。检查见全口牙龈增生，覆盖牙面2/3以上，质地坚实，其父亲有同样的病史。该病应诊断为

A. 药物性牙龈增生　　　　　　　B. 增生性龈炎　　　　　　　　C. 牙龈纤维瘤病
D. 青春期龈炎　　　　　　　　　E. 白血病

【答案】C

【解析】该患者有遗传史，全口牙龈增生，覆盖牙面2/3以上，质地坚实，可诊断为牙龈纤维瘤病。故本题答案为C。

172. 患者，女，24岁。主诉近一个月全口牙龈肿胀增生，牙龈质地松软脆弱，易出血。其最不可能的诊断是

A. 妊娠期龈炎　　　　　　　　　B. 牙龈纤维瘤病　　　　　　　C. 慢性龈炎
D. 白血病　　　　　　　　　　　E. 浆细胞性龈炎

【答案】B

【解析】A、C、D、E四种疾病中均可出现牙龈肿胀增生、牙龈脆弱、出血的症状，而牙龈纤维瘤病表现为牙龈全口增生，但牙龈颜色正常，质地坚韧，不易出血，故本题答案为B。

（173～175题共用题干）

男，19岁，患病1周，牙龈乳头坏死，前牙唇侧明显，坏死形成溃疡处凹陷，表面灰白色假膜；触之出血明显，口腔有腐性口臭；体温37.8℃，颌下淋巴结肿痛，既往未出现全身明显异常现象。

173. 有辅助诊断意义的检查是

A. 白细胞分类　　　　　　　　　B. 脱落细胞检查　　　　　　　C. 革兰染色涂片
D. X线片　　　　　　　　　　　E. 组织病理

【答案】C

174. 预计检查后异常表现在

A. 中性粒细胞减少　　　　　　　B. 细胞核分化异常
C. 螺旋体和梭形杆菌数量明显增加　　D. 牙槽骨不同程度吸收
E. 龈坏死表现

【答案】C

175. 在局部处理同时，选择全身最佳用药是

A. 四环素　　　　　　　　　　　B. 青霉素　　　　　　　　　　C. 金霉素
D. 卡那霉素　　　　　　　　　　E. 甲硝唑

【答案】E

【解析】根据其临床表现本病为急性坏死性溃疡性龈炎，辅助诊断为细菌涂片检查有无特殊细菌，所以173题选C。本病是由螺旋体和梭形杆菌引起的特殊感染，故第174题选C。治疗可口服甲硝唑或者替硝唑2～3天，有助于疾病的控制，故第175题选E。

【破题思路】急性坏死性溃疡性龈炎：检查——涂片（螺旋体和梭形杆菌），治疗——抗厌氧菌（甲硝唑或者替硝唑），治疗Aa——四环素。

（176～178题共用题干）

女，50岁。高血压病史，牙龈增生影响咀嚼一年。检查见全口牙龈肥大增生，覆盖牙面约1/2，结节状。探诊时有出血，个别牙龈增生严重处牙齿有移位。

176. 最有可能的诊断是

A. 维生素C缺乏症　　　　　　　B. 药物性牙龈增生　　　　　　C. 慢性龈炎
D. 牙龈纤维瘤病　　　　　　　　E. 伴糖尿病牙周炎

【答案】B

177. 此患者可能是哪一种药物引起的牙龈增生

A. 苯妥英钠　　　　　　　　　　B. 阿司匹林　　　　　　　　　C. 环孢素
D. 硝苯地平　　　　　　　　　　E. 硝酸异山梨酯

【答案】D

178. 该患者的治疗方案不包括

A. 口腔卫生宣教　　　　　　　　B. 牙周洁治、刮治　　　　　　C. 应用钙通道阻滞剂降压

D. 必要时可做牙周手术　　　　　E. 定期复查

【答案】C

【解析】高血压病史10年，结合其临床表现提示药物性牙龈增生，故176题选B。高血压病史10年，可能服用硝苯地平，故177题选D。钙通道阻滞剂会引起药物性牙龈增生，故178题选C。

【破题思路】药物性牙龈增生药物有——高血压药物：硝苯地平、维拉帕米；抗癫痫药物：苯妥英钠；免疫抑制剂：环孢素。
治疗——换药、洁治，必要时可做牙周手术，口腔卫生宣教。

(179～180题共用题干)

女，17岁，上前牙刷牙时牙龈易出血，经检查上前牙牙面较多菌斑堆积，唇侧牙龈肿胀，色暗红，质地松软，诊断为慢性龈炎。

179. 分析造成上前牙龈炎症的可能因素，除了

A. 菌斑　　　　　　　　B. 吐舌习惯　　　　　　　C. 上唇短
D. 牙齿排列拥挤　　　　E. 口呼吸

【答案】B

180. 以下说法中不正确的是

A. 治疗后可消除牙龈炎症，但会遗留附着丧失　　B. 患者自行控制菌斑对疾病的治疗意义重大
C. 治疗后牙龈形态仍不恢复者可行手术治疗　　　D. 定期复查和维护才能保持疗效
E. 此疾病可以预防，也容易复发

【答案】A

【解析】吐舌习惯与牙龈炎症无关，故179题选B；牙龈炎症没有附着丧失，故第180题选A。

【破题思路】慢性龈炎病因——菌斑微生物＋牙石、不良修复体、牙错位、口呼吸。
治疗——去除病因（去除菌斑微生物和局部促进因素，1%过氧化氢冲洗）＋防止复发。

(181～182题共用题干)

男性，42岁，检查：右上第一、二磨牙间颊侧牙龈形成半球状肿胀，扪诊有波动感。

181. 此患者若诊断为牙龈脓肿，有以下诊断依据，除了

A. 龈乳头胀痛可定位　　B. 龈乳头及龈缘红肿　　　C. 脓肿局限于龈乳头或龈缘
D. 有附着丧失　　　　　E. 牙槽骨无吸收

【答案】D

182. 此患者若诊断为牙周脓肿，有以下诊断依据，除了

A. 无深牙周袋　　　　　B. 患牙有"浮起感"　　　　C. 伴有搏动性疼痛
D. 牙齿松动　　　　　　E. 有牙槽骨吸收

【答案】A

【解析】牙龈脓肿不会有附着丧失，故181题选D；牙周脓肿一般会伴有深牙周袋，故182题选A。

牙龈脓肿：脓肿仅局限于牙龈乳头及龈缘，无牙周炎病史，无牙槽骨吸收，有明显的刺激因素，去除刺激、排脓引流后无须其他处理。

(183～186题共用题干)

男，25岁，1年来牙龈逐渐肿大。检查发现：全口牙龈乳头及龈缘肿，上下前牙明显。龈乳头球状突起，前牙龈呈分叶状，质地坚硬，略有弹性，呈粉红色，不出血，无疼痛，龈沟加深，有菌斑，无分泌，上颌中切牙部分冠折断，已做根管治疗。

183. 采集病史重点了解的是

A. 出血史　　　　　　　B. 家族史　　　　　　　　C. 癫痫史
D. 是否戴过矫正器　　　E. 药物过敏史

【答案】C

184. 为进一步确诊，首先需检查的项目是

A. 血常规　　　　　　　B. X线片　　　　　　　　C. 探诊附着丧失情况
D. 菌斑涂片检查　　　　E. 咬合关系

【答案】C

185. 上述检查仍不能确诊，在用药史上还需了解的是
A. 全身用药　　　　　　B. 抗癫痫药物　　　　　　C. 非激素类药物
D. 抗厌氧菌药物　　　　E. 局部用药
【答案】B

186. 在治疗中，首先采取的措施是
A. 停止长期服用的药物　　B. 手术切除　　　　　　C. 洁治＋刮治
D. 局部加强用药　　　　　E. 观察病情后，再做处理
【答案】A

【解析】探诊附着丧失情况明确是牙龈还是牙周病变，故184题选C；抗癫痫药物会引起药物性牙龈增生，故183题选C，185题选B。

（187～189题共用题干）

男，35岁，牙龈增生影响进食数年。有癫痫病史。检查：全口牙龈增生，前牙区为重，牙龈乳头球形增大并有分叶，质韧，覆盖牙面2/3以上。

187. 最可能的诊断是
A. 牙龈瘤　　　　　　　B. 增生性龈炎　　　　　　C. 牙龈纤维瘤病
D. 药物性牙龈增生　　　E. 白血病的龈病损
【答案】D

188. 最可能的致病因素是
A. 牙菌斑　　　　　　　B. 遗传因素　　　　　　　C. 服用苯妥英钠
D. 大量白细胞浸润　　　E. 牙石的慢性刺激
【答案】C

189. 对该患者应采用的处理是
A. 洁治＋局部药物治疗　　B. 单纯局部药物治疗　　C. 活检＋血液科治疗
D. 洁治＋牙龈切除术　　　E. 转基因治疗
【答案】D

【解析】有癫痫病史，结合临床表现最可能的诊断是药物性牙龈增生；最可能的致病因素是服用苯妥英钠；药物性牙龈增生应采用的处理是洁治＋牙龈切除术。

【破题思路】与药物性牙龈增生有关的3类常用药物——苯妥英钠＋环孢素＋硝苯地平。
临床表现——好发于前牙＋覆盖牙龈1/3～2/3＋牙龈结节状、球状、分叶状、桑葚状改变＋色粉红，质地坚韧＋无牙区不发生本病。
治疗——更换牙龈增生的药物＋去除刺激因素＋局部药物治疗＋手术治疗。

（190～193题共用题干）

患者，男性，29岁，体健。诉牙龈自发出血1月，熬夜3天后出血严重并伴有牙龈疼痛和口臭，伴有低热和全身乏力

190. 该病的最可能诊断是
A. 边缘性龈炎　　　　　　B. 增生性龈炎　　　　　　C. 急性坏死性龈炎
D. 慢性牙周炎　　　　　　E. 快速进展性牙周炎
【答案】C

191. 对诊断最有帮助的辅助检查是
A. 涂片革兰染色　　　　　B. 查白细胞　　　　　　　C. 拍曲面断层片
D. 咬合检查　　　　　　　E. 肌电图检查
【答案】A

192. 分析导致该病的主要病原微生物为
A. 伴放线聚集杆菌　　　　B. 牙龈卟啉单胞菌　　　　C. 葡萄球菌
D. 梭形杆菌和螺旋体　　　E. 放线菌
【答案】D

193. 如果明确了诊断，并认为治疗中应使用全身最佳药物选择是

A. 青霉素 B. 阿莫西林 C. 消炎
D. 甲硝唑 E. 增效联磺片

【答案】D
【解析】结合临床表现最可能的诊断是急性坏死性龈炎；根据其临床表现本病为急性坏死性溃疡性龈炎，辅助诊断为细菌涂片检查有无特殊细菌；本病是由螺旋体和梭形杆菌引起的特殊感染；可口服甲硝唑或者替硝唑2～3天，有助于疾病的控制。

（194～197题共用题干）

男性，25岁，体健，吸烟每日一包。主诉：牙龈自动出血，伴牙龈疼痛、腐败性口臭5天。临床检查：龈缘呈虫蚀状，表面覆盖坏死假膜。

194. 最可能的诊断是
A. 急性坏死性溃疡性龈炎 B. 疱疹性龈口炎 C. 慢性龈炎
D. 侵袭性牙周炎 E. 急性龈乳头炎

【答案】A

195. 以下口腔检查及其他辅助检查有助于确诊，除了
A. 查血 B. 测体温 C. 口腔黏膜的检查
D. 假膜是否易于擦去 E. 测血压

【答案】E

196. 若确诊为急性坏死性溃疡性龈炎，最有价值的辅助检查是
A. 病变区的龈下细菌学涂片 B. 血常规 C. 龈沟液中酶检查
D. 切除组织行病理学检查 E. X线片

【答案】A

197. 此患者最佳的首诊治疗措施是
A. 口服抗菌药物 B. 彻底除净牙石及菌斑，3%过氧化氢液冲洗
C. 去除大块牙石及坏死物，3%过氧化氢液冲洗 D. 全身给予维生素C、蛋白质等支持疗法
E. 1%～3%过氧化氢液冲洗含漱1周

【答案】C
【解析】有吸烟史，结合临床表现最可能的诊断是急性坏死性溃疡性龈炎，故194题选A；急性坏死性溃疡性龈炎与血压无关，故195题选E；本病是由螺旋体和梭形杆菌引起的特殊感染，辅助诊断为细菌涂片检查有无特殊细菌，故196题选A；首诊治疗措施是去除龈乳头及龈缘的坏死组织，并初步去除大块的龈上牙石，3%过氧化氢液冲洗，故197题选C。

【破题思路】ANUG病因——微生物（梭形杆菌+螺旋体）+已经存在的慢性龈炎或牙周炎+心身因素+使免疫力降低的因素。

ANUG临床表现——急，疼痛明显+牙间乳头中央凹陷如火山口，表面坏死物，需去除假膜+出血。

ANUG检查——涂片。

ANUG治疗——急性期去除大块牙石+3%过氧化氢液擦洗+甲硝唑类抗厌氧菌药物+全身维生素C支持治疗。

（198～200题共用题干）

女，21岁。咬苹果和馒头时牙龈出血半年。检查下前牙舌侧牙石（++），其他牙牙石（+），牙龈缘色红，龈缘及龈乳头圆钝，探诊后出血较明显，探诊深度3mm，未见牙龈退缩，未探查到附着丧失。

198. 最可能的诊断是
A. 妊娠期龈炎 B. 慢性龈炎 C. 坏死性龈炎
D. 慢性牙周炎 E. 侵袭性牙周炎

【答案】B

199. 此时对该患者的治疗应为
A. 口服替硝唑 B. 刮治 C. 根面平整
D. 洁治 E. 袋壁搔刮

【答案】D

200. 该患者治疗后5年又来就诊，自述治疗后牙龈出血消失，但近2年来又有牙龈出血，因工作忙一直未

就诊。检查发现牙龈暗红色、质地松软,探诊后出血,后牙邻面探诊深度4~5mm,不能肯定是否探到釉质牙骨质界。为明确诊断,最应进行的检查是

A. 探查龈下牙石　　　　　B. 检查出血指数　　　　　C. 进行菌斑染色
D. 探查根分叉　　　　　　E. 拍摄X线片

【答案】E

【解析】198题考查的知识点是慢性龈炎的诊断和鉴别诊断。从题干中可看到,患者的临床表现中没有妊娠期龈炎和坏死性龈炎的特征性表现,可排除A和C;无附着丧失,可排除两个牙周炎的诊断,即D和E;而主要表现为有局部刺激因素——牙龈炎症,且局限于边缘龈,符合慢性龈炎的表现。199题考查的知识点是慢性龈炎的治疗,治疗原则为去除病因和防止复发,主要是通过洁治术以彻底清除菌斑和牙石,因此正确答案为D。慢性龈炎局部治疗即可获得疗效,没有必要全身使用抗生素,且该患者无全身疾病,也不用预防性用药,因此可排除A;备选答案B、C、E的治疗都是针对牙周炎的治疗方法,因此都可排除。200题考查的知识点是牙周炎与牙龈炎的鉴别。鉴别点有两点:牙周炎有附着丧失和牙槽骨吸收。从再次给出的条件中看到,该患者此时通过探诊的方法不能确定是否有附着丧失,那就需要看是否存在另一个能鉴别的指标:牙槽骨是否吸收,因此需要拍摄X线片。备选答案A、B、C、D查的指标都不是牙周炎与牙龈炎鉴别的关键指标,可排除。

(201~202题共用题干)

女,28岁。近4个月来全口牙龈逐渐肿大,刷牙时牙龈易出血,偶有牙龈自发性出血史。

201. 若患者妊娠6个月,诊断为妊娠期龈炎,临床上最可能表现为
A. 牙龈疼痛、恶臭　　　　B. 牙齿松动　　　　　　　C. 牙龈纤维性增大
D. 牙龈色鲜红、光亮　　　E. 牙龈坏死

202. 若患者未妊娠,怀疑为白血病在口腔的表现,确诊的方法为
A. 活检　　　　　　　　　B. 脱落细胞涂片　　　　　C. 白细胞吞噬功能
D. 白细胞趋化功能　　　　E. 查血象

【答案】E

【解析】妊娠期龈炎的临床表现有牙龈颜色鲜红、光亮,龈乳头肿胀圆钝,牙龈松软,探诊出血或者刷牙的时候容易出血,所以201题D正确;妊娠期龈炎的临床表现一般没有恶臭、牙齿松动、牙龈纤维性增大、牙龈坏死等,所以201题A、B、C、E都是错误的。怀疑为白血病在口腔的表现,需要对白血病进行检查,查血常规查到血液中的癌细胞可以确诊,所以202题E正确。白血病是禁止活检的,以防止出血不止;脱落细胞涂片、白细胞吞噬功能、白细胞趋化功能一般不用,所以202题A、B、C、D错误。

(203~205题共用题干)

女,50岁。牙龈增生影响咀嚼一年。检查见全口牙龈肥大增生,覆盖牙面约1/2,结节状。探诊时有出血,个别牙龈增生严重处牙齿有移位。

203. 为了有助于诊断,最应注意询问的病史为
A. 月经状况　　　　　　　B. 子女情况　　　　　　　C. 饮食状况
D. 服药史　　　　　　　　E. 流行病学史

【答案】D

204. 如果该患者进行过肾移植手术,并在一年中一直接受治疗,则最可能的诊断是
A. 药物性牙龈增生　　　　B. 牙龈纤维瘤病　　　　　C. 坏死性龈炎
D. 快速进展性牙周炎　　　E. 白血病的龈病损

【答案】A

205. 导致该病的主要原因是
A. 免疫抑制剂环孢素　　　B. 遗传因素　　　　　　　C. 螺旋体
D. 白细胞大量浸润　　　　E. 血压过高

【答案】A

【解析】由上可知全口牙龈肥大增生、覆盖牙面约1/2,为牙龈增生的表现。牙龈增生的疾病有药物性牙龈增生和牙龈纤维瘤病,但牙龈纤维瘤病的牙龈增生更加严重,常覆盖牙面2/3以上,所以最有可能是药物性牙龈增生,因此应该询问服药史,所以203题D选项正确;药物性牙龈增生不受月经状况、遗传、饮食状况、传染的影响,所以203题A、B、C、E错误。由上可知全口牙龈肥大增生、覆盖牙面约1/2,为牙龈增生的表现,可能是药物性牙龈增生,再加上肾移植手术需要服用免疫抑制剂——环孢素,这种药长期服用易发生药物性牙龈增生,所以204题A正确,牙龈纤维瘤病、坏死性龈炎、快速进展性牙周炎、白血病的龈病损与移植手术、

免疫抑制剂服用无关,所以204题B、C、D、E错误。由上可知全口牙龈肥大增生、覆盖牙面约1/2,为牙龈增生的表现,可能是药物性牙龈增生,再加上肾移植手术需要服用免疫抑制剂——环孢素,这种药长期服用易发生药物性牙龈增生,所以205题A正确。遗传因素、螺旋体、白细胞大量浸润、血压过高不是药物性牙龈增生的病因,所以205题B、C、D、E错误。

> 【破题思路】药物性牙龈增生有关的3类常用药物——苯妥英钠+环孢素+硝苯地平。
> 临床表现——好发于前牙+覆盖牙龈1/3～2/3+牙龈结节状、球状、分叶状、桑葚状改变+色粉红,质地坚韧+无牙区不发生本病。
> 治疗——更换牙龈增生的药物+去除刺激因素+局部药物治疗+手术治疗。

(206～208题共用题干)

患者,男,20岁。全口多数牙龈均有不同程度的充血、水肿,以下前牙牙龈肿胀明显,牙龈呈暗红色,牙颈部可见堆积的软垢和牙石,舌侧较多,触之牙龈易出血,牙无松动,X线片未见异常。

206. 该病最可能的诊断是

A. 牙周炎　　　　　　　B. 龈缘炎　　　　　　　C. 青春期龈炎
D. 单纯性肥大性龈炎　　E. 牙龈纤维增生

【答案】B

207. 引起该疾病的主要病因是

A. 吸烟　　　　　　　　B. 食物嵌塞　　　　　　C. 不良的修复体
D. 软垢与牙石　　　　　E. 不良的刷牙方法

【答案】D

208. 对该病最适宜的治疗措施是

A. 洁治术　　　　　　　B. 保持口腔清洁　　　　C. 局部用消炎药
D. 全身用消炎药　　　　E. 牙龈切除术

【答案】A

【解析】牙龈炎临床分5型,即边缘性龈炎、肥大性龈炎、妊娠期龈炎、青春期龈炎和剥脱性龈炎。最常见的、发病率最高的是慢性单纯性龈炎,即缘龈炎,龈缘充血发红、肿胀、松软,龈缘变厚,牙间乳头变为钝圆,与牙面不紧贴,而且龈沟加深;只侵犯牙龈组织,不侵犯其他牙周组织,因而牙齿不发生松动,X线片检查无殊。根据题意,206题选B。牙龈炎的治疗原则以除去病因、消除菌斑为主,可得到明显效果。病情轻者,通常采用洁治术(俗称洗牙)彻底清除牙石,控制菌斑。故207题选D,208题选A。

(209～211题共用题干)

患者,女,30岁。妊娠3个月。因右下后牙疼痛2天就诊。口腔检查发现:口腔卫生较差,边缘龈红肿明显,16深龋洞,牙髓活力测验正常,27有深龋洞,髓腔开放,牙髓无活力,叩痛(++),余未见异常。

209. 对该患者的处理原则是

A. 通过应急治疗控制炎症及疼痛后于妊娠4～6个月时完成治疗
B. 口服药物控制炎症及疼痛后于妊娠4～6个月时完成治疗
C. 静脉给予药物控制炎症及疼痛后于产后再完成治疗
D. 通过应急治疗控制炎症及疼痛后于产后再完成治疗
E. 行牙髓治疗

【答案】A

210. 对该患者牙龈出血的处理原则是

A. 口腔卫生指导　　　　　B. 立即行牙周基础治疗　　　C. 采取局部用药控制炎症
D. 采取口服药物控制炎症　E. 于产后再完成牙周基础治疗

【答案】A

211. 对该患者的正确处理原则是

A. 尽早行常规充填治疗　　　　　　　　B. 暂不处理,待产后再行根管治疗
C. 暂对症治疗,待产后行彻底治疗　　　D. 暂不处理,待妊娠4～6个月时完成治疗
E. 暂对症治疗,于妊娠4～6个月完成治疗

【答案】E

【解析】在妊娠最初3个月内拔牙可诱发流产;妊娠8个月后拔牙可诱发早产;在妊娠4～6个月时拔牙

会相对安全。故对患牙27应暂时予以应急治疗控制炎症及疼痛,等妊娠4~6个月时再予以相应治疗,故209题选A。患者是妊娠期龈炎,妊娠期应尽量减少使用药物,故210题B、C、D不正确。同时E项于产后再完成牙周基础治疗,对目前牙龈出血的状况改善不佳,并可能使疾病发展严重,不选E。对妊娠期龈炎总的处理原则是进行有效的口腔卫生指导,故210题选A。在妊娠最初3个月内和8个月后应尽量避免拔牙或根管治疗;在妊娠4~6个月时会相对安全,故应暂时予以对症治疗,等妊娠4~6个月时完成相应治疗,以免感染扩散引起其他并发症而影响妊娠,故211题选E。

> 【破题思路】妊娠期龈炎临床表现:发生于个别牙龈或全口牙龈,前牙重;2~3个月开始出现症状,8个月达到高峰,分娩后2个月症状缓解或消失,轻触易出血。
> 治疗——控制菌斑(去除刺激因素)+手术(妊娠4~6个月)。

(212~214题共用题干)

患者,女,16岁,前牙牙列不齐、拥挤、前牙唇侧牙间乳头呈球状突起,质地松软光亮,有少量菌斑。未探及附着丧失。

212.最可能的诊断为
A.青少年牙周炎　　　　　　B.妊娠期龈炎　　　　　　C.药物性牙龈增生
D.青春期龈炎　　　　　　　E.增生性龈炎
【答案】D

213.造成此患者牙龈肥大的可能原因中不包括
A.口呼吸　　　　　　　　　B.吐舌习惯　　　　　　　C.激素水平的改变
D.上唇短　　　　　　　　　E.刷牙不认真
【答案】B

214.此患者的治疗措施如下,不正确的是
A 改正不良习惯　　　　　　B.教正确的刷牙方法　　　C.调节激素水平
D.牙周基础治疗　　　　　　E.养成上、下唇闭合习惯
【答案】C

【解析】青春期龈炎好发于前牙唇侧的牙间乳头和龈缘,唇侧龈缘明显肿胀,乳头呈球状突起,龈色暗红或鲜红,光亮,质地软,龈袋形成,探诊易出血。患者一般无明显自觉症状,或有刷牙、咬硬物时出血以及口臭等。该患者处于青春期,且没有附着丧失,排除青春期牙周炎,可初步诊断为青春期龈炎,故212题选D。青春期龈炎的病因:青春期少年未养成良好的刷牙习惯,在错𬌗拥挤、口呼吸以及戴各种正畸矫治器的情况下,前牙、替牙部位易发生牙龈的炎症;青春期内分泌特别是性激素的改变,可使牙龈组织对微量局部刺激物产生明显的炎症反应,故213题选B。治疗措施:应用正确的刷牙方法刷牙,改正口呼吸的习惯;洁治术去除菌斑和牙石,或可配合局部药物治疗、龈袋冲洗及袋内上药,给予含漱剂清洁口腔;病程长且过度肥大增长者,常需手术切除,故214题选C。

> 【破题思路】青春期龈炎病因——菌斑+内分泌+乳恒牙交替、排列不齐、戴矫治器。
> 临床表现——边缘龈和牙乳头刺激易出血,龈乳头肥大,牙龈肥大程度超过刺激程度,易复发。
> 治疗——控制菌斑+纠正不良习惯+牙龈切除术。

(215~217题共用题干)

患者,男,32岁。右上后牙持续胀痛不能咬物,无冷热刺激痛病史。检查发现右上第二磨牙远中牙龈红肿,探诊出血,第三磨牙伸长无对颌牙。

215.初步诊断
A.冠周炎　　　　　　　　　B.龈乳头炎　　　　　　　C.急性牙周脓肿
D.缘龈炎　　　　　　　　　E.𬌗创伤
【答案】B

216.分析主要原因
A.食物嵌塞　　　　　　　　B.𬌗创伤　　　　　　　　C.牙石
D.口腔卫生不良　　　　　　E.不良刷牙习惯
【答案】A

217. 最佳治疗方案

A. 切开引流，局部冲洗上药，急性炎症消退后牙周治疗
B. 彻底清洁局部，冲洗上药
C. 彻底清洁局部，冲洗上药，调整咬合
D. 彻底清洁局部，冲洗上药，炎症消退后拔除第三磨牙
E. 彻底清洁局部，冲洗上药，及时修复对颌牙

【答案】D

【解析】龈乳头炎的临床表现为龈乳头发红肿胀，探触和吸吮时易出血，可有轻度叩痛。冠周炎表现为第三磨牙周围牙龈红肿，故215题A错误；急性牙周脓肿表现为牙龈呈椭圆形或半球状肿胀突起，故215题C错误；龈缘炎主要表现刷牙或咬硬物时牙龈出血，龈缘变厚，无胀痛，故215题D错误；单纯的𬌗创伤不会造成或加重牙龈的炎症，故215题E错误。龈乳头炎形成的原因主要是食物嵌塞、不良剔牙习惯，根据题意由于第三磨牙伸长导致食物嵌塞，故216题选A。急性龈乳头炎治疗主要以局部治疗为主：彻底清洁局部，冲洗上药，本题中由于第三磨牙伸长导致食物嵌塞，引起龈乳头炎，故炎症消退后还应拔除第三磨牙，故217题选D；切开引流，局部冲洗上药，急性炎症消退后牙周治疗是牙周脓肿的治疗方案，故217题A错误。

【破题思路】急性龈乳头炎临床表现——龈乳头发红肿胀，探触和吸吮时易出血，可有轻度叩痛。
病因——机械或化学刺激（本题中为食物嵌塞）。
治疗——去除刺激因素，局部冲洗上药，注意口腔卫生。

（218～221题共用题干）

男孩，6岁。发病3日，低热乏力，下颌下淋巴结肿大，口腔下前牙唇侧牙龈出血，口中常有血腥味，口臭明显、疼痛。

218. 拟诊

A. 牙周炎　　　　　　　　B. 疱疹性龈口炎　　　　　　C. 雪口病
D. 急性坏死性龈炎　　　　E. 带状疱疹

【答案】D

219. 通常该病的病因是

A. 感染真菌　　　　　　　B. HSV-Ⅰ感染　　　　　　　C. 抵抗力低下＋细菌感染
D. HSV-Ⅱ感染　　　　　　E. 确切病因不清，多种因素

【答案】C

220. 如何预防

A. 养成良好口腔卫生习惯，以防复发　　　　B. 炎症控制后，及早拔除病灶牙
C. 使用免疫调节剂，提高免疫力　　　　　　D. 该病可获终身免疫，一般不复发
E. 骨髓移植，治愈原发病，防止口腔症状再次出现

【答案】A

221. 最佳治疗方案应选择

A. 全口洁治，予口服或肌注青霉素
B. 局部用1%～2%过氧化氢液冲洗含漱，口服维生素C和甲硝唑
C. 2%～4%碳酸氢钠溶液含漱，补充铁剂、维生素A，并输血
D. 口服激素＋阿司匹林止痛
E. 该病有自限性，无须特殊处理，7～10天可自愈

【答案】B

【解析】坏死性龈炎以龈乳头和龈缘的坏死为其特征，尤以下前牙为多见，且极易出血（晨起时枕头上有血迹），口中有血腥味，甚至自发性出血。患者常诉有明显疼痛感或有牙齿撑开感或胀痛感，有典型的腐败性口臭。轻型一般无明显的全身症状，重者可有低热、疲乏等全身症状，部分患者下颌下淋巴结可肿大，有压痛。根据题意故218题选D。坏死性龈炎病因：微生物作用（梭形杆菌和螺旋体）、已存在的慢性龈炎或牙周炎、吸烟的影响、心理因素、使机体免疫功能低下的某些因素，综上219题选C。消除可能引起急性坏死性龈口炎的各类潜在因素，立即更换牙刷，保持口腔清洁，指导患者建立良好的口腔卫生习惯，以防复发，故220题选A。坏死性龈炎的治疗：①去除局部的坏死组织；②使用氧化剂（1%～3%过氧化氢溶液）局部擦拭，冲洗和反复含漱；③全身药物治疗，给予维生素C、蛋白质等，重症者可服甲硝唑；④及时进行口腔

卫生指导；⑤对全身性因素进行矫正治疗；⑥急性期过后的治疗（去除原有的菌斑牙石，牙龈成形术等），综上221题选B。

> 【破题思路】ANUG临床表现——龈乳头和龈缘的坏死，以下前牙为多见，且极易出血（晨起时枕头上有血迹）。口中有血腥味，甚至自发性出血，明显疼痛感或胀痛感，有典型的腐败性口臭。轻型一般无明显的全身症状，重者可有低热、疲乏等全身症状，部分患者下颌下淋巴结可肿大，有压痛。
> 致病菌——梭形杆菌+螺旋体+免疫力低下。
> 治疗——去除局部的坏死组织+使用氧化剂（1%～3%过氧化氢溶液）局部擦拭+全身药物治疗，给予维生素C、蛋白质等，重症者可服甲硝唑+口腔卫生指导+对全身性因素进行矫正治疗+急性期过后的治疗（去除原有的菌斑牙石，牙龈成形术等）。

(222～224题共用备选答案)

A. 变形链球菌 B. 伴放线聚集杆菌 C. 牙龈类杆菌
D. 中间普氏菌 E. 黏性放线菌

与下列牙周疾病相关的致病菌是

222. 侵袭性牙周炎

【答案】B

223. 妊娠期龈炎

【答案】D

224. 急性坏死性溃疡性龈炎

【答案】D

【解析】侵袭性牙周炎致病菌——伴放线聚集杆菌（Aa）。
妊娠期龈炎致病菌——中间普氏菌（Di）。
急性坏死性溃疡性龈炎致病菌——梭形杆菌（Pn）+螺旋体（Td）+中间普氏菌（Pi）。
牙龈炎致病菌——放线菌（Av、An）。
牙周炎致病菌——牙龈卟啉单胞菌（Pg）。

(225～228题共用备选答案)

A. 青壮年 B. 儿童及青少年 C. 20～30岁
D. 11～18岁 E. 老年

下列疾病的好发人群/年龄为

225. 慢性龈炎

【答案】B

226. 急性坏死性溃疡性龈炎

【答案】A

227. 青春期龈炎

【答案】D

228. 急性多发性龈脓肿

【答案】A

【解析】慢性龈炎好发人群——儿童及青少年。
急性坏死性溃疡性龈炎好发人群——青壮年。
青春期龈炎好发年龄——11～18岁。
急性多发性龈脓肿好发人群——青壮年。

(229～231题共用备选答案)

A. 上前牙唇面 B. 前磨牙舌面 C. 牙齿邻面
D. 上颌磨牙颊面和下前牙舌面 E. 舌腭面和邻面

229. 龈上牙石易沉积于

【答案】D

230. 龈下牙石易沉积于

【答案】E

231. 刷牙最不容易做到控制的牙菌斑位于

【答案】C

【破题思路】龈上牙石易沉积于——上颌磨牙颊面和下前牙舌面（唾液导管开口处）。
龈下牙石易沉积于——舌腭面和邻面（块小，色黑）。
刷牙最不容易做到控制的牙菌斑位于——牙齿邻面（够不到）。

（232～233题共用备选答案）
A. 龈乳头坏死　　　　　　B. 呈反波浪状　　　　　　C. 龈乳头扁圆形肥大、有蒂
D. 呈桑葚状　　　　　　　E. 增生牙龈覆盖全部牙冠

232. 妊娠性龈炎表现是
【答案】C

233. 遗传性牙龈纤维瘤龈增生表现是
【答案】E

【破题思路】坏死性龈炎——牙龈乳头坏死、呈反波浪。
妊娠期龈炎——龈乳头扁圆形肥大、有蒂。
高血压龈炎——桑葚状。
遗传性牙龈纤维瘤龈增生——覆盖全部牙冠。

（234～235题共用备选答案）
A. 粉红　　　　　　　　　B. 暗红或鲜红　　　　　　C. 鲜红
D. 紫红　　　　　　　　　E. 发白

234. 患慢性龈炎时，牙龈颜色一般是
【答案】B

235. 严重贫血患者，牙龈颜色一般是
【答案】E

（236～238题共用备选答案）
A. 牙龈增生覆盖牙冠一般不超过1/3，很少波及附着龈
B. 牙龈增生覆盖牙冠的1/3左右，一般不超过2/3，严重者可波及附着龈
C. 牙龈增生常覆盖牙冠的2/3以上，很少波及附着龈
D. 牙龈增生覆盖牙冠的2/3以上，常波及附着龈
E. 牙龈形态基本正常

下列疾病牙龈增生的情况为
236. 牙龈纤维瘤病
【答案】D

237. 药物性牙龈增生
【答案】B

238. 慢性龈炎
【答案】A

【破题思路】牙龈纤维瘤病——牙龈增生覆盖牙冠的2/3以上，常波及附着龈。
药物性牙龈增生——牙龈增生覆盖牙冠的1/3左右，一般不超过2/3，严重者可波及附着龈。
慢性龈炎——牙龈增生覆盖牙冠一般不超过1/3，很少波及附着龈。

（239～240题共用备选答案）
A. HIV感染　　　　　　　B. 牙龈纤维瘤病　　　　　　C. 妊娠期龈炎
D. 急性坏死性溃疡性龈炎　E. 增生性龈炎

239. 牙菌斑中间普氏菌显著增多
【答案】C

240. 龈缘呈虫蚀状，表面有假膜

【答案】D

【解析】中间普氏菌被认为是与妊娠期龈炎关系最密切的细菌。急性坏死性溃疡性龈炎病变迅速沿牙龈边缘向邻牙扩展，使龈缘如虫蚀状，坏死区出现灰褐色假膜，易于擦去，去除坏死组织后，其下为出血创面。

> 【破题思路】牙龈纤维瘤病——牙龈广泛地逐渐增生，可累及全口的牙龈缘、龈乳头和附着龈，甚至达膜龈联合处，以上颌磨牙腭侧最为严重，增生的牙龈可覆盖部分或整个牙冠。
> 中间普氏菌——与妊娠期龈炎关系最密切的细菌。
> 急性坏死性溃疡性龈炎——病变迅速沿牙龈边缘向邻牙扩展，使龈缘如虫蚀状，坏死区出现灰褐色假膜，易于擦去，去除坏死组织后，其下为出血创面。
> 慢性龈炎——不超过牙龈1/3。
> HIV感染——线形牙龈红斑、坏死性溃疡性牙周炎、毛状白斑、白念珠菌病、复发性口腔溃疡、卡波西肉瘤。

(241～242题共用备选答案)

A. 30%过氧化氢　　B. 3%过氧化氢　　C. 0.12%氯己定
D. 2%盐酸米诺环素　　E. 碘甘油

241. 医师用于急性坏死性龈炎清创的药物是

【答案】B

242. 用于牙周局部的缓释抗菌药物为

【答案】D

【解析】医生用于急性坏死性龈炎清创的药物主要是局部使用氧化剂，用1%～3%过氧化氢溶液局部擦拭、冲洗；牙周炎常用缓释抗菌药物有米诺环素及甲硝唑。30%过氧化氢浓度过高对黏膜有腐蚀作用，故A错误；0.12%氯己定是牙周炎常用冲洗药物。

(243～246题共用备选答案)

A. 前牙唇面牙龈肿胀明显，龈乳头呈球状突起
B. 牙龈增生龈乳头呈球状、结节状，牙龈表面可呈桑葚状或分叶状
C. 牙龈鲜红肿大，松软而脆弱，表面呈结节状或分叶状，上皮菲薄呈半透明状
D. 牙龈增生广泛可覆盖部分或整个牙冠，以上颌磨牙腭侧最重
E. 牙龈肿大可覆盖部分牙面，颜色暗红发绀或苍白，组织松软脆弱

下列疾病的牙龈增生程度

243. 牙龈纤维瘤病

【答案】D

244. 药物性牙龈增生

【答案】B

245. 白血病的龈病损

【答案】E

246. 青春期龈炎

【答案】A

【解析】牙龈纤维瘤病临床表现为牙龈广泛地逐渐增生，可累及全口的牙龈缘、龈乳头和附着龈，甚至到膜龈联合处，上颌磨牙腭侧最重，故243题选D。药物性牙龈增生起始于唇颊侧或舌腭侧龈乳头，龈乳头呈小球状突起于牙龈表面，结节状，牙龈表面可呈桑葚状或分叶状，故244题选B。白血病的龈病损其典型临床表现是牙龈肿大，颜色暗红发绀或苍白，组织松软脆弱，表面光亮，牙龈肿胀常为全口性，且可覆盖部分牙面，故245题选E。青春期龈炎以前牙唇侧龈乳头和龈缘肿胀明显，舌侧较少发生，龈乳头常呈球状突起，色暗红或鲜红，光亮质地软，故246题选A。

> 【破题思路】牙龈纤维瘤病——牙龈增生广泛可覆盖部分或整个牙冠，以上颌磨牙腭侧最重。
> 药物性牙龈增生——牙龈增生龈乳头呈球状、结节状，牙龈表面可呈桑葚状或分叶状。
> 白血病的龈病损——牙龈肿大可覆盖部分牙面，颜色暗红发绀或苍白，组织松软脆弱，可伴有牙齿松动。
> 青春期龈炎——前牙唇面牙龈肿胀明显，龈乳头呈球状突起。
> 妊娠期龈炎——牙龈鲜红肿大，松软而脆弱，表面呈结节状或分叶状，上皮菲薄呈半透明状。

第三单元 牙周炎

1. 关于牙菌斑致病学说以下不正确的是
A. 牙周炎是菌斑内总体微生物联合效应的结果
B. 口腔微生物中绝大多数为正常菌群,少数具有毒力能损害防御功能的致病菌起关键作用
C. 牙周炎是一种机会性感染
D. 牙周炎的实质是菌群失调
E. 牙周炎是某些致病菌引起的特异性感染

【答案】E

【解析】牙菌斑致病学说认为牙周炎是菌斑内总体微生物联合效应的结果;口腔微生物中绝大多数为正常菌群,少数具有毒力能损害防御功能的致病菌起关键作用;牙周炎是一种机会性感染;牙周炎的实质是菌群失调,排除A、B、C、D。特异性菌斑学说主要解释侵袭性牙周炎,对慢性龈炎和慢性牙周炎尚不支持,牙周炎是某些致病菌引起的特异性感染不太确切,故正确答案为E。

【破题思路】牙菌斑致病学说

非特异性菌斑学说	认为牙周病是由非特异的口腔正常菌群混合感染所致的
菌群失调学说	认为牙周炎是菌斑内总体微生物联合效应的结果;口腔微生物中绝大多数为正常菌群,少数具有毒力能损害防御功能的致病菌起关键作用;牙周炎是一种机会性感染;牙周炎的实质是菌群失调
特异性菌斑学说	主要研究局限型侵袭性牙周炎患者深牙周袋中分离出特异性细菌——伴放线聚集杆菌。特异性菌斑学说主要解释侵袭性牙周炎,对慢性龈炎和慢性牙周炎尚不支持

2. 关于牙周病的促进因素,下面说法不正确的是
A. 会促进或有利于牙菌斑的堆积
B. 造成牙周组织的损伤
C. 主要指牙齿周围的那些局部影响因素
D. 使牙周组织容易受细菌的感染
E. 对已存在的牙周病起加重或加速破坏的作用

【答案】C

【解析】牙周病的促进因素,会促进或有利于牙菌斑的堆积,造成牙周组织的损伤,使牙周组织容易受细菌的感染,对已存在的牙周病起加重或加速破坏的作用,故A、B、D、E正确。牙周病的促进因素分为局部促进因素和全身促进因素,牙齿周围的那些局部影响因素是局部促进因素,说法不全面,故选C。

【破题思路】

牙周病始动因子	牙菌斑(软而未矿化的细菌和基质)
牙周病局部促进因素	牙石、解剖因素、牙齿位置排列异常、𬌗创伤、食物嵌塞、不良习惯
牙周病全身促进因素	遗传、性激素、吸烟、有关系统性疾病、精神压力

3. 牙周组织的防御机制不包括
A. 吞噬细胞　　　　　　　　B. 上皮屏障
C. 龈沟液　　　　　　　　　D. 唾液
E. 遗传因素

【答案】E

【解析】牙周组织的防御机制包括上皮屏障、吞噬细胞、龈沟液、唾液。遗传因素是牙周病的全身促进因素,不是牙周组织的防御机制,故选E。

【破题思路】

牙周组织的防御机制	上皮屏障	结合上皮更新的时间为5天。结合上皮在抗菌防御中不仅具有上皮屏障作用，而且结合上皮细胞本身能产生有效的抗菌物质
	吞噬细胞	中性粒细胞是抗牙周致病菌的第一道防线。单核/巨噬细胞是宿主防御系统的主要组成部分
	龈沟液	冲洗作用、特异性抗体、为微生物提供营养物质、提供牙石矿化的物质
	唾液	有润滑、缓冲、抗菌、消化等多种功能

4. 牙周炎的四大主要症状，除了
   A. 牙龈炎症　　　　　　　　B. 牙周脓肿　　　　　　　　C. 牙周袋的形成
   D. 牙槽骨吸收　　　　　　　E. 牙齿松动和移位

【答案】B

【解析】牙周炎的四大主要症状是牙龈炎症、牙周袋的形成、牙槽骨吸收，晚期出现牙齿松动和移位。牙周脓肿是牙周炎的伴发病变，而不是牙周炎的临床症状，故选B。

牙周炎的四大主要症状	牙龈炎症	牙龈出血、牙龈颜色、牙龈外形、牙龈质地、探诊深度及附着水平
	牙周袋形成	假性牙周袋、真性牙周袋；骨上袋、骨下袋
	牙槽骨吸收	水平吸收、垂直吸收、凹坑状吸收等
	牙松动	牙松动的原因

5. 对于真性牙周袋的理解，以下正确的是
   A. PD≥3mm　　　　　　　　　　　　　B. PD≥5mm
   C. 只与结合上皮的位置向根方增殖有关　　D. PD≥3mm，未见结合上皮的位置向根方增殖
   E. 虽有骨丧失，但上皮附着可正常

【答案】C

【解析】牙周袋是病理加深的龈沟，是牙周炎最重要的病理改变之一。当患牙龈炎时龈沟的加深是由于牙龈的肿胀或增生，龈缘的位置向牙冠方向移动，PD≥3mm或PD≥5mm，但结合上皮的位置未向根方迁移，此称为假性牙周袋，或称龈袋；患牙周炎时，结合上皮的位置向根方增殖有关，冠方部分与牙面分离形成牙周袋，是真性牙周袋。因此对于真性牙周袋的理解是与结合上皮的位置向根方增殖有关，故选C。

【破题思路】

假性牙周袋	牙龈病时龈沟底位置及上皮附着水平不变，仍位于釉牙骨质界处，龈沟深度因龈缘向冠方增生，使龈沟加深，形成龈袋或称假性牙周袋
真性牙周袋	牙周炎时，由于结合上皮向根方增殖，冠方与牙面发生分离使龈沟病理性加深，形成真性牙周袋（简称牙周袋）
附着丧失	附着水平离开釉牙骨质界向根方移动，称附着丧失

6. 有关牙周袋的概念，错误的是
   A. 牙周袋是病理性加深的龈沟　　　　　　B. 牙周袋包括假性牙周袋和真性牙周袋
   C. 真性牙周袋是指≥6mm的牙周袋　　　　D. 假性牙周袋是因牙龈肿胀或增生所致
   E. 临床上的牙周袋包含龈缘向冠方迁移和沟底向根方延伸两种情况

【答案】C

【解析】牙周袋是病理性加深的龈沟，牙周袋包括假性牙周袋（龈袋）和真性牙周袋。假性牙周袋是因牙龈肿胀或增生所致，临床上的牙周袋包含龈缘向冠方迁移和沟底向根方延伸两种情况，以上均是牙周袋的概念。而真性牙周袋是指≥6mm的牙周袋是错误的，≥6mm只能说明龈沟的深度加深，判断真性牙周袋的标准是沟底结合上皮向根方移位，有牙槽骨的吸收，有附着丧失，故选C。

7. 垂直型食物嵌塞的常见原因如下，除了
   A. 牙尖过于高陡　　　　　　B. 不均匀的磨耗　　　　　　C. 咀嚼食物太硬
   D. 咬合时水平分力使牙齿出现暂时缝隙　　　　　　　　　E. 两相邻牙边缘嵴高度不一致

【答案】C

【解析】垂直型食物嵌塞的常见原因有咬合面异常或邻接点的异常，牙尖过于高陡、不均匀的磨耗、咬合时水平分力使牙齿出现暂时缝隙、两相邻牙边缘嵴高度不一致都是咬合面异常，均可引起垂直型食物嵌塞。咀嚼食物太硬会引起牙隐裂、咬合创伤、牙齿的磨耗等，而不会引起垂直型食物嵌塞，故选C。

【破题思路】

食物嵌塞	垂直型食物嵌塞	原因：①咬合面的不规则磨损、溢出沟消失、边缘嵴低平或邻牙间高度不一致、充填式牙尖、尖悬吊，导致异常咬合力，引起咬合时接触点消失。②邻接点异常
	水平型食物嵌塞	原因：牙间乳头缺失，牙间隙暴露，使咀嚼时食物因唇、颊、舌运动力，水平向塞入牙间隙

8. 牙周病的医源性因素，除了
A. 冠桥及银汞充填的悬突边缘　　B. 正畸矫治器过于伸入龈下　　C. 过凸的修复体外形
D. 两牙邻面均有充填体　　E. 基牙的咬合负担过大

【答案】D

【解析】冠桥及银汞充填的悬突边缘，正畸矫治器过于伸入龈下，均会刺激牙龈；过凸的修复体外形对牙龈不利，易造成凸处与龈缘之间的牙面上菌斑堆积；基牙的咬合负担过大，会导致牙周创伤，均是牙周病的医源性因素。而两牙邻面均有充填体，只能说明相邻的两颗牙均龋坏，需要充填治疗，只要充填正常，不会引起牙周病，故选D。

【破题思路】

引起牙周病的医源性因素	邻面充填体悬突
	修复体的设计：全冠修复体边缘位于龈下；修复体表面不光滑；过凸的修复体外形；修复体未能恢复接触区等
	正畸治疗：矫治器会助长菌斑的聚集；矫治力过大、过快造成牙槽骨的吸收

9. 四环素进入机体后，对骨组织亲和力大，服药后，龈沟液中的浓度比血液者高，其倍数为
A. 2倍　　B. 2～4倍　　C. 2～10倍
D. 4倍　　E. 4～8倍

【答案】C

【解析】四环素族药物在龈沟液中的浓度为血药浓度的2～10倍。

10. 与牙周组织破坏关系最为密切的菌斑是
A. 龈下菌斑　　B. 龈上菌斑　　C. 附着菌斑
D. 非附着菌斑　　E. 光滑面菌斑

【答案】D

【解析】龈上菌斑位于釉质或龈缘处，主要与龋病、牙龈病有关，钙化后形成龈上牙石；光滑面菌斑也属于龈上菌斑。龈下菌斑分附着菌斑和非附着菌斑，附着菌斑与根面龋、牙周炎有关，钙化后形成龈下牙石；非附着菌斑G^-厌氧菌和能动菌与牙槽骨快速破坏有关，是牙周病的"进展前沿"，与牙周组织破坏关系最为密切的菌斑是非附着菌斑，故选D。

【破题思路】龈下菌斑

菌斑分类	优势菌	致病性
龈上菌斑	G^+需氧菌和兼性菌	龋病、牙龈病、龈上牙石
附着性龈下菌斑	G^+兼性及专性厌氧菌	根面龋、牙周炎、龈下牙石
非附着性龈下菌斑	G^-厌氧菌和能动菌	牙周炎、牙槽骨快速破坏

11. 牙周炎中最常见的类型是
A. 青春前期牙周炎 B. 慢性牙周炎 C. 快速进展性牙周炎
D. 青少年牙周炎 E. 难治性牙周炎

【答案】B

【解析】慢性牙周炎是牙周炎中最常见的类型，约占牙周炎的95%，故选B。

【破题思路】

牙周炎	慢性牙周炎，最常见，占牙周炎的95%	
	侵袭性牙周炎	青春前期牙周炎
		青少年牙周炎
		快速进展性牙周炎
	反映全身疾病的牙周炎	掌跖角化-牙周破坏综合征
		Down综合征
		艾滋病

---

12. 晚期慢性牙周炎牙槽骨吸收主要是
A. 垂直吸收 B. 水平吸收 C. 凹坑状吸收
D. 斜行吸收 E. 不均匀吸收

【答案】B

【解析】慢性牙周炎早期、晚期牙槽骨吸收的类型主要都是水平吸收；凹坑状吸收可能是因相邻两牙间的食物嵌塞或不良修复体导致的，是邻面牙槽骨吸收的类型；垂直吸收多是咬合创伤引起的。故选B。

【破题思路】牙槽骨吸收类型

水平吸收：牙槽嵴高度降低形成骨上袋。是慢性牙周炎牙槽骨吸收形式

垂直吸收：牙槽骨发生垂直方向或斜行的吸收，与牙根面之间形成角形的骨缺损，牙槽嵴的高度一般不降低，而牙根周围的骨吸收较多，形成骨下袋

凹坑状吸收：牙槽间隔的骨嵴顶吸收，其中央部分与龈谷对应的部位迅速破坏，而颊舌侧骨质仍保留，形成凹坑状缺损

反波浪形骨吸收：牙槽窝四周邻面吸收快于颊舌面

弧形吸收：侵袭性牙周炎，第一磨牙牙槽骨吸收严重，邻面及近远中均有垂直吸收

---

13. 关于慢性牙周炎，哪一项不正确
A. 可有牙龈的炎症表现 B. 不发生于青少年与儿童 C. 有牙槽骨吸收
D. 探诊可发现有附着丧失 E. 晚期牙齿出现松动

【答案】B

【解析】慢性牙周炎有牙龈的炎症表现，有牙槽骨吸收，探诊可发现有附着丧失，晚期牙齿出现松动。慢性牙周炎好发于任何年龄，但大多数患者为成年人，35岁以后患病率明显增高，因此，慢性牙周炎不发生于青少年与儿童是错误的，故选B。

【破题思路】慢性牙周炎临床表现

慢性牙周炎好发于任何年龄，但大多数患者为成年人，35岁以后患病率明显增高

牙龈的炎症表现

有牙槽骨吸收

探诊可发现有附着丧失

晚期牙齿出现松动

14. 慢性牙周炎的基础治疗不包括
   A. 消除龈上、下菌斑及牙石　　B. 纠正食物嵌塞、𬌗创伤　　C. 口腔卫生指导
   D. 暂时性固定松动牙　　E. 牙周手术
   【答案】E
   【解析】慢性牙周炎的治疗分四个阶段，第一个阶段为基础治疗，第二个阶段为牙周手术治疗，第三个阶段为修复治疗，第四个阶段为牙周支持治疗。第一个阶段基础治疗包括消除龈上、下菌斑及牙石，纠正食物嵌塞、𬌗创伤，口腔卫生指导及暂时性固定松动牙，而牙周手术是牙周病治疗的第二个阶段，故选E。

   【破题思路】慢性牙周炎的基础治疗
   ①控制菌斑；②施行洁治术、根面平整术以消除龈上和龈下的菌斑、牙石；③消除菌斑滞留因素及其他局部刺激因素；④拔除无保留价值的或预后极差的患牙；⑤在炎症控制后进行调整咬合、松牙固定；⑥辅以必要的药物治疗；⑦发现和尽可能纠正全身性因素或环境因素

15. 牙周炎骨吸收的最初表现是
   A. 牙槽骨高度降低　　B. 牙槽骨密度减低
   C. 牙槽嵴顶的硬骨板消失或嵴顶模糊呈虫蚀状　　D. 牙周膜增宽
   E. 牙槽骨呈垂直型吸收
   【答案】C
   【解析】牙周炎骨吸收的最初表现是X线检查示牙槽嵴顶的硬骨板消失或嵴顶模糊呈虫蚀状。

16. 下颌后牙邻面常发生的骨吸收的形式为
   A. 弧形骨吸收　　B. 反波浪形骨吸收
   C. 凹陷状（凹坑状）骨吸收　　D. 垂直型骨吸收
   E. 水平型骨吸收
   【答案】C
   【解析】该题考查牙槽骨吸收的类型，水平型骨吸收是最常见的吸收方式，多见于慢性牙周炎；垂直型骨吸收指牙槽骨发生垂直向或斜向的吸收；弧形骨吸收常见于侵袭性牙周炎，第一磨牙近远中均有垂直型吸收，形成弧形骨吸收；反波浪形骨吸收指牙槽窝四周邻面吸收快于颊舌面，呈反波浪形；凹陷状（凹坑状）骨吸收是牙槽间隔的骨嵴顶吸收，多见于下颌后牙，因此于下颌后牙邻面常发生的骨吸收的形式为凹陷状（凹坑状）骨吸收，故选C。

   【破题思路】凹陷状（凹坑状）骨吸收
   牙槽间隔的骨嵴顶吸收，其中央部分与龈谷对应的部位迅速破坏，而颊舌侧骨质仍保留，形成凹坑状缺损。X线下密度降低不明显，多发生于下颌牙，后牙凹坑状吸收是前牙的2倍

17. 侵袭性牙周炎包括了旧分类中的几种类型，除了
   A. 广泛型青少年牙周炎　　B. 青春前期牙周炎　　C. 顽固性牙周炎
   D. 快速进展性牙周炎　　E. 局限型青少年牙周炎
   【答案】C
   【解析】在1999年新分类中，侵袭性牙周炎分为局限型侵袭性牙周炎和广泛型侵袭性牙周炎。包括了旧分类的青少年牙周炎、快速进展性牙周炎、青春前期牙周炎。局限型侵袭性牙周炎相当于过去的局限型青少年牙周炎，广泛型侵袭性牙周炎相当于过去的广泛型青少年牙周炎和快速进展性牙周炎，但注意不是直接对应转变。青少年牙周炎、快速进展性牙周炎、青春前期牙周炎依据病变特征分别归属于侵袭性牙周炎。

   【破题思路】侵袭性牙周炎包括

   | 青春前期牙周炎：广泛型或局限型 |
   | 青少年牙周炎：广泛型或局限型 |
   | 快速进展性牙周炎 |

18. 侵袭性牙周炎主要的检出致病菌为
   A. 产黑色素类杆菌 B. 螺旋体 C. 伴放线聚集杆菌
   D. 牙龈卟啉单胞菌 E. 梭形杆菌

【答案】C

【解析】侵袭性牙周炎患者的深牙周袋中能分离出特异性细菌，即伴放线聚集杆菌，因此C正确。Down综合征患者的龈下菌斑中产黑色素类杆菌增多，排除A；牙龈类杆菌是慢性牙周炎的主要致病菌，排除D；螺旋体和梭形杆菌是坏死性溃疡性牙龈炎的主要致病菌，排除B和E。故本题应选C。

【破题思路】牙周主要致病菌

慢性龈炎：黏性放线菌（Av）、内氏放线菌（An）

妊娠期龈炎：中间普氏菌（Pi）

坏死性溃疡性龈炎：具核梭形杆菌（Fn）、齿垢密螺旋体（Td），20世纪80年代后，发现中间普氏菌也是本病的优势菌

慢性牙周炎：牙龈卟啉单胞菌（Pg）

侵袭性牙周炎：伴放线聚集杆菌（Aa）

19. 关于伴放线聚集杆菌的致病毒素作用，哪一项不正确
   A. 产生白细胞毒素 B. 抑制多形核白细胞的趋化功能 C. 产生无活性的胶原酶
   D. 产生成纤维细胞抑制因子 E. 产生内毒素

【答案】C

【解析】伴放线聚集杆菌的致病毒素作用：产生白细胞毒素（外毒素），可杀伤白细胞，使其产生溶酶体酶；抑制多形核白细胞的趋化功能；产生胶原酶，破坏结缔组织和骨的胶原纤维；产生成纤维细胞抑制因子和破骨细胞激活因子；产生内毒素。伴放线聚集杆菌产生胶原酶是有活性的，C答案产生无活性的胶原酶是错误的，故选C。

【破题思路】

伴放线聚集杆菌（Aa）	革兰阴性短杆菌，无芽胞，无动力，微需氧菌。是唯一产生白细胞毒素的细菌，损伤牙龈内和外周血中的防御细胞，造成牙周组织的破坏。产生溶酶体酶、抑制多形核白细胞的趋化功能、产生胶原酶破坏结缔组织和骨的胶原纤维、产生成纤维细胞抑制因子和破骨细胞激活因子、产生内毒素，造成牙槽骨的吸收

20. 下列哪项与侵袭性牙周炎无关
   A. 具有家族聚集性 B. 牙根形态异常 C. 糖尿病
   D. 吞噬细胞趋化性异常 E. 种族和地区易感性有差异

【答案】C

【解析】具有家族聚集性、吞噬细胞趋化功能降低、种族和地区易感性有差异、牙根形态异常（锥形根、弯曲根等）、牙槽骨吸收程度重，均与侵袭性牙周炎有关系。诊断侵袭性牙周炎应排除糖尿病、HIV感染等全身因素，故选C。

【破题思路】

侵袭性牙周炎的病因	微生物：伴放线聚集杆菌（Aa）是主要致病菌
	防御能力缺陷：白细胞功能缺陷、产生特异抗体、遗传背景、牙骨质发育异常、环境与行为因素

21. 局限型侵袭性牙周炎病理变化不正确的是
   A. 组织学改变以慢性炎症为主 B. 电镜观察到侵入组织的微生物主要是革兰阴性菌及螺旋体
   C. 以浆细胞浸润为主 D. 与慢性牙周炎明显不同
   E. 牙龈结缔组织内产生 IgA 的细胞少于慢性牙周炎者

【答案】D

【解析】局限型侵袭性牙周炎的组织学改变以慢性炎症为主，与慢性牙周炎的病理改变无明显区别；电镜观察到侵入组织的微生物主要是革兰阴性菌及螺旋体；以浆细胞浸润为主；牙龈结缔组织内产生IgA的细胞少于慢性牙周炎者。故选D。

22. 不属于局限型侵袭性牙周炎特点的是

A. 病程进展缓慢　　　　　　　　B. 始于青春期前后，早期无明显症状
C. 早期患者菌斑牙石量少　　　　D. 好发于第一恒磨牙和上、下切牙
E. 女性多于男性

【答案】A

【解析】局限型侵袭性牙周炎的特点：病程进展快；始于青春期前后；早期无明显症状；早期患者菌斑、牙石量少；有特殊牙位，好发于第一恒磨牙和上、下切牙；女性多于男性。因此病程进展缓慢不是局限型侵袭性牙周炎特点，故选A。

【破题思路】局限型侵袭性牙周炎特点

① 年龄小
② 口腔卫生情况好
③ 好发牙位：典型的患牙局限于第一恒磨牙和上下切牙
④ X线片所见第一磨牙形成典型的"弧形吸收"，在切牙区多为水平型骨吸收
⑤ 病程进展快，早期出现牙齿松动和移位
⑥ 有明显的家族聚集性

23. 根据1999年分类，局限型侵袭性牙周炎的特征不包括

A. 局限于第一恒磨牙或切牙　　　　　　B. 累及所有第一恒磨牙或所有切牙
C. 至少波及两颗恒牙，其中一个为第一恒磨牙　　D. 其他患牙不超过两个（非第一恒磨牙和切牙）
E. 第一恒磨牙或切牙邻面有附着丧失

【答案】B

【解析】在1999年分类中，局限型侵袭性牙周炎定义为：牙周病变局限于第一恒磨牙或切牙，至少两颗恒牙邻面有附着丧失，其中一颗为第一恒磨牙，非第一恒磨牙和切牙不超过两颗。而不是累及所有第一恒磨牙或所有切牙，故选B。

24. 典型的侵袭性牙周炎X线表现是

A. 上颌切牙邻面垂直型骨吸收　　B. 下颌切牙邻面垂直型骨吸收　　C. 第一磨牙邻面垂直型骨吸收
D. 第一磨牙严重水平型骨吸收　　E. 第一磨牙根尖吸收

【答案】C

【解析】侵袭性牙周炎的X线表现为第一磨牙邻面垂直型骨吸收，近远中两侧都表现为弧形吸收，切牙区多为水平型吸收，故选C。

25. 广泛型侵袭性牙周炎的临床特点不包括

A. 通常发生于35岁以下　　　　　　B. 对病原菌的血清抗体反应较弱
C. 全口大多数牙重度牙周破坏　　　D. 所有患者牙石、菌斑量都非常少
E. 有明显的阵发性

【答案】D

【解析】广泛型侵袭性牙周炎的临床特点有：通常发生于35岁以下；对病原菌的血清抗体反应较弱；全口大多数牙重度牙周破坏；有明显的阵发性。A、B、C、E均正确，可排除。多数患者有大量的牙石和菌斑，也可较少，并不是所有患者牙石、菌斑量都非常少，D错误，故选D。

【破题思路】广泛型侵袭性牙周炎特点

① 常发生于35岁以下，也可见于年龄更大者
② 广泛的邻面附着丧失，累及除切牙和第一磨牙以外的恒牙至少3颗
③ 有严重而快速的附着丧失和牙槽骨破坏
④ 菌斑、牙石的沉积因人而异
⑤ 患者有时伴有全身症状，包括体重减轻、抑郁及全身不适等

26. 广泛型侵袭性牙周炎的临床特点不包括
   A. 有严重而快速的附着丧失和牙槽骨吸收
   B. 广泛的邻面附着丧失
   C. 累及除第一磨牙和切牙外至少 3 颗恒牙
   D. 部分患者有中性粒细胞和（或）单核细胞功能缺陷
   E. 病变发展呈持续进展性，常规治疗效果非常不理想

【答案】E

【解析】广泛型侵袭性牙周炎的临床特点有：有严重而快速的附着丧失和牙槽骨吸收；广泛的邻面附着丧失；累及除第一磨牙和切牙外至少 3 颗恒牙；部分患者有中性粒细胞和（或）单核细胞功能缺陷。A、B、C、D 均正确，可排除。该病有明显的阵发性，多数患者对常规治疗有明显疗效，故选 E。

27. 广泛型侵袭性牙周炎的发病特点不包括
   A. 发病年龄青春期至 35 岁　　　　　　B. 病损累及大多数牙
   C. 菌斑的沉积量极大　　　　　　　　　D. 部分有局限型侵袭性牙周炎病史
   E. 严重及快速的骨破坏

【答案】C

【解析】广泛型侵袭性牙周炎的发病特点有：发病年龄青春期至 35 岁；病损累及大多数牙；部分有局限型侵袭性牙周炎病史；严重及快速的骨破坏；牙石、菌斑量因人而异，多数患者牙石菌斑量较多，也可很少。故选 C。

28. 诊断广泛型侵袭性牙周炎需排除的因素不包括
   A. 不正规的正畸治疗　　　　B. 糖尿病　　　　C. 先天性心脏病
   D. HIV 感染　　　　　　　　E. 白细胞黏附功能缺陷

【答案】C

【解析】诊断广泛型侵袭性牙周炎需先排除一些明显的局部因素和全身因素。全身因素如糖尿病、HIV 感染、白细胞黏附功能缺陷、白血病等，而不包括先天性心脏病，故选 C。

29. 四环素族药物具有酶的活性，阻止骨吸收的作用，其抑制的酶主要为
   A. 胶原酶　　　　　　　　B. 蛋白酶　　　　　　C. 透明质酸酶
   D. 水解酶　　　　　　　　E. 硫酸软骨素酶

【答案】A

【解析】四环素族药物主要抑制胶原酶的活性，阻断骨的吸收，选项 A 正确。

30. 我国推荐治疗侵袭性牙周炎的最佳药物是
   A. 阿莫西林 + 甲硝唑　　　　B. 青霉素 + 甲硝唑　　　　C. 红霉素
   D. 四环素　　　　　　　　　　E. 螺旋霉素

【答案】A

【解析】侵袭性牙周炎的主要致病菌是伴放线聚集杆菌，属微需氧菌。甲硝唑是一种高效杀灭专性厌氧菌的药物，对微需氧菌伴放线聚集杆菌无效，但与阿莫西林联合使用治疗侵袭性牙周炎，可增加疗效，是我国推荐治疗侵袭性牙周炎的最佳药物，故选 A。

【破题思路】牙周炎的药物治疗

① 甲硝唑：是一种高效杀灭专性厌氧菌的药物，对微需氧菌伴放线聚集杆菌无效，但阿莫西林联合使用治疗侵袭性牙周炎，可增加疗效，是我国推荐治疗侵袭性牙周炎的最佳药物

② 四环素族药物：为广谱抗生素，包括四环素、米诺环素（二甲胺四环素）、多西环素（强力霉素），对伴放线聚集杆菌（Aa）具有较强的抑制作用；在龈沟液中的浓度高，为血药浓度的 2～10 倍；能抑制胶原酶及其他基质金属蛋白酶的活性，可抑制结缔组织的破坏，阻断骨的吸收，促进牙周组织再生；促进牙周纤维组织的再附着。是国外推荐治疗侵袭性牙周炎的最佳药物

③ 乙酰螺旋霉素：大环内酯类抗生素，对 G^+ 菌抑菌力强，对 G^- 菌也有效。该药在龈沟液中的浓度特别高，是血清和唾液中浓度的 7～10 倍，并可储集在骨和唾液腺中 3～4 周，然后缓慢释放。对牙龈出血、牙周溢脓、急性牙周脓肿等有较好的疗效。与甲硝唑合用

31. 对深达膜龈联合的牙周袋应采用的最佳手术治疗方法为
   A. 牙龈切除术　　　　　　B. 翻瓣术　　　　　　C. 袋壁刮治术

D. 游离龈瓣移植　　　　　　　E. 侧向转位瓣术

【答案】B

【解析】对深达膜龈联合的牙周袋进行手术治疗的最佳方案是翻瓣术，既可切除袋内壁病变组织，又可保留牙龈外形，因此B正确。不能采用牙龈切除术，因若用牙龈切除术来消除牙周袋，会将全部牙龈切除，消除牙周袋可用于袋底未超过膜龈联合，牙龈切除术可用于牙龈增生肥大者，因此A错误。袋壁刮治术目前已经淘汰，因此C错误。单个牙牙周组织萎缩，缺损窄，周围组织健康，可选择侧向转位瓣术，利用健康的牙龈形成带蒂的龈黏膜瓣，向牙龈退缩病变区转移，以覆盖牙组织萎缩的根面，用以治疗个别牙窄的牙龈退缩。游离龈移植术是将自体健康的角化牙龈组织移植到患区，以加宽附着龈，加深前庭沟，较多用于下前牙唇侧附着龈过窄者。D、E选项都不是治疗深牙周袋的最佳手术方法。所以本题应选B。

【破题思路】

牙周手术适应证	牙龈切除术	翻瓣术	引导性牙周组织再生术（GTR）
	①牙龈纤维性增生、药物性牙龈肥大等，经牙周基础治疗后牙龈仍肥大、增生，形态不佳 ②后牙区中等深度的骨上袋，袋底不超过膜龈联合，附着龈宽度足够者 ③冠周龈片覆盖在阻生牙面上，该阻生牙的位置基本正常	①深牙周袋或复杂性牙周袋，经基础治疗后牙周袋仍在5mm以上，且探诊后出血者 ②牙周袋底超过膜龈联合，不宜做牙周袋切除者 ③有骨下袋形成，需做骨修整或需进行植骨者	垂直型吸收形成的骨下袋，三壁骨袋和二壁骨袋的效果好；Ⅱ度根分叉病变

32. GTR治疗效果最好的是

A. 一壁骨袋　　　　B. 二壁骨袋　　　　C. 三壁骨袋
D. 混合骨袋　　　　E. 骨上袋

【答案】C

【解析】GTR手术适应证是牙槽骨垂直型吸收形成的二壁骨袋、三壁骨袋及Ⅱ度根分叉病变，其中治疗效果最好的是三壁骨袋，因三壁骨袋牙周膜细胞来源丰富且易于提供牙周膜细胞生长的空间，故选C。

（33～34题共用备选答案）

A. 牙龈切除术　　　　B. 牙周翻瓣术　　　　C. 引导性组织再生术
D. 截龈术　　　　　　E. 牙冠延长术

33. 基础治疗后增生的牙龈未消退，应采取的牙周手术为

【答案】A

34. 对三壁骨袋最佳的治疗选择是

【答案】C

【解析】基础治疗后牙龈肥大增生仍未消退，为牙龈切除术的适应证，故33题选A。三壁骨袋是袋的一壁是牙根面，其他三壁均为骨质，三壁骨袋因牙周膜细胞来源丰富，且易于提供牙周膜细胞生长的空间，做引导性组织再生术效果最好，对三壁骨袋最佳的治疗选择是引导性组织再生术，故34题选C。

35. 慢性牙周炎早期的特点为

A. 牙齿松动　　　　B. 牙齿移位　　　　C. 牙槽骨嵴顶吸收
D. 伴发根分叉病变　E. 可发生牙周脓肿

【答案】C

【解析】牙齿松动、牙齿移位、伴发根分叉病变、可发生牙周脓肿都是慢性牙周炎晚期的伴发病变，牙槽骨嵴顶吸收是慢性牙周炎早期的特点，故选C。

36. 局部缓释用药治疗牙周炎的优点不包括

A. 用药量小　　　　B. 药物维持时间长　　　　C. 牙周袋内的药物浓度高
D. 不易诱导耐药菌的产生　　E. 减少给药频率，减少患者复诊次数

【答案】D

【解析】局部缓释用药治疗牙周炎的优点：用药量小、药物维持时间长、牙周袋内的药物浓度高、减少给药频率、减少患者复诊次数，A、B、C、E均正确，可排除。局部缓释用药治疗牙周炎可能诱导耐药菌株的产生，D错误，故选D。

【破题思路】

缓释药物的优点	缓释药物的缺点
① 牙周袋内药物浓度高 ② 药物作用时间延长 ③ 显著减少用药剂量，避免或减少毒副作用 ④ 减少给药频率，减少患者复诊次数 ⑤ 由医师给药，依从性好	① 对已侵入牙周袋壁组织中的病原微生物无效 ② 对舌背、扁桃体及颊黏膜等处的致病菌无作用 ③ 有多个患牙，需逐一放置药物，较费时 ④ 可能诱导袋内耐药菌株的产生

37. 牙周翻瓣术中能彻底切除袋内壁上皮和感染组织的切口是
   A. 牙间水平切口　　　　　B. 沟内切口　　　　　　C. 外斜切口
   D. 内斜切口　　　　　　　E. 纵切口

【答案】D

【解析】牙周翻瓣术采用水平切口，分三步。第一切口：内斜切口（根向切口），一般在距龈缘1~2mm处进刀，向根方切入，直达牙槽嵴顶或其附近。刀片与牙面呈0°~15°角，内斜切口完成后，欲切除袋内壁上皮和感染组织仍包绕着牙齿。第二切口：沟内切口，将刀片从袋底切入，直达牙槽嵴顶或其附近，将欲切除的袋壁组织与牙面分离。第三切口：牙间水平切口，用刀片与牙面垂直，在骨嵴顶的冠方，水平地切断袋壁组织与骨嵴顶及牙面的连接，从颊舌向将欲切除的组织从牙槽嵴顶和牙面彻底断离，内斜切口的作用是去除袋内壁的感染组织，故选D。外斜切口是牙龈切除术的手术切口，纵切口是松弛切口。

【破题思路】

	牙龈切除术	改良 Widwan 翻瓣术
牙周手术切口	冠向切口（外斜切口）刀刃斜向冠方，与牙长轴呈45°角，切除牙龈	水平切口分三步： 内斜切口（根向切口）、沟内切口、牙间水平切口

38. 患者主诉左下后牙食物嵌塞，左下78间食物嵌塞，左下8正位且无对颌牙，请分析引起食物嵌塞最可能的原因是
   A. 外溢道消失　　　　　B. 对颌牙尖过于高陡　　　　　C. 两牙边缘嵴高度不一致
   D. 上颌牙下垂　　　　　E. 牙间乳头退缩

【答案】C

【解析】该患者左下8正位且无对颌牙，则左下8会伸长，会使左下78边缘嵴高度不一致在咬合时来自对颌牙的力可将食物楔入这两牙之间，这是最可能的原因，选项C正确。A外溢道消失、B对颌牙尖过于高陡、D上颌牙下垂、E牙间乳头退缩，也会造成食物嵌塞，但临床检查时并未发现相应症状，都不是该患者食物嵌塞的原因。

39. 内分泌的改变，使牙龈组织对微量局部刺激产生明显炎症的疾病是
   A. 青春期龈炎　　　　　B. 急性龈乳头炎　　　　　C. 边缘性龈炎
   D. 急性坏死性龈炎　　　E. 药物性牙龈增生

【答案】A

【解析】青春期龈炎是由于青春期体内性激素水平的变化，牙龈是性激素的靶组织，使龈组织对局部刺激的反应增强，产生明显炎症，故选A。急性龈乳头炎的病因与食物嵌塞等局部刺激有关；边缘性龈炎的病因是龈缘的菌斑；牙石、食物嵌塞是促进因素；急性坏死性龈炎的病因是微生物感染，吸烟、精神压力是促进因素；药物性牙龈增生与服药有关。以上4种疾病的病因均与体内性激素水平的变化无关。

40. 慢性牙周炎与慢性龈炎的不同点为
   A. 牙菌斑是致病因素　　　B. 有牙龈炎症　　　　　C. 龈沟深度加深
   D. 有牙槽骨吸收　　　　　E. 需洁治治疗

【答案】D

【解析】牙菌斑是慢性牙周炎与慢性龈炎的致病因素，慢性牙周炎与慢性龈炎均有牙龈炎症、龈沟深度加深，均需洁治治疗，A、B、C、E均可排除。二者主要的区分点就是有无牙槽骨的吸收，有无附着丧失，故选D。

牙周病学

【破题思路】

鉴别要点	慢性龈炎	慢性牙周炎
牙龈炎症	有	有
牙周袋	假性牙周袋	真性牙周袋
附着丧失	无	有，能探到釉牙骨质界
牙槽骨吸收	无	骨嵴顶吸收，或硬骨板消失

41. 慢性牙周炎的临床特点为
A. 发病年龄小　　　　　　　B. 病程进展缓慢　　　　　　C. 菌斑和牙石少
D. 牙龈无炎症表现　　　　　E. 早期表现为牙齿松动
【答案】B
【解析】慢性牙周炎的临床特点为病程进展缓慢。发病年龄小、菌斑和牙石少、牙龈无炎症表现、早期表现为牙齿松动，均是侵袭性牙周炎的临床特点。故选B。

【破题思路】 慢性牙周炎临床特点

① 发病年龄：最常见于35岁以上的人，病变程度与年龄成正比
② 累及范围：累及全口多个牙齿，也可一组牙或个别牙，好发于易沉积菌斑牙石的牙面
③ 病程进展速度缓慢
④ 局部病因与症状的协调性：局部刺激物量与病变严重程度一致
⑤ 四大主要表现：牙龈红肿出血、牙周袋的形成、牙槽骨的吸收、牙齿松动
⑥ 牙槽骨吸收：呈水平吸收
⑦ 根据附着丧失和骨吸收波及的范围将慢性牙周炎分为局限型和广泛型。全口牙中有附着丧失和骨吸收的位点数≤30%，为局限型；若>30%的位点受累，则为广泛型

42. 牙周病全身治疗的常用药物不包括
A. 甲硝唑　　　　　　　　　B. 四环素　　　　　　　　　C. 阿莫西林
D. 螺旋霉素　　　　　　　　E. 多种维生素
【答案】E
【解析】牙周炎全身的常用药物包括抗菌类、非甾体抗炎药和中药等，其中抗菌类包括硝基咪唑类药物（甲硝唑）、四环素类药物（四环素）、青霉素类药物（阿莫西林）和大环内酯类药物（螺旋霉素）。多种维生素用于补充维生素，并非只用于治疗牙周病，故本题答案为E。

43. 牙周炎消除病因的治疗，除了
A. 教会患者自我控制菌斑　　　　　　　B. 施行洁治术、刮治术以消除龈上、龈下菌斑及牙石
C. 修整充填物的悬突，改正不良修复体　D. 暂时性的松牙固定
E. 翻瓣骨修整术
【答案】E
【解析】牙周炎的基础治疗的目的即消除病因、控制牙龈炎症，又称病因治疗。包括控制菌斑，彻底清除牙石、平整平面（龈上牙石清除是洁治术，龈下牙石清除是刮治术），拔除无保留价值的患牙，调整咬合和药物治疗等。翻瓣骨修整术为牙周炎治疗的第二阶段即牙周手术治疗，在一般基础治疗后1~3个月进行。故选E。

44. 甲硝唑治疗重度牙周炎的主要作用是能有效杀灭牙周部位的
A. 需氧菌　　　　　　　　　B. Aa等兼性厌氧菌　　　　　C. Pg等厌氧微生物
D. 多种念珠菌　　　　　　　E. 局部过度反应的白细胞
【答案】C
【解析】甲硝唑属于硝基咪唑类药物，主要治疗厌氧菌感染，能有效地杀灭牙龈卟啉单胞菌（Pg）、中间普氏菌、具核梭形杆菌、螺旋体等专性厌氧菌，不易引起菌群失调，也不易产生耐药菌株，与多种抗生素无配伍禁忌。甲硝唑对兼性厌氧菌、微需氧菌无效，但可与其他药物如阿莫西林、螺旋霉素等联合使用，治疗有伴放线聚集杆菌（微需氧）感染所致的侵袭性牙周炎，故选C。

45. 临床诊断牙龈有无炎症的首选方法是
   A. 牙龈颜色　　　　　　　　B. 观察龈外形　　　　　　　　C. 观察牙龈质地
   D. 探诊有无出血　　　　　　E. 探测龈沟深度
   【答案】D
   【解析】健康的牙龈在刷牙或轻探龈沟时均不引起出血，牙龈炎时用钝头探针轻探龈沟即可引起出血。在牙龈炎早期，牙龈表面炎症不明显，但探诊后仍有出血，探诊有无出血是临床诊断牙龈有无炎症的首选方法，故选D。

46. 关于牙槽骨X线片描述正确的是
   A. X线片能够清晰显示牙齿四周的骨质破坏　　　　B. 中期表现为硬骨板消失、嵴顶模糊呈虫蚀状
   C. 正常嵴顶距釉牙骨质界的距离约为1mm　　　　D. 正常嵴顶距釉牙骨质界的距离约为2.5mm
   E. 骨量减少30%以上方可在X线片上显示出来
   【答案】E
   【解析】X线片主要显示近远中的骨质情况，颊舌侧骨板因牙与骨组织重叠而显示不清；牙周炎骨吸收的早期表现为硬骨板消失、嵴顶模糊呈虫蚀状；正常牙槽嵴顶距釉牙骨质界的距离约为1～2mm；骨量减少30%以上方可在X线片上显示出来。故本题选E。

47. 𬌗创伤治疗的方法不包括
   A. 磨改牙齿的外形　　　　　B. 修复缺失牙　　　　　　　　C. 正畸治疗
   D. 松动牙固定　　　　　　　E. 拔牙
   【答案】E
   【解析】𬌗创伤治疗的方法：磨改牙齿的外形以去除早接触和𬌗干扰；修复缺失牙，使咬合力分散于各个牙齿，减轻牙周组织的负担；正畸治疗使移位或异位的牙齿复位，消除创伤性𬌗；松动牙固定，使其成为一个新的咀嚼单位，用以分散𬌗力。𬌗创伤严重，患牙Ⅲ度松动，各种治疗方法无效的，才考虑拔除，故选E。

【破题思路】	
原发性咬合创伤	咬合力大于牙周支持力
继发性咬合创伤	牙周支持力下降
原发性和继发性咬合创伤共存	

48. 龈上洁治术中，下列哪项操作不必做
   A. 改良握笔法握持器械　　　B. 放稳支点　　　　　　　　　C. 仔细探查牙石的位置
   D. 刀刃与牙面呈80°角左右　E. 以腕部发力刮除牙石
   【答案】C
   【解析】龈上洁治术中，应以改良握笔法握持器械、放稳支点，去除牙石时以腕部发力，刀刃与牙面呈80°角左右。在牙龈上操作能直接看到，不必仔细探查牙石的位置，如果是龈下刮治术，操作时不能直接看到，需仔细探查牙石的位置，故本题选C。

49. 一般在牙周基础治疗后多长时间根据牙周病情况考虑牙周手术治疗
   A. 1个月　　　　　　　　　　B. 3～6个月　　　　　　　　　C. 1～3个月
   D. 4个月　　　　　　　　　　E. 2个月
   【答案】C
   【解析】一般在牙周基础治疗后1～3个月，根据牙周病情况，进行全面的再评估，如果仍有5mm以上的牙周袋，探诊出血，或者牙龈及骨形态不良，膜龈关系不正常时，考虑牙周手术治疗，故选C。

50. 松牙固定术的适应证，不正确的一项是
   A. 外伤引起的有保留价值的松动牙　　　　　　B. 牙周病导致的牙齿松动Ⅲ度
   C. 牙周手术前固定患牙　　　　　　　　　　　D. 口腔卫生保持良好
   E. 牙周炎症已基本控制者
   【答案】B
   【解析】在牙周治疗后对于有松动的牙是否需要固定主要考虑松牙的功能状况、松动程度及牙周病有无继续加重。一般对于外伤引起的有保留价值的松动牙及牙周手术前固定患牙，需采用松牙固定术，但在进行松牙固定前需基础治疗牙周炎症已基本控制，口腔卫生保持良好，方可进行。牙周病导致的Ⅲ度松动的患牙无保留

价值，应该拔除患牙。故本题答案为 B。

51. 诊断广泛型侵袭性牙周炎需排除的因素不包括
A. 大量的邻面龋坏或不良修复体　B. 不正规的正畸治疗　　　　C. 严重的错𬌗
D. 智齿冠周炎　　　　　　　　　E. 咬合创伤
【答案】D
【解析】诊断广泛型侵袭性牙周炎需排除的因素有大量的邻面龋坏或不良修复体、不正规的正畸治疗、严重的错𬌗、咬合创伤等，而智齿冠周炎是阻生的第三磨牙，导致牙冠周围软组织的炎症，与侵袭性牙周炎关系不大，故选 D。

52. 侵袭性牙周炎与慢性牙周炎不同的是，早期可出现
A. 龈出血肿胀　　　　　　　　　B. 脓肿　　　　　　　　　　C. 菌斑堆积
D. 牙松动、移位　　　　　　　　E. 龈增生
【答案】D
【解析】侵袭性牙周炎发展速度很快，牙周破坏速度比成人型快 3～4 倍，病变早期就可出现牙齿的松动、移位，特别是上颌切牙和第一磨牙更为明显，严重时上颌前牙呈扇形展开；形成深而窄的牙周袋，但牙龈炎症往往不明显，口腔卫生情况一般较好。慢性牙周炎，进程缓慢，可长达十年或数十年，早期有牙周袋和牙槽骨吸收，但因病变程度较轻，牙尚不松动。故选 D。

【破题思路】

慢性牙周炎（CP）	局限型侵袭性牙周炎（LAgP）	广泛型侵袭性牙周炎（GAgP）
主要见于成人，也可见于儿童	通常发生在青少年	多在35岁以下，也可更大
慢性病程	快速进展	快速进展，可呈阶段性
菌斑量与破坏程度一致	菌斑量与破坏程度不一致	不定，有时一致
病变分布不定	局限于切牙、磨牙，其他牙不超过2颗	除切牙、磨牙外，累及其他牙超过3颗
无明显家族聚集性	明显家族聚集性	明显家族聚集性

53. 患牙调𬌗方法的注意事项如下，除了
A. 正中𬌗和非正中𬌗均有创伤，应先调正中𬌗　　B. 保持牙齿的生理外形和牙尖切割功能
C. 保持正中时正常的颌间垂直距离　　　　　　　D. 调磨时应注意不断滴水冷却
E. 一次应多调磨几个牙
【答案】E
【解析】患牙调𬌗方法的注意事项有：调𬌗应在有水冷却的条件下进行，砂石轮的转速不宜过高，应间断磨改，避免产热刺激牙髓；应先磨改正中位的早接触点，且对功能性牙尖的磨改一定要慎重；一次不应磨牙太多，应边磨改边检查，以防止出现新的早接触点或不平衡；磨改后观察数天进行复查，检查磨改效果，在此基础上决定是否需要再磨。一次应多调磨几个牙是错误的，故选 E。

【破题思路】调𬌗的原则

正中有早接触，非正中时协调	不可磨改牙尖，只能磨改其相对应的舌窝或窝的早接触区。在前牙应磨改上颌牙的舌窝，后牙则磨改与牙尖相对应的窝
正中协调，非正中不协调	应磨改与该牙尖相对应的斜面。在前牙，应磨改上颌牙的舌侧面；在磨牙，应磨改上颌磨牙颊尖的斜面和下颌磨牙舌尖的斜面
正中和非正中都存在早接触或不协调	应磨改早接触的牙尖或下颌前牙的切缘

54. 导致牙周炎临床症状的主要病理变化是
A. 牙龈出血与牙齿移位　　　　　　　　　　　B. 牙周袋形成与牙周溢脓
C. 牙周袋形成与牙槽骨吸收　　　　　　　　　D. 牙周膜间隙增宽与牙槽骨吸收
E. 牙周膜间隙变窄与牙槽骨吸收
【答案】C

【解析】牙周炎是由菌斑微生物引起的牙周组织炎症性破坏性疾病。主要病理变化为：牙结合上皮破坏致使牙周袋形成，牙槽骨吸收，故选 C。

55. 牙周炎的局部刺激因素如下，除了
A. 牙的解剖因素　　　　　B. 软垢和牙石　　　　　C. 食物嵌塞
D. 饮酒　　　　　　　　　E. 咬合创伤

【答案】D

【解析】牙周炎的局部刺激因素：牙石和软垢、解剖因素（牙解剖因素、骨开裂和骨开窗）、牙齿位置异常、拥挤和错殆畸形、充填体悬突、修复体的设计、修复体的材料、正畸治疗、咬合创伤、食物嵌塞等。饮酒与牙周炎的关系不密切，故本题选 D。

56. 局限型侵袭性牙周炎的临床表现之一是
A. 多发生于青少年男生　　B. 早期口腔不清洁　　　C. 好发于第一磨牙和上下切牙
D. 牙槽骨水平吸收　　　　E. 以父系遗传较多

【答案】C

【解析】侵袭性牙周炎是指一种特殊类型的牙周炎，病情发展较快，病变早期就可出现牙齿的松动、移位，好发于第一磨牙和上下切牙，牙槽骨呈典型的弧形吸收，口腔卫生状况较好，有家族聚集性，可能与遗传基因有关，但以父系遗传较多还没有得到证实。故选 C。

57. 与牙周炎发生发展有关的全身疾病如下，除了
A. 糖尿病　　　　　　　　B. 血液疾病　　　　　　C. 遗传疾病
D. 骨肿瘤　　　　　　　　E. 慢性肾病

【答案】D

【解析】全身因素对牙周炎的发生和发展也起一定的作用，如年龄、性别、遗传、内分泌、营养等因素，在一定的程度上也可以改变组织抵抗力以及口腔中共生菌之间的关系，使原来不能引起病变的局部因素，变为可以致病的因素。研究表明糖尿病、血液病、遗传病及慢性肾病可能与牙周炎相关，未发现骨肿瘤与牙周病有关的。故选 D。

58. 慢性牙周炎的临床症状如下，除了
A. 牙龈红肿出血　　　　　B. 真性牙周袋形成　　　C. 牙周脓肿
D. 无附着丧失　　　　　　E. 牙槽骨吸收

【答案】D

【解析】牙周炎是侵犯牙龈和牙周支持组织的慢性炎症性破坏性疾病，是导致成年人牙齿丧失的主要原因。牙周炎具有四大特征，即牙龈炎症、牙周袋形成、牙槽骨吸收、晚期出现牙齿松动。牙周炎晚期伴发牙齿移位、食物嵌塞、继发性殆创伤、根面龋、牙周脓肿、逆行性牙髓炎、口臭等。附着丧失是牙周支持组织破坏的结果，是判断牙周炎轻重的重要指标，慢性牙周炎有附着丧失，故选 D。

59. 龈沟底在釉质牙骨质界的根方，同时龈沟深度超过多少称为真性牙周袋
A. 2mm　　　　　　　　　B. 2.5mm　　　　　　　C. 3mm
D. 4mm　　　　　　　　　E. 6mm

【答案】C

【解析】健康牙龈的龈沟探诊深度不超过 2～3mm。探诊深度超过 3mm 且袋底在釉质牙骨质界的冠方为龈袋，也称假性牙周袋。若探诊深度超过 3mm 且袋底在釉质牙骨质界的根方即发生了附着丧失为真性牙周袋。故本题选 C。

【破题思路】	
正常的龈沟深度	游离龈和牙面之间形成的空隙称为龈沟，正常龈沟的组织学深度为 1.8mm，探诊深度不超过 3mm
龈袋	牙龈炎时龈沟底位置及上皮附着水平不变，仍位于釉牙骨质界处。龈沟深度可因龈缘向冠方增生，使龈沟探诊深度 >3mm，形成龈袋或称假性牙周袋
牙周袋	牙周炎时，由于结合上皮向根方增殖，冠方与牙面发生分离使龈沟病理性加深，形成真性牙周袋（简称牙周袋）
附着丧失	附着水平离开釉牙骨质界向根方移动，称附着丧失

60. 关于青少年牙周炎的叙述，以下哪项是错误的
    A. 主要发生在青春期 25 岁的年轻人，女性多于男性
    B. 早期患者菌斑、牙石很少，牙周组织破坏程度与局部刺激物的量不成正比
    C. X 线片显示第一磨牙近远中呈水平吸收，切牙区多呈弧形吸收
    D. 病程进展很快
    E. 可能有家族遗传史
    【答案】C
    【解析】青少年牙周炎始于青春期前后 20 岁左右，女性多于男性，早期患者菌斑、牙石很少，牙龈表面的炎症轻微，但却已有深牙周袋，牙周组织破坏程度与局部刺激物的量不成正比，X 线片显示第一磨牙近远中呈弧形吸收，切牙区多呈水平吸收，病程进展很快，致病菌为伴放线聚集杆菌，可能有家族聚集性。故本题选 C。

61. 有关牙周炎的描述，下面哪一项是错误的
    A. 牙周炎的始动因子是细菌
    B. 牙周炎的本质是细菌导致牙周组织的破坏
    C. 咬合创伤是重要的局部促进因素
    D. 消除菌斑和牙石是牙周病的基础治疗
    E. 牙周病的病理损害主要是由宿主对细菌的免疫应答引起的
    【答案】B
    【解析】牙周炎的始动因子是细菌，咬合创伤是重要的局部促进因素。消除牙石和菌斑是目前最有效的基础治疗手段。细菌的抗原成分及其所产生的毒素和酶等其他毒性因子，可直接造成牙周组织的破坏，还可引发宿主免疫反应和炎症反应。可排除 A、C、D、E。菌斑微生物及其产物是牙周病的始动因子，但是牙周病的组织破坏不是由感染微生物直接引起的，而是宿主在对感染微生物及其毒性产物的免疫应答过程中间接引起的，牙周炎的本质不是细菌导致牙周组织的破坏，而是炎症导致的牙周组织破坏，故本题选 B。

62. 治疗急性牙周脓肿，最不必要的是
    A. 使用足量的抗生素和止痛剂   B. 脓肿切开引流   C. 降低咬合
    D. 进行翻瓣手术   E. 用口腔含漱剂改善局部环境
    【答案】D
    【解析】急性牙周脓肿初期：清除牙石、冲洗牙周袋、袋内放抗菌药物，必要时全身给以抗生素或支持疗法。脓液形成局限有波动感：脓肿切开引流、降低咬合等治疗。急性牙周脓肿不能进行翻瓣手术，慢性牙周脓肿可在洁治的基础上直接进行牙周手术（翻瓣术），故本题选 D。

63. 下列何种疾病患者不易罹患牙周病
    A. 糖尿病   B. 白血病   C. 再生障碍性贫血
    D. 大叶性肺炎   E. Down 综合征
    【答案】D
    【解析】Down 综合征、掌跖角化-牙周破坏综合征、糖尿病、艾滋病、骨质疏松症、白细胞功能的异常、粒细胞缺乏症（白血病、再生障碍等引起的）患者均易罹患牙周疾病，而大叶性肺炎与牙周病关系不大，故本题选 D。

64. 慢性牙周炎的主要优势致病菌为
    A. 黏性放线菌   B. 伴放线聚集杆菌   C. 具核梭形杆菌
    D. 齿密垢螺旋体   E. 牙龈卟啉单胞菌
    【答案】E
    【解析】牙龈卟啉单胞菌是慢性牙周炎的主要优势致病菌；伴放线聚集杆菌是局限型侵袭性牙周炎的重要致病菌；黏性放线菌是慢性龈炎的重要致病菌；具核梭形杆菌和齿密垢螺旋体是坏死性溃疡性龈炎的重要致病菌。故本题选 E。

65. 根柱较长、牙龈无明显退缩的 Ⅱ 度根分叉病变最理想的治疗方法是
    A. 根面平整术   B. 引导性组织再生术（GTR 手术）
    C. 牙龈切除术   D. 改良 Widman 翻瓣术及骨修整术
    E. 根向复位瓣及骨修整术
    【答案】B

【解析】Ⅱ度根分叉病变当根柱较长、牙龈无明显退缩，可选择GTR手术或者植骨术。

66. 坏死性溃疡性牙周炎（NUP）与下列哪种疾病有关
A. 掌跖角化-牙周破坏综合征　　　B. Down综合征　　　C. 白细胞功能异常
D. 艾滋病　　　E. 急性肾炎
【答案】D
【解析】艾滋病患者由于全身免疫功能降低，有关的牙周病损有线形龈红斑、坏死性溃疡性龈炎（NUG）、坏死性溃疡性牙周炎（NUP）。NUP是患者抵抗力极度低下，而从NUG发展而来的，NUP与艾滋病有关，正确答案为D。掌跖角化-牙周破坏综合征、Down综合征均有牙周破坏，表现为牙槽骨吸收，但没有牙周组织的坏死，排除A、B；白细胞功能异常与侵袭性牙周炎有关，排除C；急性肾炎与牙周病关系不密切，排除E。

67. 根分叉区病变发生的主要原因是
A. 咬合创伤　　　B. 坏死的牙髓　　　C. 菌斑
D. 外伤　　　E. 釉突
【答案】C
【解析】根分叉区病变发生的主要原因是菌斑，根分叉区一旦暴露，该处的菌斑控制和牙石的清除更为困难，易使病变加速或加重发展，C正确。咬合创伤、釉突是根分叉病变的促进因素，排除A、E；坏死的牙髓和外伤与根分叉病变关系不密切，排除B、D。

68. 单纯遗传因素不会引起牙周疾病，但某些遗传因素可增加宿主易感性，可能受宿主易感性影响的是
A. 青春期龈炎　　　B. 坏死性溃疡性牙周炎　　　C. 菌斑性龈炎
D. 侵袭性牙周炎　　　E. 慢性牙周炎
【答案】D
【解析】侵袭性牙周炎存在家族聚集性，和遗传基因有关，遗传因素增加了宿主易感性，牙周破坏较为严重，故选D。

69. 龈切除手术后，塞治剂拆除时间一般是
A. 1～4天　　　B. 5～7天　　　C. 7～8天
D. 10～12天　　　E. 14～15天
【答案】B
【解析】龈切除术后，塞治剂拆除时间一般为5～7天。

70. 以局限于第一磨牙牙槽骨垂直吸收和切牙水平吸收为特征的牙周炎是
A. 局限型侵袭性牙周炎　　　B. 晚期慢性牙周炎　　　C. 早期慢性牙周炎
D. 广泛型侵袭性牙周炎　　　E. 牙周脓肿
【答案】A
【解析】局限型侵袭性牙周炎的特点之一为X线片上第一磨牙牙槽骨近远中垂直吸收和切牙水平吸收；广泛型侵袭性牙周炎的牙槽骨常快速吸收，可形成垂直吸收，也可水平吸收，病变除切牙和第一磨牙外超过3颗；慢性牙周炎一般以水平牙槽骨吸收为主，在伴有咬合创伤或一些局部因素时也会发生垂直吸收，但不以局限于第一磨牙牙槽骨垂直吸收和切牙水平吸收为特征。故选A。

71. 诊断侵袭性牙周炎时，若进行细菌学检查，可查出的主要致病菌是
A. 产黑色素类杆菌　　　B. 螺旋体　　　C. 伴放线聚集杆菌
D. 牙龈类杆菌　　　E. 梭形杆菌
【答案】C
【解析】侵袭性牙周炎的主要致病菌是伴放线聚集杆菌，诊断侵袭性牙周炎时，若进行细菌学检查，可查出的主要致病菌是伴放线聚集杆菌，C正确。产黑色素类杆菌与Down综合征有关，排除A。牙龈类杆菌是慢性牙周炎的主要致病菌，排除D。螺旋体和梭形杆菌是坏死性溃疡性龈炎的主要致病菌，排除B和E。

72. 对逆行性牙髓炎的患者进行探诊检查时，对诊断最有帮助的是
A. 发现釉突　　　B. 牙周袋溢脓　　　C. 深牙周袋
D. 有龈下石　　　E. 探诊后出血
【答案】C
【解析】此题考点是牙周-牙髓联合病变中逆行性牙髓炎的病变来源，这是诊断的重要依据。逆行性牙髓炎的病变来源于牙周感染，一般须有深牙周袋，深牙周袋内的感染通过根尖孔而影响到牙髓，故选C，其他选项都不能反映逆行性牙髓炎的病变来源。

【破题思路】牙髓感染的感染途径	
牙体途径	有龋病及牙体硬组织的非龋性疾病，细菌就会侵入牙本质小管，进入牙髓内造成感染；或者穿髓使细菌直接进入牙髓
牙周途径	深牙周袋中的细菌可通过根尖孔或侧支根管进入牙髓，引发牙髓感染。这种由牙周途径导致的牙髓感染称为逆行性感染，所引起的牙髓炎称为逆行性牙髓炎
血源性感染	常见于菌血症和败血症。细菌通过血液循环进入牙髓造成的感染称为血源性感染

73. 下列为牙周脓肿的临床特征，不正确的是
A. 脓肿区有波动感　　　　　　B. 牙髓常无活力　　　　　　C. 牙龈局限性肿胀
D. 有深牙周袋　　　　　　　　E. 牙周袋有溢脓
【答案】B
【解析】此题的考点为牙周脓肿的临床特征及与根尖周脓肿的鉴别点，备选答案 A、C、D、E 的内容都符合牙周脓肿的临床特征。在多数情况下牙周脓肿时牙髓有活力，这一点也是与牙槽脓肿相鉴别点之一，故选 B。

【破题思路】牙周脓肿与根尖周脓肿的鉴别点		
症状与体征	牙周脓肿	牙槽脓肿
感染来源	牙周袋	牙髓病或根尖周病
牙体	一般无龋	有龋、修复体或非龋疾患
牙髓活力	有	一般无
脓肿部位	局限，接近龈缘	弥漫，位于根尖部
病变程度	相对较轻	较重
牙松动度	明显，消炎后仍松动	较轻，治愈后牙齿逐渐恢复
叩痛	较轻	很重
X线	牙槽骨嵴破坏	根尖周可有骨质破坏
病程	相对较短，约需3～4天	相对较长，约需5～6天

74. 在牙周治疗中若全身应用甲硝唑，下列提法不正确的是
A. 感冒者慎用　　　　　　B. 妊娠者慎用　　　　　　C. 酗酒者慎用
D. 肾功能不全者慎用　　　E. 若服用较长时间需查血
【答案】A
【解析】此题考查甲硝唑的副作用，有报道大剂量使用此药可能有致畸、致癌倾向，妊娠者慎用；大部分由肾脏排出，肾功能不全者慎用；服药期间宜忌酒，因其能抑制乙醇代谢，酗酒者慎用；长期服用会出现一过性白细胞减少，若服用较长时间需查血。备选答案 B、C、D、E 的内容都是应注意的问题，而选项 A 的内容是无根据的，此提法不正确，故选 A。

75. 在下列中性多形核白细胞与牙周疾病的关系说法中，错误的是
A. 中性多形核白细胞是牙周组织重要的防御细胞　　B. 中性多形核白细胞可穿越上皮进入龈沟
C. 中性多形核白细胞数量不足以发生牙周炎　　　　D. 中性多形核白细胞不引起牙周组织的破坏
E. 中性多形核白细胞功能不足影响牙周炎发展
【答案】D
【解析】此题考点为中性多形核白细胞在牙周组织防御和牙周疾病发生发展中的作用。中性多形核白细胞（PMN）是牙周组织重要的防御细胞，但它在牙周炎症过程中还具有致炎的双重作用，如果中性多形核白细胞对病原刺激物的反应过于激烈，便会对机体产生免疫损伤，引起牙周组织的破坏。在备选答案中，A、B、C、E 的内容都正确。中性多形核白细胞虽是防御细胞，但其在发挥防御作用时释放的一些酶等，也会损伤牙周组织，导致牙周组织的破坏，因此 D 的提法是错误的，故选 D。

76. 患牙既有牙周袋、牙槽骨破坏，又有牙髓坏死，根尖周骨质破坏，且两方面病损相通，对此病变应诊断为
A. 牙周创伤　　　　　　B. 成人牙周炎　　　　　　C. 边缘性龈炎

D. 青少年牙周炎　　　　　　　　E. 牙周-牙髓联合病变

【答案】E

【解析】该患者既有牙周病变，又有牙髓病变，且相互通，符合牙周-牙髓联合病变的定义，E 选项正确。A 选项病损仅限于牙周组织，可表现为牙齿松动、牙槽骨吸收；B 选项慢性牙周炎，表现为牙龈炎症、附着丧失、牙周袋形成、牙槽骨吸收、边缘性龈炎；C 选项慢性牙龈炎，表现为牙龈的炎症，一般位于游离龈和龈乳头；D 选项局限型侵袭性牙周炎，典型表现为患牙局限于第一恒磨牙和切牙，有深牙周袋和牙槽破坏，第一磨牙的邻面有垂直型骨吸收，切牙区为水平型骨吸收，但这些病均无牙髓坏死，都不符合该病变的描述。

77. 松动牙固定术不能达到的目的是
A. 减轻松动牙齿的𬌗力负担
B. 分散𬌗力
C. 以相邻健康牙分担患牙所承受的来自各个方向的力
D. 永久保存病变的牙齿，以维持牙列的完整
E. 有利于牙周组织愈合

【答案】D

【解析】松动牙的固定是通过牙周夹板将松动的患牙连接，并固定在健康稳固的邻牙上，形成一个咀嚼群体，当其中某一颗牙受力时，𬌗力就会同时传递到被固定的相邻牙的牙周组织，从而分散了𬌗力，减轻了患牙的负担，调动了牙周组织的代偿能力，为牙周组织的修复和行使正常的功能创造了条件，有利于牙周组织的愈合，但松牙固定不表示能永久保存病变的牙齿，故选 D。

78. 牙周翻瓣术适应证
A. 牙龈增生经局部处理无明显改善者　　B. 经基础治疗后牙周袋深度大于 5mm，探诊后出血
C. 牙松动 Ⅱ 度以上　　　　　　　　　　D. 牙龈长期溢脓
E. 牙龈长期出血、疼痛

【答案】B

【解析】牙周翻瓣术适应证：深牙周袋或复杂性牙周袋，经基础治疗后牙周袋仍在 5mm 以上，且探诊后出血者；牙周袋底超过膜龈联合界，不宜做牙周袋切除者；有骨下袋形成，需做骨修整或需进行植骨者；根分叉病变伴深牙周袋或牙周-牙髓联合病变患者，需直视下平整根面，并暴露根分叉，或需截除某一患根者。故选 B。

79. 牙周脓肿的表现，下面哪一项是确切的
A. 牙髓失去活力　　B. 一般来说应该有龋坏的存在　　C. 疼痛明显
D. 牙槽骨有破坏，可有骨下袋　　E. 根尖周一般有骨质破坏

【答案】D

【解析】急性牙周脓肿发病突然，在患牙的唇颊侧或舌腭侧牙龈形成椭圆形或半球状的肿胀突起。牙龈发红、水肿，表面光亮，疼痛较明显，可有搏动性疼痛。急性牙周脓肿患者一般无明显的全身症状，可有局部淋巴结肿大，或白细胞轻度增多。X 线片示牙槽骨嵴有破坏，可有骨下袋，D 正确。牙髓失去活力、一般来说应该有龋坏的存在、疼痛明显、根尖周一般有骨质破坏都是牙槽脓肿的主要表现，排除 A、B、C、E。故选 D。

80. 牙周病治疗常用的局部冲洗药物有
A. 3% 过氧化氢溶液　　B. 碘伏溶液　　C. 碘甘油溶液
D. 碘酚溶液　　　　　　E. 0.05% 氟化亚锡溶液

【答案】A

【解析】过氧化氢一旦与组织、血液、脓液中的过氧化氢酶接触，立即释放新生态氧，产生大量气泡，有清创、止血、灭菌、除臭等作用，并可改变牙周袋厌氧环境，抑制厌氧菌的生长。3% 过氧化氢液用于治疗急性牙周感染如急性坏死性溃疡性龈炎有较好的疗效，洁治术及根面平整术后辅助用 3% 过氧化氢液冲洗，有助于清除袋内残余的牙石碎片及肉芽组织，3% 过氧化氢液是牙周病治疗常用的局部冲洗药物，故选 A。

【破题思路】

药物	主要作用
3% 过氧化氢溶液	过氧化氢一旦与组织、血液、脓液中的过氧化氢酶接触，立即释放新生态氧，产生大量气泡，有清创、止血、灭菌、除臭等作用，并可改变牙周袋厌氧环境，抑制厌氧菌的生长。3% 过氧化氢液是牙周病治疗常用的局部冲洗药物
碘伏溶液	碘伏溶液是局部消毒的药物

药物	主要作用
碘甘油溶液	牙周局部涂布药物，具有消炎收敛作用，刺激性小，患者可以自己用药
碘酚溶液	是一种强腐蚀剂，能凝固蛋白质，使组织变性，用于处理炎性肉芽组织的牙周袋
0.05%氟化亚锡溶液	氟化亚锡溶液一直是用于防龋的药物，近年研究发现，0.05%或0.1%的氟化亚锡含漱，可以抑制菌斑，减轻牙龈的炎症，可用于牙周疾病的预防和辅助治疗

81. 关于牙周病牙槽骨破坏的形式下面哪一个描述是错误的
A. 水平吸收是最常见的吸收方式
B. 垂直吸收大多形成骨下袋
C. 凹坑状吸收是指附着龈下牙槽骨的吸收
D. 反波浪形骨吸收是指牙间骨隔破坏下凹而颊舌骨嵴未破坏
E. 牙槽骨吸收的同时也会有代偿性的修复表现
【答案】C
【解析】水平吸收是牙槽骨破坏最常见的吸收方式；垂直吸收大多形成的是骨下袋；牙槽骨吸收的同时也会有代偿性的修复表现，描述均正确，排除A、B、E。凹坑状吸收指牙槽间隔的骨嵴顶吸收，其中央与龈谷相应的部分破坏迅速，而颊舌侧骨质仍保留，形成弹坑状或火山口状缺损，而不是指附着龈下牙槽骨的吸收，C描述错误。故选C。

82. 对牙周组织破坏最大的𬌗力因素是
A. 垂直向力过大 B. 侧向力过大 C. 扭力过大
D. 咬合力不均匀 E. 牙周支持力不足
【答案】C
【解析】使牙发生扭转的咬合力为扭转力，扭转力对牙周组织的损伤最大。由于牙周膜主纤维的排列呈水平或斜行方向，对于与牙长轴一致的垂直压力具有最大耐受性，垂直向力过大，对牙周组织也有破坏，但不是最大，排除A。侧向力过大、咬合力不均匀、牙周支持力不足对牙周组织也有破坏，但也不是最大，排除B、D、E。故选C。

83. 龈下刮治中，刮除牙石时刮治器工作面与根面的最佳角度为
A. 0° B. 30° C. 45°
D. 80° E. 90°
【答案】D
【解析】龈下刮治术的操作是：选用适当的匙形刮治器，认清工作刃，器械放入牙周袋时应使工作端的平面与牙根面平行，到达袋底后，与根面间逐渐呈45°角，以探查根面牙石，探到牙石根方后，随即与牙石呈80°左右的角，刮除牙石，操作完成后，仍回到与根面平行的位置，取出器械。故选D。0°是器械进入和取出的角度。

【破题思路】龈下刮治术的操作步骤：
① 检查牙周袋及根面情况
② 正确地选择刮治器械
③ 改良握笔法握持器械，建立稳固的支点
④ 刮治器工作端进入及刮治的角度：先认清工作刃，刮治器的工作面呈0°角进入袋底，轻轻放入袋底处牙石的基底部。刮治时刮治器的工作面与牙面的角度以70°~80°角为最佳
⑤ 刮治用力的方向：以垂直向冠方为主，在牙周袋较宽时，也可斜向冠方或水平方向
⑥ 刮治完成后应仔细探查、冲洗上药

84. 基础治疗后，牙周袋深度超过几毫米时需做翻瓣刮治术
A. 3mm B. 4mm C. 5mm
D. 6mm E. 2mm
【答案】C

【解析】经基础治疗后，牙周袋深度仍>5mm，探诊后有出血或溢脓，可考虑手术治疗，故选C。

85. 下列疾病中与牙周炎发病关系密切的是
A. 唐氏综合征　　　　　　　　B. 胃溃疡　　　　　　　　C. 心脏病
D. 肾盂肾炎　　　　　　　　　E. 高血压

【答案】A

【解析】唐氏综合征即Down综合征，几乎100%患有牙周炎，与牙周炎关系最密切，且其牙周破坏程度远超过菌斑、牙石等局部刺激的量。心脏病如急性心肌梗死、慢性冠心病与牙周炎可能有关，但不是密切关系。胃溃疡、肾盂肾炎、高血压与牙周炎关系不大，故选A。

86. 用3%过氧化氢做牙周袋内冲洗的作用是
A. 具有广谱杀菌作用　　　　　　　　B. 改变牙周袋内厌氧环境
C. 作用时间长，杀菌效率高　　　　　D. 迅速吸附于细菌表面而发挥杀菌作用
E. 使胞质沉淀而杀菌

【答案】B

【解析】对牙周袋的冲洗主要是针对袋内的厌氧菌治疗，3%过氧化氢可在袋内产生大量气泡，有清创、止血、除臭等作用，并改变牙周袋内厌氧环境，抑制厌氧菌生长，故选B。

87. 目前较公认的重度牙周炎的高危因素之一是
A. 饮酒　　　　　　　　B. 吸烟　　　　　　　　C. 嚼口香糖
D. 常饮甜饮料　　　　　E. 饮茶

【答案】B

【解析】吸烟是牙周炎的高危因素，吸烟影响局部的血液循环，影响细胞免疫、体液免疫和炎症过程；吸烟降低局部氧张力，有利于致病菌的生长；吸烟增加了附着丧失和骨丧失的危险性，牙槽骨的吸收程度与吸烟量有关。饮酒确实是许多疾病的高危因素，但不是牙周炎的高危因素。故选B。

88. 关于吸烟与牙周炎治疗、预后，下列哪项说法错误
A. 可减低局部和全身的免疫功能　　　　B. 可增加局部刺激因素
C. 吸烟者牙周炎的疗效差　　　　　　　D. 吸烟者牙周炎手术效果差
E. 对牙周炎的预后无影响

【答案】E

【解析】吸烟使局部血管收缩血运减少，牙周组织代谢发生障碍；吸烟削弱体液免疫和细胞免疫；吸烟降低局部氧张力，局部缺氧有利于厌氧菌的生长；抑制再附着和新附着的产生，手术效果差；吸烟妨碍口腔卫生；A、B、C、D说法均正确。吸烟的患者治疗预后差，故选E。

89. 对于牙周病患者，以哪种方法刷牙较适宜
A. 横刷法　　　　　　　　B. 竖转动法　　　　　　　　C. 水平颤动法
D. 竖颤动法　　　　　　　E. 水平转动法

【答案】C

【解析】刷牙是自我控制菌斑的主要手段，设计合理的牙刷和正确的刷牙方法能有效地清除菌斑。刷牙的方法很多，对于牙周病患者来说，清除菌斑的重点是龈沟附近和邻间隙的菌斑，以水平颤动法刷牙较适宜。横刷法对牙颈部有影响，一般不主张用，排除A；竖转动法适用于牙龈退缩者，排除B；竖颤动法和水平转动法很少应用，排除D、E。故选C。

90. 对于牙周病患者，清除菌斑的重点为
A. 邻间隙　　　　　　　　B. 龈沟附近　　　　　　　　C. 牙的左侧面
D. 牙的右侧面　　　　　　E. 龈沟附近和邻间隙

【答案】E

【解析】对于牙周病患者，清除菌斑的重点为龈沟附近和邻间隙的菌斑，故选E。

91. 牙周病局部致病因素如下，除了
A. 食物嵌塞　　　　　　　　B. 咬合创伤　　　　　　　　C. 牙齿扭转错位
D. 位于龈上的冠缘　　　　　E. 银汞充填体悬突

【答案】D

【解析】延伸到龈下的修复体边缘对牙龈的危害较大，使牙菌斑增多，导致或加重牙龈炎症，而位于牙龈上的冠缘则不会出现此种现象，所以不是局部致病因素。食物嵌塞、咬合创伤、牙齿扭转错位、银汞充填体悬突，均是牙周病局部致病因素。故选D。

92. 牙周袋底位于釉牙骨质界根方，从袋底到釉质牙骨质界的距离称为
   A. 探诊深度
   B. 牙周袋深度
   C. 附着水平
   D. 牙龈退缩程度
   E. 角化龈宽度

【答案】C

【解析】牙周袋底位于釉牙骨质界根方，附着水平是袋底到釉质牙骨质界的距离，所以C正确。探诊深度是龈缘至袋底或龈沟底的距离，排除A。牙周袋深度是龈缘至袋底的距离，排除B。牙龈退缩程度是龈缘离开原来位置的距离，排除D。角化龈宽度是龈缘到膜龈联合的距离，排除E。故此题选C。

【破题思路】

牙周袋探诊深度（PD）	龈缘至袋底或龈沟底的距离
附着丧失（AL）	釉质牙骨质界到袋底的距离 龈缘位于釉牙骨质界冠方时： AL=牙周袋深度－龈缘至釉牙骨质界的距离 龈缘位于釉牙骨质界的根方，即龈退缩时： AL=牙周袋深度＋龈缘至釉牙骨质界的距离

93. 牙周组织破坏程度与局部刺激物的量不成比例的是
   A. 慢性牙周炎
   B. 增生性龈炎
   C. 边缘性龈炎和牙周脓肿
   D. 牙周脓肿
   E. 侵袭性牙周炎

【答案】E

【解析】侵袭性牙周炎突出的临床表现是患者的菌斑、牙石量很少，牙龈表面炎症轻微，但是却已有深牙周袋，牙周组织破坏程度与局部刺激物的量不成比例，所以E正确。慢性牙周炎、增生性龈炎、边缘性龈炎和牙周脓肿主要病因为牙菌斑，多发生于牙菌斑和牙石容易堆积的牙位，排除A、B、C、D。故此题选E。

94. 对牙周兼性厌氧菌及微需氧菌感染无效的是
   A. 四环素
   B. 米诺环素
   C. 螺旋霉素
   D. 氯己定
   E. 甲硝唑

【答案】E

【解析】甲硝唑是一种高效价廉、能杀灭专性厌氧菌的药物，不易引起菌群失调，也不易产生耐药菌株，它与大多数常用抗生素无配伍禁忌，但甲硝唑对兼性厌氧菌及微需氧菌感染无效，故选E。

【破题思路】

药物	作用
四环素、米诺环素	半合成的四环素族药物，对牙周兼性厌氧菌及微需氧菌感染具有较强抑制作用
螺旋霉素	大环内酯类抗生素，对G^+菌抑制力强，对G^-菌也有一定的抑制作用，能有效地抑制牙周兼性厌氧菌
氯己定	氯己定是广谱抗菌剂，对G^+及G^-细菌和真菌都有较强的抗菌作用，对牙周兼性厌氧菌及微需氧菌感染均有效
甲硝唑	甲硝唑能杀灭专性厌氧菌，对兼性厌氧菌及微需氧菌感染无效

95. 引起牙周脓肿最常见的病原菌是
   A. 甲型溶血性链球菌
   B. 类白喉杆菌
   C. 无芽孢厌氧菌
   D. 铜绿假单胞菌
   E. 白念珠菌

【答案】C

【解析】牙周脓肿从牙周炎发展而来，脓肿组织中有革兰阴性厌氧菌及螺旋体等入侵，优势菌为牙龈卟啉单胞菌、中间普氏菌、具核梭形杆菌、螺旋体等，为无芽孢厌氧菌，所以C项正确。甲型溶血性链球菌常引起扁桃体、咽部、中耳等感染，与牙周病关系不大，排除A；类白喉杆菌、铜绿假单胞菌与牙周病关系不密切，排除B、D；白念珠菌是真菌，引起口腔念珠菌病，与牙周病的关系不密切，排除E。故选C。

【破题思路】	
甲型溶血性链球菌	该菌不形成芽孢，无鞭毛，革兰阳性。常引起扁桃体、咽部、中耳等感染
类白喉杆菌	是一组形态类似白喉杆菌的棒状杆菌。此类细菌致病性较弱，引起败血症少见
无芽孢厌氧菌	牙龈卟啉单胞菌、中间普氏菌、具核梭形杆菌、螺旋体等，为无芽孢厌氧菌，是牙周炎的主要致病菌
铜绿假单胞菌	是一种常见的条件致病菌，属于非发酵革兰阴性杆菌，为专性需氧菌，常引起术后伤口感染，也可引起褥疮、脓肿、化脓性中耳炎等
白念珠菌	真菌，引起口腔念珠菌病

96. 关于慢性牙周炎的治疗程序，不正确的是
  A. 第一阶段是消除或控制致病因素　　　　B. 牙周手术目的之一是修整骨外形
  C. 牙周支持治疗与病因治疗同等重要　　　D. 维护期指治疗后的 6 个月内
  E. 基础治疗是每位患者必需的
【答案】D
【解析】慢性牙周炎的治疗程序，分 4 个阶段：第一阶段是基础治疗，第二阶段是牙周手术治疗，第三阶段是修复治疗，第四阶段是牙周支持治疗（维护期的治疗）。基础治疗是每位患者必需的，主要是消除或控制致病因素，手术治疗需根据病情需要考虑，包括牙龈切除术、翻瓣术等，手术目的之一是修整骨外形是正确的。牙周支持治疗是牙周系统治疗不可缺少的一部分，从第一阶段治疗开始，无论后续治疗如何，牙周维护治疗即应开始，不限于治疗后的 6 个月，应该终身坚持并定期进行。故选 D。

【破题思路】牙周病的治疗程序	
第一阶段：基础治疗	目的在于运用牙周病常规治疗方法消除或控制牙龈炎症和咬合性致病因素
第二阶段：牙周手术治疗	第一阶段的治疗结束后，牙龈的炎症基本消退，此时如还有 5mm 以上的牙周袋，且探诊出血，或牙龈及骨形态不良，膜龈关系不正常等须进行手术治疗
第三阶段：修复治疗	一般在牙周手术后 2~3 个月开始进行
第四阶段：牙周支持治疗	从第一阶段治疗开始，无论后续治疗如何，牙周维护治疗即应开始，应定期复查、复治。应该终身坚持并定期进行

97. 防止牙周疾病复发的关键在于患者
  A. 能否坚持在医院就诊
  B. 能否坚持使用全身性药物
  C. 能否坚持使用局部抗炎药物
  D. 能否遵照医嘱，以正确的方法持之以恒进行自我控制菌斑
  E. 能否坚持做牙周病系统治疗
【答案】D
【解析】牙周病的始动因素是牙菌斑，防止牙周疾病复发的关键在于患者能否遵照医嘱，以正确的方法持之以恒进行自我控制菌斑，故选 D。

98. 牙周病的维护治疗，哪一项不正确
  A. 维护治疗与预后密切相关　　　　B. 应在基础治疗一结束时，即进入维护期
  C. 复查间隔应根据患者具体情况而定　　D. 对治疗反应好的患者不需维护期治疗
  E. 复查时应对残存的病情进行必要的治疗
【答案】D
【解析】牙周病的维护治疗，是牙周疗效得以长期保持的先决条件，维护治疗与预后密切相关；应在基础治疗一结束时，即进入维护期；复查间隔应根据患者具体情况而定；对治疗反应好的患者也需维护期治疗；复查时应对残存的病情进行必要的治疗，故选 D。

99. GTR 膜放置时，应超过骨缺损边缘至少
  A. 2~3mm　　　　　　　　　　B. 3~4mm　　　　　　　　　　C. 6mm

D. 5mm E. 1mm

【答案】A

【解析】GTR手术根据骨缺损的形态选择合适形状的膜，对膜进行适当的修剪，膜放置时应将骨缺损全部覆盖，并超过骨缺损边缘至少2～3mm，通过悬吊缝合将膜固定在牙齿上，保证膜在龈瓣下方的稳定。故选A。

100. 影响根分叉区病变治疗效果的主要因素是

A. 根分叉区牙石多　　B. 细菌毒力强　　C. 根分叉区的解剖特点
D. 磨牙承受的咬合力大　　E. 牙根数量多

【答案】C

【解析】根分叉区的治疗效果与根分叉区的解剖有很大的关系，如分叉过小以及其他的解剖因素，使得刮治及根面平整器械无法进入的话，那么根分叉区牙石及菌斑的清除就很有限，造成治疗效果不佳。而毒力的强弱与治疗效果的关系较解剖特点小很多，故选C。

【破题思路】根分叉病变的病因

始动因素	牙菌斑
促进因素	① 咬合创伤：重要的加重因素 ② 牙根的解剖形态：根柱的长度、根分叉开口的宽度和角度、根面外形 ③ 颈部的釉珠、釉突

101. 牙周病治疗的正确程序始于

A. 基础治疗　　B. 牙周手术治疗　　C. 修复治疗
D. 松牙固定术　　E. 牙周支持治疗

【答案】A

【解析】牙周病治疗的程序分基础治疗、牙周手术治疗、修复治疗及牙周支持治疗四个阶段，基础治疗是首先要进行的治疗，牙周病治疗的正确程序始于基础治疗，故选A。

102. 一般的刷牙方法能清除牙面菌斑的百分比为

A. 65%　　B. 70%　　C. 80%
D. 75%　　E. 85%

【答案】B

【解析】一般的刷牙方法能清除牙面70%的菌斑，邻面菌斑的清除需要牙线、牙签等。故选B。

【破题思路】清除菌斑的方法

刷牙	清除菌斑的主要手段，最常用的是改良Bass刷牙法；圆弧刷牙法：适用于儿童；竖转动法：适用于牙龈退缩。单纯刷牙可清除牙面50%的菌斑，一般刷牙能清除牙面70%的菌斑，前2min去除牙面80%的菌斑
使用牙线、牙签、牙间隙刷等	清除牙齿的邻面余留菌斑
化学药物漱口	临床最常用的为0.12%～0.2%氯己定 氯己定溶液为二价阳离子表面活性剂。0.12%～0.2%的溶液，每天2次，每次10mL，含漱1min，可以抑制菌斑形成，不易形成耐药菌株 缺点：长期使用会使牙面、舌背染色。对口腔黏膜有轻度刺激

103. 关于牙周炎预后的影响因素，下列哪项不正确

A. 牙齿松动情况　　B. 牙槽骨吸收程度　　C. 牙周炎类型
D. 牙龈退缩程度　　E. 患者依从性

【答案】D

【解析】牙龈退缩程度只是代表软组织的病变程度，与牙周病的预后关系不大，故选D。

【破题思路】牙周炎预后的影响因素	
牙齿松动情况	松动较轻的牙预后较好,松动重的牙预后较差
牙槽骨吸收程度	牙槽骨吸收得少预后就好,牙槽骨吸收得多预后就差
牙周炎类型	慢性牙周炎预后好,侵袭性牙周炎预后差
患者依从性	患者依从性好,按时复诊,菌斑控制得好,预后好;患者依从性差的预后差

104. 对根分叉区病变治疗效果影响最小的因素是
A. 根的数量　　　　　　B. 根分叉的位置　　　　　　C. 患牙的龋坏程度
D. 根面凹槽　　　　　　E. 骨破坏程度
【答案】C
【解析】对根分叉区病变治疗效果影响的因素有牙根的数量、根分叉的位置、根面凹槽、骨破坏程度,患牙的龋坏程度与牙体牙髓病关系密切,但与根分叉区病变治疗效果的影响不大,故选C。

105. 下列哪一项不属于牙周塞治剂的主要作用
A. 保护作用　　　　　　B. 抗菌消炎作用　　　　　　C. 止痛作用
D. 止血作用　　　　　　E. 固定作用
【答案】B
【解析】牙周塞治剂是牙周手术后覆盖伤口表面的特殊敷料,主要起保护、止痛、止血、固定等作用,而抗菌消炎不是塞治剂的主要作用,故选B。

106. 重度牙周炎患牙附着丧失达
A. 大于6mm　　　　　　B. 小于5mm　　　　　　C. 小于6mm
D. 小于4mm　　　　　　E. 大于5mm
【答案】E
【解析】牙周病依据牙周袋的探诊深度、附着丧失及牙槽骨的吸收分轻、中、重度,轻度牙周炎患牙附着丧失达1～2mm,中度牙周炎患牙附着丧失达3～4mm,重度牙周炎患牙附着丧失大于5mm,故选E。

【破题思路】牙周炎的分度			
	牙周袋深度	附着丧失	牙槽骨吸收
轻度	≤4mm	1～2mm	≤1/3
中度	≤6mm	3～4mm	1/3～1/2
重度	>6mm	≥5mm	>1/2

107. 匙形刮治器的真正工作端是刃部
A. 上1/3　　　　　　B. 中1/3　　　　　　C. 下1/3
D. 上1/2　　　　　　E. 下1/2
【答案】C
【解析】匙形刮治器是龈下刮治的主要工具,工作端薄而窄,前端为圆形。工作端略呈弧形,其两个侧边均为刃口,可紧贴根面。工作端的横断面呈半圆形或新月形,操作时只有靠近前端的1/3与根面贴紧,匙形刮治器的真正工作端是刃部的下1/3,故选C。

108. 关于牙周炎治疗的基本目标,下列哪项错误
A. 消除炎症　　　　　　　　　　　B. 消除牙周炎所导致的不适、出血、疼痛等症状
C. 使牙周破坏停止　　　　　　　　D. 使松动牙重新变牢
E. 促使牙周组织修复再生
【答案】D
【解析】牙周炎治疗的基本目标是消除炎症,消除牙周炎所导致的不适、出血、疼痛等症状,使牙周破坏停止,促使牙周组织修复再生等,A、B、C、E均为牙周炎治疗的基本目标。牙周炎出现患牙松动,是牙周破坏较重,牙槽骨吸收较多引起的,使松动牙重新变牢一般不能达到,不是牙周炎治疗的基本目标,故选D。

109. 关于氯己定溶液，下列哪项叙述错误
A. 它是一种广谱抗菌剂
B. 使用浓度为 0.12%～0.2%
C. 长期使用会使牙面、舌背着色
D. 化学结构稳定、毒性小
E. 主要缺点为长期使用可形成耐药菌株

【答案】E

【解析】氯己定是广谱抗菌剂，对 G^+ 及 G^- 细菌和真菌都有较强的抗菌作用，也具有抑制菌斑形成的作用，常用于牙周手术后控制菌斑，化学结构稳定、毒性小，长期使用安全，不易形成耐药菌株，使用浓度为 0.12%～0.2%，缺点是长期使用会使牙面、舌背着色。主要缺点为长期使用可形成耐药菌株，说法是错误的，故选 E。

110. 常见的使牙龈增生的药物是
A. 苯妥英钠
B. 硝苯地平
C. 环孢素
D. 维拉帕米
E. 以上全是

【答案】E

【解析】长期服用抗癫痫药物苯妥英钠，钙通道阻滞剂如硝苯地平、维拉帕米和免疫抑制剂环孢素可引起药物性牙龈增生，题中药物均可使牙龈增生，故选 E。

【破题思路】牙龈增生的药物	
抗癫痫药物	苯妥英钠（大仑丁）
治疗高血压病药物	硝苯地平（心痛定）、维拉帕米
免疫抑制剂	环孢素

111. 对牙周预后影响较小的因素是
A. 骨吸收程度
B. 牙周袋深度
C. 附着丧失程度
D. 根分叉是否受累
E. 治疗过程中使用的药物类型

【答案】E

【解析】影响牙周预后的因素有骨吸收程度、牙周袋深度、附着丧失程度及根分叉是否受累，A、B、C、D 均是牙周预后的影响因素，但治疗过程中使用的药物类型对牙周预后影响较小，故选 E。

112. 龈沟液最常用的采集方法是
A. 龈沟冲洗法
B. 微吸管法
C. 滤纸条法
D. 龈沟液测定仪
E. 以上均可

【答案】C

【解析】对龈沟液的成分和量的检测，对牙周炎的诊断、疗效观察和预测疾病的发展有重要意义，可作为牙周炎诊治中的辅助手段。龈沟液的采集方法有微吸管法、龈沟冲洗法和滤纸条法，最常用的采集方法是滤纸条法，故 C 答案正确。龈沟液测定仪是测量龈沟液的成分，而不是采集方法。

【破题思路】龈沟液的取样方法主要有 3 种。	
龈沟冲洗法	非常适合于研究龈沟内白细胞的数目及其功能状态，也可以定性分析龈沟液中的蛋白质组成和一些生化成分，对袋壁组织的创伤较小，但对龈沟液难以准确定量，其应用有一定的局限性
微吸管法	虽可定量收集较大量的龈沟液，但对袋壁组织产生较大的刺激作用，从而引起毛细血管通透性的增加，龈沟液样本会受到血清的污染和稀释，故已极少应用
滤纸条法	与其他两法相比，能最大限度减少血清稀释作用，无损伤，操作更简便，且能定量研究龈沟液的总量及其中的生化成分，故被广泛应用

113. 某男性患者，38 岁，体健，诊断为慢性牙周炎，有吸烟嗜好，经牙周系统及配合袋内局部药物治疗效果仍不理想，通过口腔卫生措施，自我菌斑控制良好，应最先考虑影响其疗效的因素是
A. 吸烟
B. 营养因素
C. 选择局部药物不当
D. 工作紧张
E. 殆关系

【答案】A

【解析】吸烟是牙周炎的高危因素，吸烟者较非吸烟者牙周炎的患病率高、病情重，吸烟还与维护期中牙

周炎的复发有关，吸烟者疾病进展快。该题中，患者有吸烟嗜好，牙周治疗效果不理想，首选考虑的因素就是吸烟。题中患者身体健康，排除营养不良、工作紧张因素；题中未体现选择局部药物不当及𬌗关系异常。故选A。

114. 某女性患者，32岁。1年前开始刷牙时牙龈少量出血，近1周加重。检查：牙石（++），牙龈呈暗红色，边缘肿胀，龈乳头圆钝，质地松软，探诊深度3mm，松动（-），探诊易出血，下前牙舌侧牙根外露。其最有可能的诊断是

A. 慢性牙周炎　　　　　　B. 侵袭性牙周炎　　　　　　C. 根尖周炎
D. 坏死性牙周炎　　　　　E. 药物过敏性口炎

【答案】A
【解析】患者32岁，口腔卫生差，牙龈炎症和出血，探诊深度3mm，下前牙舌侧牙根外露，说明有附着丧失，考虑慢性牙周炎。侵袭性牙周炎患者口腔卫生状况好，发展速度快，有特殊牙位，可以明显排除，其他均为干扰选项，故选A。

【破题思路】本题的关键点在于下前牙舌侧牙根外露，说明有附着丧失，诊断是牙周炎，重在区分慢性牙周炎和侵袭性牙周炎。

鉴别要点	慢性龈炎	早期牙周炎
牙龈炎症	有	有
牙周袋	假性牙周袋	真性牙周袋
附着丧失	无	有，能探到釉牙骨质界
牙槽骨吸收	无	骨嵴顶吸收，或硬骨板消失

鉴别要点	慢性牙周炎	侵袭性牙周炎
年龄	主要发生于成人	主要发生于青少年
病变进程	病变进展缓慢	病变进展快
菌斑	与破坏程度一致	与破坏程度不一致
好发牙位	可侵及多个牙、一组或全口牙	切牙和第一磨牙
牙周袋	宽而浅的骨上袋	窄而深的骨下袋
X线表现	水平吸收为主	牙槽骨垂直吸收

115. 女，50岁。下前牙松动1年。检查：31、41松动Ⅰ度，牙石（+++），牙龈退缩3mm，探诊深度4mm，全口其他牙结石（++），牙龈缘及龈乳头暗红，探诊出血（+），探诊深度普遍5～6mm，有附着丧失。最可能的诊断为

A. 龈乳头炎　　　　　　B. 慢性牙周炎　　　　　　C. 慢性龈缘炎
D. 牙周-牙髓联合病变　　E. 快速进展性牙周炎

【答案】B
【解析】患者，50岁，口腔卫生状况差，有牙龈炎症出血、牙周袋形成，附着丧失及牙齿松动1年，最可能的诊断为慢性牙周炎。龈乳头炎是局限于龈乳头的红肿；慢性龈缘炎只有牙龈的炎症出血，没有附着丧失及牙齿松动等表现；牙周-牙髓联合病变需要有牙体牙髓的病变；快速进展性牙周炎发展速度快，均可排除。故选B。

116. 女性，18岁，诊断为局限型侵袭性牙周炎。X线片示双侧下第一磨牙近远中牙槽骨垂直吸收根长的1/2。下列哪项体征最不可能出现

A. 牙齿松动Ⅰ～Ⅱ度　　B. 牙龈退缩　　　　　　C. 牙龈呈实质性增生
D. 𬌗创伤　　　　　　　E. 根分叉病变

【答案】C
【解析】侵袭性牙周炎的进展较快，牙槽骨快速吸收可能出现牙齿松动、牙龈退缩、𬌗创伤、根分叉病变等，牙龈呈实质性增生多见于牙龈纤维瘤病或药物性牙龈增生，侵袭性牙周炎牙龈增生不明显，故选C。

【破题思路】本题诊断明确，局限型侵袭性牙周炎的临床特征有：	
局限型侵袭性牙周炎	通常发生在青少年
	快速进展，牙槽骨快速吸收可能出现牙齿松动、牙龈退缩、殆创伤、根分叉病变等
	菌斑量与破坏程度不一致
	局限于切牙、磨牙，其他牙不超过 2 颗
	明显的家族聚集性

117. 女性，17 岁。X 线片示双侧下第一磨牙牙槽骨呈弧形吸收至根长的 1/2；双侧上颌第一磨牙及下切牙的牙槽骨吸收至根长的 1/3，余牙未见明显牙槽骨吸收。请问此患者最有可能的诊断是

A. 慢性牙周炎　　　　　B. 局限型侵袭性牙周炎　　　　　C. 坏死性牙周炎
D. 伴全身疾病的牙周炎　　E. 广泛型侵袭性牙周炎

【答案】B

【解析】患者，年龄小，双侧下第一磨牙牙槽骨呈弧形吸收至根长的 1/2，双侧上颌第一磨牙及下切牙的牙槽骨吸收至根长的 1/3，余牙未见明显牙槽骨吸收，有特殊牙位，并且牙槽骨吸收局限于切牙和磨牙，故诊断为局限型侵袭性牙周炎。

【破题思路】本题可以明确诊断是侵袭性牙周炎，局限型侵袭性牙周炎和广泛型侵袭性牙周炎的鉴别：

局限型侵袭性牙周炎	广泛型侵袭性牙周炎
通常发生在青少年	多在 35 岁以下，也可更大
快速进展	快速进展，可呈阶段性
菌斑量与破坏程度不一致	不定，有时一致
局限于切牙、磨牙，其他牙不超过 2 颗	除切牙、磨牙外，累及其他牙超过 3 个
明显的家族聚集性	明显的家族聚集性

118. 患者，女，20 岁，因双侧后牙咀嚼无力而就诊。检查：双侧上颌第一磨牙松动 II 度，下切牙松动 I 度，口腔卫生尚好。初步印象为局限型侵袭性牙周炎。可采取下列治疗方案，除了

A. 牙周的基础治疗　　　　　　　　B. 定期复查
C. 全身抗生素疗法，甲硝唑为首选药　D. X 线片，决定第一磨牙的治疗方案
E. 可定期做龈下菌斑细菌学检查

【答案】C

【解析】局限型侵袭性牙周炎的治疗方案有：牙周的基础治疗；定期复查；X 线片，决定第一磨牙的治疗方案；可定期做龈下菌斑细菌学检查；早期应用抗生素。局限型侵袭性牙周炎主要的致病菌是伴放线聚集杆菌，是微需氧菌，甲硝唑是杀灭专性厌氧菌的首选药物，对微需氧菌无效，应用时需联合用药，常用甲硝唑+阿莫西林，或用四环素族抗生素，故全身抗生素疗法，甲硝唑为首选药错误，故选 C。

【破题思路】侵袭性牙周炎的治疗方案
① 早期治疗，消除感染：菌斑控制、洁治、刮治等治疗，必要时手术治疗，如翻瓣术等
② 抗菌药物的应用：国外较多使用四环素族抗生素，常用米诺环素、多西环素。国内多建议用甲硝唑+阿莫西林
③ 调整机体防御功能
④ 定期复查，维持疗效

119. 患者，女，18 岁，体健，主诉双侧后牙咀嚼无力。检查：双侧下第一磨牙及下切牙袋深 4～6mm，附着丧失 3～4mm，且松动度 I 度，余牙无明显附着丧失。此患者最可能的诊断是

A. 重度慢性牙周炎　　B. 广泛型侵袭性牙周炎　　C. 局限型侵袭性牙周炎
D. 坏死性牙周炎　　　E. 牙周炎伴糖尿病

【答案】C

【解析】患者年龄小，双侧下第一磨牙及下切牙袋深4～6mm，附着丧失3～4mm，牙齿松动，余牙无明显附着丧失，此患者最可能的诊断是局限型侵袭性牙周炎。慢性牙周炎多见于成年人，发展速度缓慢。广泛型侵袭性牙周炎牙槽骨吸收除第一磨牙及切牙外超过3颗。故选C。

120. 患者，男，33岁，主诉近1～2年来自觉全口牙齿松动，咀嚼力量减弱，前牙出现移位。最可能的初步印象为

A. 慢性牙周炎　　　　　　　B. 广泛型侵袭性牙周炎　　　　　　　C. 局限型侵袭性牙周炎
D. 急性多发性牙周脓肿　　　E. 急性坏死性龈炎

【答案】B

【解析】近1～2年来自觉全口牙齿松动，前牙出现移位，病变发展速度快，是侵袭性牙周炎的典型特征，因发生于全口牙，是广泛型侵袭性牙周炎，故选B。

121. 患者，女，26岁，X线片示牙槽骨破坏以第一磨牙及下颌切牙重，但其他牙齿的牙槽骨也出现破坏，程度不一。请问此患者的最可能的诊断为

A. 慢性牙周炎　　　　　　　B. 广泛型侵袭性牙周炎　　　　　　　C. 局限型侵袭性牙周炎
D. 急性坏死性龈炎　　　　　E. 多发性牙周脓肿

【答案】B

【解析】患者，年龄小，牙槽骨破坏快，以第一磨牙及下颌切牙重，可知为侵袭性牙周炎；其他牙齿的牙槽骨也出现破坏，程度不一可知为广泛型侵袭性牙周炎。

122. 患者，男，33岁，主诉近1～2年来自觉全口牙齿松动，咀嚼力减弱。若患者诊断为广泛型侵袭性牙周炎，造成此患者牙齿松动的最主要原因是

A. 牙龈炎症　　　　　　　　B. 牙槽骨的吸收　　　　　　　　　　C. 原发性𬌗创伤
D. 继发性𬌗创伤　　　　　　E. 牙周韧带炎症

【答案】B

【解析】牙齿松动主要因牙槽骨的吸收，题中患者诊断为广泛型侵袭性牙周炎，牙槽骨有快速吸收，引起牙齿松动，故选B。

123. 女，45岁。右下6牙周反复肿痛来诊，初诊为慢性牙周炎。X线片显示：环绕右下6牙根的白色阻射线消失。这表明组织有破坏的是

A. 牙本质　　　　　　　　　B. 牙骨质　　　　　　　　　　　　　C. 牙釉质
D. 牙槽骨　　　　　　　　　E. 牙龈组织

【答案】D

【解析】此题为牙槽骨结构的基本知识和临床疾病相结合的考题。题干给的条件说明此病是牙周组织病变，而最主要的提示点是环绕右下第一磨牙牙根的白色阻射线消失。在牙周组织中与X线片白色阻射线相对应的是固有牙槽骨，又称硬骨板。所以答案应选D。

124. 男，55岁。左下后牙床肿痛3天。检查：左下第一磨牙颊侧牙龈处有局限性肿胀、隆起，扪有波动感，该牙未见龋坏，温度测验有感觉，反应与对照牙相同，颊侧近中及中央处探诊深度7mm。最可能的诊断为

A. 急性坏死性龈炎　　　　　B. 急性牙龈脓肿　　　　　　　　　　C. 急性牙周脓肿
D. 急性根尖周脓肿　　　　　E. 急性龈乳头炎

【答案】C

【解析】该题考查的知识点是急性牙周脓肿的诊断和鉴别诊断。从题干中可看到，患者的临床表现中没有坏死性龈炎的特征性表现，可排除A；患牙有附着丧失，可排除B；患牙无龋坏，温度测验反应正常，说明牙髓活力正常，故可排除D；该患者主要表现为颊侧有脓肿，且有波动感，有牙周袋，为急性牙周脓肿的表现，而不是龈乳头炎的表现，因此，答案为C，排除E。

【破题思路】

病名	临床特征
急性坏死性龈炎	牙龈自发性出血和明显疼痛。龈乳头和龈缘的坏死，龈缘如虫蚀状，有灰褐色假膜，腐败性口臭
急性牙龈脓肿	牙龈处有局限性肿胀、隆起，疼痛。无牙周袋、可有波动感
急性牙周脓肿	牙龈处有局限性肿胀、隆起，疼痛。有深牙周袋、可有波动感
急性根尖周脓肿	有牙体硬组织的疾病，牙髓无活力，叩痛
急性龈乳头炎	牙间乳头发红肿胀，探触和吸吮时易出血，有自发性的胀痛和明显的探触痛

125. 男，成年人。左上67颊侧龈肿，肿胀突出、呈半球样，牙龈充血、表面光亮，自觉搏动性跳痛，扪诊软而有波动感，指压牙龈向内溢脓，牙松动明显，袋深超过5mm，牙齿无龋坏。最可能的诊断是

A. 龈乳头炎 B. 急性多发性龈脓肿 C. 侵袭性牙周炎
D. 牙周脓肿 E. 慢性牙周炎

【答案】D

【解析】本题题干描述的临床症状有明显的牙齿松动，因此为牙周疾患，可排除龈乳头炎、急性多发性龈脓肿，故A、B错误。扪诊软而有波动，指压牙龈向内溢脓，符合脓肿的表现，因此本病最有可能的就是牙周脓肿，因此D项正确，C、E项错误。故本题应选D。

126. 女，26岁。右上后牙龈肿痛1周，口服消炎药治疗无效。检查右上6颊侧牙周脓肿形成，叩痛（+），冷测反应同对照牙，牙周袋8mm。应急处理应是

A. 局部麻醉下开髓 B. 龈上洁治 C. 龈下刮治
D. 脓肿切开引流 E. 全身药物治疗

【答案】D

【解析】该题所考查的知识点是牙周脓肿的急性期处理。从题干中可看到，患者表现为牙周脓肿，且已有1周时间，病变局限，处理原则应是切开引流，在备选答案中D是符合治疗原则的方法。由于病变局限，不需用全身药物治疗，因此可排除E；由于是牙周脓肿，答案A局部麻醉下开髓显然错误。龈上洁治、龈下刮治治疗方法不适宜在急性期进行，可排除B、C。

127. 患者，主诉左下后牙牙龈肿痛4天。检查见左下6颊侧牙龈卵圆形肿胀，触诊可查及波动感，牙体组织完整，牙周袋深8mm，探诊溢脓。温度测验反应正常。X线示牙槽骨吸收达根长1/2，根尖区无骨吸收暗影，则最可能的诊断是

A. 急性牙周脓肿 B. 急性牙龈脓肿 C. 急性根尖周脓肿
D. 急性牙槽脓肿 E. 以上都不是

【答案】A

【解析】该题考查的知识点是急性牙周脓肿的诊断和鉴别诊断。从题干中可看到，患者的临床表现中有牙周袋，可排除B；患牙无龋坏，温度测验反应正常，说明牙髓活力正常，故可排除C、D；主要表现为颊侧有脓肿，且有波动感，有牙周袋，为急性牙周脓肿的表现，故选A。

128. 患者，女，30岁。检查：左上6牙体未见异常，牙龈红肿，有真性牙周袋形成，冷热刺激痛。X线显示：牙槽骨吸收1/3。诊断：牙周-牙髓联合病变。牙周炎引起牙髓炎的途径最可能是

A. 根管 B. 副根管 C. 根管侧支
D. 管间侧支 E. 根尖分歧

【答案】C

【解析】牙髓组织和牙周组织在解剖学方面是互相沟通的，二者的感染和病变可以互相影响和分散。牙周组织与牙髓组织之间存在着以下的交通途径：根尖孔、根管侧支（由于深牙周袋内的细菌毒素通过根尖1/3处的根管侧支进入牙髓）、牙本质小管。故选C。

【破题思路】牙周-牙髓交通感染途径

根尖孔	最主要的交通途径，感染和炎症最容易通过此途径交互扩散
侧支根管及副根管	侧支根管以根尖1/3最多，占总牙数的17%；多根牙的根分叉区有约20%～60%的副根管
牙本质小管	牙本质小管贯穿牙本质全层，细菌的毒素、药物等均可双向渗透而互相影响

129. 患者，女，15岁。双侧下颌第一磨牙松动Ⅰ度，有浅牙周袋，袋内检出大量伴放线聚集杆菌。对该患者适宜的预防和药物治疗为

A. 青霉素 B. 多西环素 C. 螺旋霉素
D. 卡那霉素 E. 万古霉素

【答案】B

【解析】四环素族药物对多种牙周可疑致病菌都有抑制作用，如牙龈卟啉单胞菌、具核梭形杆菌、二氧化碳噬纤维菌及螺旋体等，特别是对伴放线聚集杆菌（Aa）具有较强的抑制作用。牙周治疗中常用的四环素族药物为：四环素、多西环素、米诺环素（又名二甲胺四环素）。故选B。

【破题思路】

药物	药理作用及用途
青霉素	青霉素钠的主要作用是阻碍细菌细胞壁的合成，从而有杀菌的作用。青霉素钠对大多数的革兰阳性球菌都有杀菌作用，比如对溶血性链球菌、肺炎球菌、草绿色链球菌杀菌作用比较强。青霉素G可以用来治疗上呼吸道的感染，比如咽喉炎或者支气管炎；也可以治疗泌尿系统的感染或者梅毒、钩端螺旋体的感染；还可以治疗一些革兰阳性杆菌的感染，比如白喉杆菌感染、炭疽杆菌感染以及破伤风梭菌感染等
多西环素	多西环素是四环素族药物，对多种牙周可疑致病菌都有抑制作用，如牙龈卟啉单胞菌、具核梭形杆菌、二氧化碳噬纤维菌及螺旋体等，特别是对伴放线聚集杆菌（Aa）具有较强的抑制作用
螺旋霉素	螺旋霉素属于大环内酯类的抗生素。对葡萄球菌、链球菌等多种革兰阳性球菌，具有比较好的抗菌作用，对于支原体、衣原体、弓形虫等非典型的病原菌也有一定的抑制作用
卡那霉素	能有效治疗各种病菌感染所引起的疾病，主要包括大肠埃希菌、变形杆菌、葡萄球菌等病菌所导致的感染
万古霉素	万古霉素临床上可用于治疗败血症、感染性心内膜炎、骨髓炎、烧伤、手术创伤等引起的继发感染

130. 患者，女，40岁。要求洁治。检查：牙石（++），牙龈缘及龈乳头中度红，探诊出血。探诊深度普遍4～5mm，可探及釉质牙骨质界，牙无松动。最可能的诊断是

A. 边缘性龈炎　　　　　　B. 妊娠期龈炎　　　　　　C. 慢性牙周炎
D. 药物性牙龈增生　　　　E. 快速进展性牙周炎

【答案】C

【解析】慢性牙周炎多见于成人，有明显菌斑、牙石等刺激因素，且与牙周组织的炎症和破坏程度一致，牙周袋形成，牙龈炎症出血，附着丧失，牙槽骨吸收，该患者符合慢性牙周炎的诊断；牙龈炎无牙槽骨吸收，排除A、B；药物性牙龈增生有特殊药物史，牙龈小球状、分叶状或桑葚状增生，颜色淡粉色，排除D；快速进展性牙周炎表现为菌斑量与破坏程度不一致，牙槽骨吸收快，排除E。所以此题选C。

【破题思路】

病名	临床特征
边缘性龈炎	牙龈红肿出血，无牙槽骨吸收
妊娠期龈炎	育龄期女性，牙龈红肿出血严重，无牙槽骨吸收
慢性牙周炎	牙龈红肿出血，牙周袋形成，牙槽骨吸收，晚期有牙齿松动
药物性牙龈增生	有服药史，牙龈增生肥大
快速进展性牙周炎	年龄小，牙槽骨快速吸收

131. 患者，男，45岁。刷牙时牙龈出血10年，检查见牙石（++），菌斑量多，牙龈红肿明显，探诊出血，牙周袋探诊深度普遍4～6mm，附着丧失普遍2～4mm，X线片示牙槽骨有水平吸收。最可能的诊断是

A. 坏死性龈炎　　　　　　B. 边缘性龈炎　　　　　　C. 增生性龈炎
D. 慢性牙周炎　　　　　　E. 快速进展性牙周炎

【答案】D

【解析】患者，45岁，牙龈出血，检查见牙石（++），菌斑量多，牙龈红肿明显，附着丧失，X线片示牙槽骨吸收明显，形成牙周袋，明确诊断为慢性牙周炎，D正确。龈炎没有附着丧失，所以A、B、C错误。快速进展性牙周炎进展迅速，与题目牙龈出血10年不符，年龄一般35岁以下，所以错误。故此题选D。

132. 患者，男，54岁，为慢性牙周炎患者。牙周基础治疗后6周复查时，多数牙牙颈部有菌斑，但无牙石，牙龈边缘仍有轻度充血、水肿，影响其疗效的主要因素是

A. 釉突　　　　　　　　　B. 咬合创伤　　　　　　　C. 未做手术治疗
D. 洁治不彻底　　　　　　E. 自我菌斑控制不佳

【答案】E

【解析】由题目可知，多数牙牙颈部有菌斑，但无牙石，牙龈边缘仍有轻度充血、水肿，可见菌斑控制不佳，所以E正确。题目没有提示釉突、咬合创伤，所以A、B错误。需要在患者有效控制菌斑的前提下才进行手术治疗，所以C错误。无牙石说明洁治彻底，所以D错误。故此题选E。

133. 牙周脓肿与牙槽脓肿的鉴别之一是牙周脓肿时

　　A. 牙槽骨嵴吸收　　　　　　B. 脓肿范围弥散　　　　　　C. 牙髓多无活力
　　D. 病程较长　　　　　　　　E. 叩痛重

【答案】A

【解析】牙周脓肿X线片可见牙槽骨破坏，可形成骨下袋，牙槽脓肿则为根尖周围的骨质破坏或无破坏，故选A；牙周脓肿范围局限于牙周袋壁，接近龈缘，牙槽脓肿范围较弥散，中心位于龈颊沟附近，不选B；牙周脓肿时牙髓有活力，而牙槽脓肿无活力，不选C；牙周脓肿病程较短，一般3~4天自溃，牙槽脓肿病程长，脓液从根尖周围向黏膜排出需5天，不选D；牙周脓肿叩痛较轻，牙槽脓肿叩痛重，不选E。所以此题选A。

134. 患者，女，42岁。左下牙床肿，牙松动半年。检查：见牙龈肿胀，溢脓，探左下后牙近中牙周袋深，松动Ⅱ度，叩痛（＋），龋深，牙髓无活力，X线片示根端骨吸收区与近中侧牙槽骨吸收相通，远中侧牙槽骨无吸收。该病应诊断为

　　A. 牙周-牙髓联合病变　　　　B. 慢性牙周炎　　　　　　　C. 根分叉区病变
　　D. 牙周脓肿　　　　　　　　E. 青少年牙周炎

【答案】A

【解析】牙龈肿胀，探近中牙周袋深，牙松动，X线片示根端骨吸收区与近中侧牙槽骨吸收相通，远中侧牙槽骨无吸收，提示牙周炎，患牙还有龋深，牙髓无活力提示有牙髓病变，所以诊断为牙周-牙髓联合病变，所以A正确。慢性牙周炎、根分叉区病变、牙周脓肿、青少年牙周炎只有牙周炎的表现，所以B、C、D、E项错误。故此题选A。

【破题思路】牙周-牙髓联合病变的类型	
牙髓根尖周病引起牙周病变	牙髓无活力或活力异常；窄而深的牙周袋；X线有与根尖病变相连的牙周骨质破坏，呈烧瓶形
牙周病变引起的牙髓病变	逆行性牙髓炎：是临床较常见的 长期存在的牙周病变引起牙髓的慢性炎症、变性、钙化，甚至坏死 牙周治疗对牙髓也可产生一定影响
牙周病和牙髓病共存	

135. 患者，男性，40岁，刷牙出血2年，冷热刺激酸痛，无自发痛，下前牙咬合无力半年。检查：CI-S：3，牙龈充血肿胀，下前牙松动Ⅰ度，牙龈萎缩2mm，上、下磨牙牙周袋深4~5mm。初步诊断为

　　A. 牙龈炎　　　　　　　　　B. 慢性牙周炎　　　　　　　C. 侵袭性牙周炎
　　D. 牙髓炎　　　　　　　　　E. 青少年后期牙周炎

【答案】B

【解析】患者口腔卫生状况差，有牙龈的炎症、牙周袋形成、牙齿松动，是慢性牙周炎的表现，B正确。有牙周袋形成，可排除A；成年人，口腔卫生状况差，排除C；题中无牙髓炎的表现，排除D。故选B。

136. 男，45岁。全口牙龈反复肿痛。检查：全口牙龈肿胀充血，明显松动Ⅰ~Ⅱ度。袋深4~6mm，袋内溢脓，全口牙颈部菌斑，321|123牙石。X线片示全口牙槽骨有不同程度的吸收。该病诊断为

　　A. 青少年牙周炎　　　　　　B. 慢性牙周炎　　　　　　　C. 牙周-牙髓联合病变
　　D. 牙周脓肿　　　　　　　　E. 牙周创伤

【答案】B

【解析】慢性牙周炎，进程缓慢，可长达十年或数十年。牙面常有大量牙石、菌斑，牙龈呈现不同程度的慢性炎症，颜色暗红或鲜红，质地松软，点彩消失，牙龈水肿，边缘圆钝；探诊袋内壁有出血、溢脓；早期有牙周袋和牙槽吸收，但因程度较轻，牙尚不松动；牙槽骨吸收，以水平吸收为主，当伴有咬合创伤时，可出现垂直吸收。该患者表现与此符合，故选B。

137. 女，19岁。感觉牙齿咀嚼无力2年，检查：全口1及6松动Ⅱ度，全口牙齿松动Ⅰ度，牙龈轻度肿胀，菌斑少，袋深4~6mm，X线片示牙槽骨明显吸收，而牙槽骨吸收为角状。该病最可能的诊断为

　　A. 慢性牙周炎　　　　　　　B. 牙周脓肿　　　　　　　　C. 侵袭性牙周炎

D. 牙周-牙髓联合病变　　　　　E. 慢性根尖周炎

【答案】C

【解析】侵袭性牙周炎发展速度很快，牙周破坏速度比成人型快 3~4 倍，病变早期就可出现牙齿的松动、移位，特别是上颌切牙和第一磨牙更为明显，严重时上颌前牙呈扇形张开；形成深而窄的牙周袋，但牙龈炎症往往不明显，口腔卫生情况一般较好；第一恒磨牙的近远中均有垂直吸收，形成典型的"弧形吸收"，切牙区多为水平型骨吸收。该患者可诊断为侵袭性牙周炎，故选 C。

138. 男性，55 岁。诉左下后牙咀嚼疼痛。口腔检查：左下 6 牙体无明显病变，颊侧牙周袋深 6mm，牙龈退缩可见根分叉区完全开放，探针能水平通过分叉区，X 线片示：根分叉区完全开放，此牙预后受哪一因素影响。

A. 根分叉角度　　　　　B. 根柱长短　　　　　C. 根面外形
D. 根分叉开口区宽度　　E. 以上都是影响因素

【答案】E

【解析】根分叉病变的预后与根分叉角度、根柱长短、根面外形、根分叉开口区宽度均有密切的关系，故选 E。

139. 男，26 岁。主诉近一年来刷牙时牙龈偶有出血，不伴疼痛。检查：PD 为 3~4mm；下前牙和第一磨牙有附着丧失 2~3mm。此患者最可能的诊断是

A. 急性坏死性溃疡性龈炎　　　B. 慢性龈炎　　　　　C. 青春期龈炎
D. 侵袭性牙周炎　　　　　　　E. 慢性牙周炎

【答案】D

【解析】题中有附着丧失 2~3mm，可排除 A、B、C，该题主要目的就是考查侵袭性牙周炎和慢性牙周炎的诊断，慢性牙周炎患者年龄大，全口多数牙牙槽骨水平吸收，而题中患者年龄小，下前牙和第一磨牙有附着丧失 2~3mm，有特殊牙位，应该排除慢性牙周炎，诊断为侵袭性牙周炎，故选 D。

140. 女，46 岁。左上后牙突然肿起 2 天。2 周前刚结束牙龈下刮治治疗，急诊诊断为急性牙周脓肿。脓肿形成最可能的主要原因是

A. 牙髓炎症　　　　　　B. 食物嵌塞　　　　　C. 口腔卫生保持不良
D. 牙周袋深处牙石未刮净　E. 咬合创伤

【答案】D

【解析】牙周袋深处牙石未刮净可引起急性牙周脓肿，牙髓炎症、食物嵌塞、口腔卫生保持不良、咬合创伤均与牙周脓肿关系不大，故正确答案为 D。

【破题思路】牙周脓肿的病因
深牙周袋内壁的化脓性炎症向深部扩展，不能排出
洁治或刮治时，动作粗暴，将牙石碎片推入牙周袋深部组织，或损伤牙龈组织
深牙周袋的刮治术不彻底
机体抵抗力下降或有严重全身疾患

141. 患者，女，30 岁，主诉：近 1~2 年来自觉全口牙齿松动，咀嚼力量减弱。若诊断为广泛型侵袭性牙周炎，临床检查最有可能的发现是

A. 多数牙移位　　　　　B. 多发的牙周脓肿　　　C. 磨牙根分叉病变Ⅲ度
D. 多数牙牙槽骨呈中度吸收　E. 多数牙牙龈退缩明显

【答案】D

【解析】广泛型侵袭性牙周炎的主要症状是病变进展快，全口多数牙牙槽骨呈明显吸收，故 D 正确。局限型侵袭性牙周炎也可出现牙移位，多见于前牙；磨牙可以出现根分叉病变，排除 A、C。多发的牙周脓肿、多数牙牙龈退缩明显不是侵袭性牙周炎的特征表现，排除 B、E。故选 D。

142. 患者，女，35 岁。患慢性牙周炎，经医生治疗后，左下第一磨牙根分叉处探诊仍出血。分析疗效不好的可能原因如下，除了

A. 与邻牙接触不良　　　B. 𬌗关系不良　　　　　C. 口腔卫生不良
D. 有釉突　　　　　　　E. 治疗不彻底

【答案】A

【解析】根分叉病变的病因包括菌斑微生物、咬合创伤、牙根的解剖形态不良、牙颈部的釉突、釉珠、磨

209

牙牙髓的感染和炎症、治疗不彻底等，故 B、C、D、E 均是根分叉病变疗效不好的可能原因。与邻牙接触不良和根分叉病变疗效不好的关系并不密切，因此答案选 A。

143. 男，27 岁。1 年来牙床肿胀，影响上下唇活动。检查唇侧龈增生，龈乳头明显突出，部分前牙被覆盖，袋深 5～6mm，探诊无出血。X 线片未见牙槽骨吸收。该患者经多次牙周治疗无效，选择的治疗方法应是
 A. 翻瓣术   B. 龈上洁治术   C. 龈下刮治术
 D. 局部用药   E. 牙龈切除术
【答案】E
【解析】牙龈切除术的适应证有：牙龈肥大、增生，有假性牙周袋存在，或龈边缘肥厚、不整齐，经基础治疗后未能恢复正常形态者；后牙区中等深度的骨上袋，袋底未超过膜龈联合等。题中牙龈增生经牙周治疗无效，可考虑牙龈切除术，故选 E。

【破题思路】

翻瓣术	深牙周袋或复杂性牙周袋，经基础治疗后牙周袋仍在 5mm 以上，且探诊后出血者 牙周袋袋底超过膜龈联合 有骨下袋形成，需做骨修整或需进行植骨者
龈上洁治术	是去除龈上牙石的最有效方法
龈下刮治术	用龈下刮治器械除去附着于牙周袋内面上的龈下牙石和菌斑并平整根面
牙龈切除术	牙龈纤维性增生、牙龈肥大，牙周基础治疗后未能恢复正常形态者 后牙区中等深度的骨上袋，袋底不超过膜龈联合，附着龈宽度足够者 冠周龈片覆盖在阻生牙面上，该阻生牙的位置基本正常

144. 患者，女性，39 岁，近 1 年来感觉牙齿松动，咬合无力。检查：CI-S 为 2，牙龈充血，松动 I～II 度，牙周袋 3～5mm，X 线片示牙槽骨水平型吸收达根长 1/3～1/2。该患者的牙周病史主要应通过以下哪种方式收集
 A. 触诊   B. 探诊   C. 问诊
 D. 叩诊   E. 视诊
【答案】C
【解析】牙周病病史采集主要应通过问诊的方式收集，详细询问患者系统病史、口腔病史、牙周病史及口腔卫生习惯、家族史等，通过详细地询问病史，了解牙周病患者疾病发生、发展、治疗经历及患者的全身状况。触诊、探诊、叩诊、视诊是询问病史后进行的体格检查，故选 C。

145. 女，26 岁。右下后牙牙龈出血 1 个月，可自行止住。检查：牙石（+），右下 6 近中见树脂充填，探及充填体悬突，牙间龈乳头充血，探诊易出血。右下后牙出现临床症状的主要促进因素是
 A. 牙菌斑   B. 医源性因素   C. 创伤船
 D. 女性激素   E. 牙石
【答案】B
【解析】此题考查牙周病的局部促进因素。根据症状和检查所见，全口牙均有少量牙石，并非导致右下后牙症状的主要因素，而右下后牙有明显的局部促进因素，即充填体悬突，这是由于治疗时形成的局部因素，导致菌斑滞留，而牙菌斑是疾病的始动因素，因此主要促进因素是医源性因素，故选 B。

【破题思路】引起牙周病的医源性因素

充填体悬突
修复体的设计
正畸治疗

146. 女，45 岁。已经明确诊断为慢性牙周炎并经基础治疗 4 周后，牙周袋探诊深度仍然为 6mm，可探入颊侧根分叉区，牙龈无退缩，X 线片检查见根分叉处牙槽骨密度略有减低，则该患者最适宜做
 A. 袋内壁刮治术   B. 翻瓣术   C. 隧道成形术
 D. 截根术   E. GTR
【答案】E

【解析】此题考点为Ⅱ度根分叉病变的手术治疗。根据题中临床表现，该牙患有Ⅱ度根分叉病变，经过牙周基础治疗后仍有深牙周袋和病变，对这种病变的最佳手术治疗方案是再生性手术治疗——引导性牙周组织再生术（GTR），E是正确答案。袋内壁刮治术现在很少使用，排除A；翻瓣术多用于Ⅰ度根分叉病变，排除B；隧道成形术和截根术可用于Ⅲ度、Ⅳ度根分叉病变，排除C、D。故选E。

【破题思路】

根分叉病变	手术治疗方法
Ⅰ度根分叉病变	做彻底的龈下刮治和根面平整即可；袋深且牙槽骨形态不佳者则做翻瓣术并修整骨外形
Ⅱ度根分叉病变	骨质破坏轻，采用引导性组织再生术（GTR）加植骨术。骨质破坏重，采用根向复位瓣术加骨成形术
Ⅲ度和Ⅳ度根分叉病变	采用隧道成形术、截根术、分根术或者牙半切除术等消除根分叉区，以利菌斑控制

147. 女，33岁，因牙齿松动就诊。检查多数牙齿松动、移位，牙周袋探诊深度5～8mm。怀疑为侵袭性牙周炎，诊断前最为重要的辅助检查是

A. 拍摄X线片　　　　　　B. 咬合检查　　　　　　C. 家族史
D. 细菌学检查　　　　　　E. 白细胞趋化功能检查

【答案】A

【解析】侵袭性牙周炎的诊断依靠临床表现、X线片上牙槽骨吸收情况、家族史等，但X线片表现尤为重要，可以了解牙齿牙槽骨吸收的程度，诊断前最为重要的辅助检查是拍摄X线片，A是正确答案。咬合检查、家族史、细菌学检查和白细胞趋化功能检查对诊断有一定的参考意义，但不是临床常规使用的最重要的辅助检查手段，故排除B、C、D、E。

148. 男，20岁，诊断为局限型侵袭性牙周炎，在牙周基础治疗的同时准备给予全身抗生素治疗，最佳选择是

A. 甲硝唑　　　　　　　　B. 甲硝唑+阿莫西林　　　C. 青霉素
D. 非甾体抗炎药　　　　　E. 链霉素

【答案】B

【解析】此题考点是局限型侵袭性牙周炎的全身药物治疗。局限型侵袭性牙周炎的主要致病菌是伴放线聚集杆菌，为微需氧菌，甲硝唑对兼性厌氧菌和微需氧菌无效，但可与其他药物如阿莫西林、螺旋霉素等联合使用，能发挥药物的最大疗效。对于局限型侵袭性牙周炎，在牙周基础治疗的同时，给予全身抗生素治疗（甲硝唑+阿莫西林）具有好的疗效。单独使用甲硝唑、青霉素、非甾体抗炎药疗效差，排除A、C、D；链霉素一般不用于牙周病的治疗，排除E。故选B。

【破题思路】

药物	主要用途
甲硝唑	杀灭专性厌氧菌，对坏死性溃疡性龈炎有好的疗效，对HIV相关性牙周炎急性期症状的控制有效
甲硝唑+阿莫西林	甲硝唑对兼性厌氧菌和微需氧菌无效，但可与阿莫西林联合使用，能发挥药物的最大疗效，治疗局限型侵袭性牙周炎
青霉素	牙周治疗中常用阿莫西林，对G⁺及G⁻菌有较强杀菌作用，与甲硝唑联合治疗侵袭性牙周炎，对中间普氏菌、具核梭形杆菌无效
非甾体抗炎药	牙周炎的辅助药物治疗，通过抑制环氧化酶和脂氧化酶的活性，抑制前列腺素的合成，抑制炎症过程，减少牙槽骨吸收
链霉素	用于治疗结核感染，在牙周病中很少应用

149. 男，25岁，口腔内上下前牙龈乳头消失并凹陷，呈反波浪形，牙龈间乳头颊舌侧分离，可从牙面翻开，下方有牙石、牙垢，无龈坏死。可能的原因是

A. 疱疹性龈口炎　　　　　B. 中性粒细胞缺乏引起龈坏死　　　C. 慢性龈缘炎
D. 慢性坏死性龈炎　　　　E. 急性龈乳头炎

【答案】D

【解析】此病例的表现是慢性坏死性龈炎的典型表现：龈乳头消失、凹陷，呈反波浪形，龈乳头颊舌侧分离，可从牙面翻开，而无龈坏死，D答案正确。慢性龈缘炎及龈乳头炎只会出现龈乳头的红肿，不会出现龈乳头消失及反波浪形龈外形，排除C、E；疱疹性龈口炎，出现成簇聚集的小水疱，不会出现龈乳头消失及反波浪形龈外形，排除A；中性粒细胞中度和重度减少会出现疲乏、无力、头晕等症状，严重者会引起龈坏死，诊断中性粒细胞缺乏引起龈坏死需要做血液检查以明确粒细胞缺乏的程度，该题中并没有，可排除B。故选D。

【破题思路】

病名	临床特征
疱疹性龈口炎	口腔黏膜出现成簇聚集的小水疱，由单纯疱疹病毒感染
中性粒细胞缺乏引起龈坏死	有疲乏、无力、头晕等全身症状，需做血常规检查
慢性龈缘炎	牙龈的红肿出血，没有龈乳头的坏死
慢性坏死性龈炎	龈乳头消失、凹陷，呈反波浪形，龈乳头颊舌侧分离
急性龈乳头炎	龈乳头红肿

150. 女，40岁。主诉牙龈增生2年，有高血压病史。检查：全口牙龈增生，覆盖牙冠的1/3～1/2，牙龈乳头因增生而相连，牙龈表面有的呈桑葚状，牙龈质地坚实，呈暗红色。造成以上症状的原因是患者可能服用了

　　A. 苯巴比妥钠　　　　　　B. 环孢素　　　　　　C. 硝酸异山梨酯
　　D. 硝苯地平　　　　　　　E. 升压药

【答案】D

【解析】引起药物性牙龈增生的药物主要有苯妥英钠、环孢素、硝苯地平。这3种药物治疗的疾病分别为：癫痫、器官移植（主要为肾移植）后的免疫排斥反应及高血压。该患者有高血压病史，因此可能服用了治疗高血压的硝苯地平，D答案正确。苯巴比妥钠和硝酸异山梨酯未报道会导致牙龈增生，排除A、C；环孢素可以引起牙龈增生，用于器官移植后，排除B；升压药包括范围大，也可排除，故选D。

【破题思路】导致牙龈增生的3种病和治疗3种病的药物有：

高血压	硝苯地平、维拉帕米
癫痫	苯妥英钠
器官移植	环孢素

151. 男，23岁。刷牙时牙龈出血半年。检查：全口牙牙石（+）～（++），牙面有色素，牙龈缘及龈乳头轻度水肿，色略红，探诊后牙龈出血，探诊深度3mm，未探查到附着丧失。最可能的诊断是

　　A. 药物性牙龈肥大　　　　B. 慢性牙周炎　　　　C. 坏死性龈炎
　　D. 慢性龈炎　　　　　　　E. 侵袭性牙周炎

【答案】D

【解析】该题所考知识点是慢性龈炎的诊断和鉴别诊断。从题干中可看到，患者的临床表现中无牙周附着丧失，可排除牙周炎的诊断，即B和E；患者的临床表现中没有牙龈的肥大增生和坏死，可排除A和C；患者的表现符合慢性龈炎的表现，故选D。

【破题思路】

病名	鉴别要点
药物性牙龈肥大	牙龈增生肥大，有服药史
慢性牙周炎	牙龈红肿出血，有附着丧失
坏死性龈炎	牙龈自发性出血，牙龈边缘呈虫蚀状，龈乳头缺损
慢性龈炎	牙龈红肿出血，无附着丧失
侵袭性牙周炎	年龄小，牙槽骨吸收快

152. 男，18岁。主诉刷牙出血数月，检查：牙不松动，牙龈红肿，牙周探诊深度<3mm，牙石（++），探诊出血。最佳处理方案应是

　　A.服用阿莫西林和甲硝唑　　　　　　　　B.口腔卫生宣教和龈上洁治术
　　C.口腔卫生宣教、龈上洁治术、根面平整术　　D.服用牙周宁片、使用含漱剂
　　E.进行牙龈切除术

【答案】B

【解析】此题考查要点为慢性龈炎的治疗。根据题干所给出的病情可判断，该患者所患的疾病为慢性龈炎，对这样的患者进行口腔卫生指导和龈上洁治术，疾病就可治愈，不需要根面平整和手术治疗，也不需要全身药物治疗，单纯药物治疗而不清除局部刺激因素不能治愈牙龈炎，故选B。

153. 男，40岁。体健，吸烟40支/日。临床诊断为慢性牙周炎，经牙周系统治疗及局部药物治疗后效果不理想，口腔卫生状况尚可。应最先考虑影响其疗效的因素是

　　A.营养因素　　　　　　　B.咬合关系　　　　　　　C.吸烟
　　D.使用的药物不当　　　　E.工作紧张

【答案】C

【解析】此题考查牙周疾病的危险因素。牙周治疗效果不佳的原因很多，口腔卫生控制不佳是其中的主要因素，但该患者的口腔卫生状况不差，因此主要考虑其他方面的因素。该患者存在一个明显的危险因素即吸烟，且吸烟量很大，吸烟既影响牙周疾病的发病和病情程度，又影响牙周治疗效果，因此正确答案为C。备选答案中的其他方面在题干中并未给出相应信息，故选C。

【破题思路】吸烟是牙周病的全身促进因素，主要的影响有：

牙周组织代谢发生障碍
削弱体液免疫和细胞免疫
降低局部氧张力
抑制再附着和新附着的产生
妨碍口腔卫生

154. 女，20岁。左侧上颌后牙自发性肿痛，吸吮时出血3天。4天前曾有过鱼刺刺伤史。口腔检查：左上6、7牙间探诊疼痛明显，牙龈乳头红肿，叩诊（+），无松动，未探及附着丧失。诊断为

　　A.慢性龈炎　　　　　　　B.慢性牙周炎　　　　　　C.侵袭性牙周炎
　　D.急性牙髓炎　　　　　　E.急性龈乳头炎

【答案】E

【解析】此题考点为急性龈乳头炎的诊断。患者表现符合急性龈乳头炎的临床特征。因无附着丧失，可排除B和C；因其有明显的疼痛症状和牙间探诊疼痛，不符合慢性龈炎的诊断；急性龈乳头炎有时表现为自发痛，需与牙髓炎鉴别，其病史和牙间探诊疼痛及牙龈乳头红肿的表现符合急性龈乳头炎的特征；急性牙髓炎须有牙体硬组织疾病，牙髓活力测验异常等表现，题中并没有提及，因此正确答案为E。

155. 男，60岁。主诉左下后牙咀嚼疼痛。口腔检查：左下6牙体无明显病变，颊侧牙周袋深6mm，牙龈退缩可见根分叉区完全开放，探针能水平通过分叉区。X线片示：根分叉区完全开放。按Glickman根分叉病变分度法，此根分叉病变属于

　　A.Ⅰ度　　　　　　　　　B.Ⅱ度　　　　　　　　　C.Ⅲ度
　　D.Ⅳ度　　　　　　　　　E.正常

【答案】D

【解析】此题考点为根分叉病变类型的诊断。该患者的根分叉病变表现符合Glickman根分叉病变分度法中的Ⅳ度病变，即颊舌侧贯通，且分叉部位暴露，无牙龈覆盖，故选D。

【破题思路】Glickman根分叉病变分度法

Ⅰ度根分叉病变	牙周袋深度已到达根分叉区，探针可探到多根牙的根分叉外形，但根分叉内的牙槽骨没有破坏。X线片上看不到骨质吸收

	续表
Ⅱ度根分叉病变	根分叉区的骨吸收仅局限于一侧或多侧,却彼此尚未贯通。X线片显示该区仅有牙周膜增宽,或骨质密度略减低
Ⅲ度根分叉病变	病变波及全部根分叉区,根间牙槽骨全部吸收,探针能通过根分叉区,但根分叉区仍被牙龈覆盖,不能直视。X线片见该区骨质消失呈透射区
Ⅳ度根分叉病变	病变波及全部根分叉区,根间骨隔完全破坏,牙龈退缩而使根分叉区完全开放而能直视

156. 女,27岁。全口牙龈肿胀、出血不止、疼痛明显3天。口腔检查:全口牙龈肿大,波及牙间乳头、边缘龈和附着龈,颜色苍白,龈缘处有坏死溃疡,局部有渗血,口腔黏膜上可见出血点。为了进一步明确诊断,还应做的检查是

　　A. 探诊牙周袋　　　　　　B. 叩诊　　　　　　　　C. X线片检查
　　D. 血常规检查　　　　　　E. 细菌学检查

【答案】D

【解析】此题考点为白血病的龈病损的诊断方法。根据患者的临床表现,比较符合白血病的龈病损的表现,若要诊断白血病,必须进行血常规检查或骨髓穿刺检查,因此在备选答案中D为正确答案,故选D。

157. 患者,男,60岁。诉左下后牙咀嚼疼痛。口腔检查:左右6牙体无明显病变,颊侧牙周袋深4mm,探针可探及分叉区,若为患者进行GTR术,下列哪一因素不会影响术后疗效。

　　A. 口腔卫生习惯　　　　　B. 吸烟习惯　　　　　　C. 饮酒习惯
　　D. 根分叉形态　　　　　　E. 糖尿病病史

【答案】C

【解析】GTR术即引导性牙周组织再生术,影响其术后的因素有:口腔卫生习惯差、菌斑控制不佳、吸烟、根分叉形态、糖尿病患者局部抵抗能力差等。饮酒习惯对GTR术的影响不大,故选C。

【破题思路】影响GTR术疗效的因素
菌斑控制不佳
牙周维护阶段依从性差
术后不按时复查和清除菌斑
吸烟
手术中瓣的设计和膜的位置放置不佳

158. 患者,女,45岁。右下后牙颊侧牙龈肿胀、疼痛3天。检查:右下第一、二磨牙间颊侧牙龈呈卵圆形膨隆,有波动感,右下第一磨牙松动Ⅱ度,诊断是急性牙周脓肿,若与牙槽脓肿鉴别诊断,不必要的一项检查是

　　A. 牙髓活力　　　　　　　B. 牙周袋的存在　　　　C. X线片
　　D. 是否有龈下牙石　　　　E. 叩痛程度

【答案】D

【解析】本题考点是牙周脓肿与牙槽脓肿的鉴别诊断。牙周脓肿感染来源为牙周袋,有牙髓活力,叩痛程度相对较轻,X线见牙槽骨嵴有破坏,而牙槽脓肿感染来源为牙髓病或根尖周病,故牙髓一般无活力,叩痛很重,X线见根尖周有骨质破坏也可无。牙髓活力、牙周袋的存在、X线片及叩痛程度均是二者的鉴别点,是否有龈下牙石与二者之间的鉴别关系不密切,故选D。

159. 患者,男性,28岁,右下后牙牙龈反复肿胀、溢脓,牙齿松动2年,每次发作经牙周康口服治疗,症状好转。检查:牙体完整,牙龈肿胀,右下第二磨牙近中可探及7mm深的牙周袋,松动Ⅱ度,可探及龈下牙石。X线检查示右下第二磨牙牙槽骨吸收达根长1/2,最可能的诊断是

　　A. 慢性根尖周炎　　　　　B. 急性牙周脓肿　　　　C. 慢性牙周脓肿
　　D. 牙龈脓肿　　　　　　　E. 牙髓炎

【答案】C

【解析】患者右下后牙牙龈反复肿胀、溢脓,牙齿松动,牙龈肿胀,探及7mm深的牙周袋,符合慢性牙周脓肿的诊断条件,最可能的诊断是慢性牙周脓肿。慢性根尖周炎、牙髓炎有牙体牙髓病,无牙槽骨吸收,排除A、E;急性牙周脓肿症状较重,排除B;牙龈脓肿无牙槽骨吸收,排除D。故选C。

160. 患者，男性，21岁，因牙齿松动半年就诊。无全身疾病，无青霉素过敏史。接诊医生诊断为广泛型侵袭性牙周炎，经牙周系统治疗后，复查的间隔期开始应为

A. 每2～4个月1次　　　　　B. 每2～3个月1次　　　　　C. 每1～2个月1次
D. 每3～4个月1次　　　　　E. 每3～6个月1次

【答案】C

【解析】侵袭性牙周炎经牙周系统治疗后，较容易复发，疗效能否长期保持，取决于患者自我控制菌斑的依从性和维持疗效的措施，定期的监测和必要的后续治疗是保持长期疗效的关键。根据每位患者菌斑和炎症的控制情况，确定个性化的复查间隔期。开始时间为每1～2个月1次，6个月后若病情稳定可逐渐延长。侵袭性牙周炎，经牙周系统治疗后，复查的间隔期开始应为1～2个月1次，故选C。

【破题思路】牙周病的维持期的治疗非常重要，不同的疾病复查的时间也不同：

疾病	复查的时间
慢性龈炎	6～12个月
慢性牙周炎	3～6个月
侵袭性牙周炎	1～2个月

161. 患者，男，因牙齿松动半年就诊。无全身疾病，未接受过牙科治疗。如诊断为广泛型侵袭性牙周炎，年龄通常在

A. 20岁左右　　　　　B. 20岁以下　　　　　C. 20岁以上
D. 35岁以下　　　　　E. 35岁以上

【答案】D

【解析】广泛型侵袭性牙周炎，年龄通常发生于35岁以下的年轻人，故选D。

162. 患者，女性，19岁，1年以来自觉前牙咬合无力，松动、移位。检查：前牙区仅见少量龈上、龈下牙石，牙龈轻度充血，上、下前牙松动Ⅰ～Ⅱ度，牙周袋深6～7mm，X线片示切牙区为水平型骨吸收达根长1/2～2/3。本病最突出的表现为

A. 女性多于男性　　　　　B. 牙周组织破坏程度与局部刺激物的量不成正比
C. 切牙区多为水平型骨吸收　　　　　D. 好发部位为上下切牙
E. 病程进展快

【答案】B

【解析】患者，年龄小，有牙周袋形成及牙槽骨吸收，发展速度快，好发于上、下前牙，诊断为局限型侵袭性牙周炎。局限型侵袭性牙周炎虽然有女性多于男性、切牙区多为水平型骨吸收、好发部位为上下切牙和第一磨牙、病程进展快等特征，但最突出的表现是牙周组织破坏程度与局部刺激物的量不成正比，故选B。

（163～164题共用题干）

一患者主诉左下后牙食物嵌塞，检查发现左下第一、二磨牙𬌗面及邻面磨耗，使咬合面成为一平面，外展隙变窄。

163. 此患者引起食物嵌塞的原因最有可能是

A. 外溢道消失　　　　　B. 对颌牙尖过高陡　　　　　C. 相邻两牙边缘嵴高度不一致
D. 相邻两牙接触不佳　　　　　E. 两牙间龈乳头退缩

【答案】A

164. 对于此类食物嵌塞，最佳解决方法为

A. 加大外展隙、重建溢出沟　　　　　B. 调磨边缘嵴　　　　　C. 调磨非功能牙尖
D. 调磨对颌牙尖　　　　　E. 不适合调𬌗

【答案】A

【解析】第一、二磨牙之间的食物嵌塞是垂直型食物嵌塞，引起垂直型食物嵌塞的原因有两大方面：一方面是咬合面的不规则磨损，见于咬合面成为平面，溢出沟消失；边缘嵴低平或邻牙间高度不一致；牙尖三角嵴消失，失去锥体外形成为楔形牙尖；尖悬吊，导致异常𬌗力，引起咬合时接触点消失。另一方面是邻接点异常，见于位置异常；大小异常及接触点消失。题中患牙𬌗面及邻面磨耗，使咬合面成为一平面，外展隙变窄引起食物嵌塞，原因是外溢道消失，故163题选A。对于此类食物嵌塞，最佳解决方法为针对病因进行治疗，病因是外溢道消失，解决方法为加大外展隙、重建溢出沟，故164题选A。

牙周病学

【破题思路】

类型	病因	治疗
垂直型食物嵌塞	咬合面的不规则磨损：溢出沟消失、边缘嵴低平或邻牙间高度不一致；充填式牙尖	加大外展隙、重建溢出沟；调磨牙尖
	邻接点异常：位置异常、大小异常、接触点消失	恢复邻接关系
水平型食物嵌塞	牙周退缩牙间隙暴露，咀嚼时食物因唇、颊运动水平向塞入牙间隙	预防和治疗牙周疾病

(165～167 共用题干)

牙周检查时利用牙周探针来进行牙周探诊。

165. 牙周探诊的主要目的是了解
 A. 牙周袋的深度和附着水平　　B. 龈下牙石的分布　　C. 是否有袋内溢脓
 D. 根面龋　　E. 牙龈退缩程度

【答案】A

166. 牙周探诊时，探诊压力应掌握在
 A. 小于 10g　　B. 10～15g　　C. 20～25g
 D. 30g 左右　　E. 30～50g

【答案】C

167. 牙龈组织炎症较重时，用正常力量探诊，探针尖端应终止在
 A. 正好在龈沟底部　　B. 达不到龈沟底部　　C. 结合上皮内
 D. 穿过结合上皮到达结缔组织　　E. 釉牙骨质界处

【答案】D

【解析】牙周探诊的主要目的是了解牙周袋的深度和附着水平，是判断牙周病变程度和制订治疗计划的重要依据。牙周探诊时，探诊压力不可过大，以免损伤牙周组织，探诊压力也不可过小，应掌握在 20～25g，这个力量能做到既探测到牙周袋的实际深度，又不致使患者疼痛和损伤。结合上皮既无角化层，也无上皮钉突，细胞间隙大，细胞之间的联系疏松，上皮通透性高，因此易被机械力穿透，在进行牙周探诊检查时，用正常力量探诊，探针会穿透到结合上皮内，使临床探诊深度大于组织学深度。牙龈组织炎症较重时，用正常力量探诊，探针尖端应终止在穿过结合上皮到达结缔组织。

【破题思路】牙周探诊、CPI 探诊的方法和探诊的内容

		牙周探诊	CPI 探诊
探诊方法	工具	牙周探针：尖端为钝头，顶端直径为 0.5mm	CPI 牙周探针：尖端为直径 0.5mm 小球，距顶端 3.5～5.5mm 为黑色区域，8.5mm 与 11.5mm 处两条环线
	探诊方法	①改良握笔式；②探诊力量 20～25g；③探针与牙长轴平行；④提插方式移动探针；⑤探诊按照一定顺序	①改良握笔式；②探诊力量不超过 20g；③探针与牙长轴平行；④上下短距离颤动；⑤探诊按照一定顺序
检查内容	探诊深度（PD）：龈缘至袋底或龈沟底的距离。健康的牙龈探诊深度不超过 2～3mm		牙龈出血情况
	附着水平（AL）：袋（沟）底至牙釉质牙骨质界的距离		龈下牙石
	探诊后出血		龈沟或牙周袋深度
	根分叉病变的检查：用普通的弯探诊或专门设计的 Nabers 探针探查		—
	龈下牙石		—

(168～170 题共用题干)

女，19 岁，上前牙松动 3 年，检查见上切牙松动Ⅱ度，扇形移位，口腔卫生较好，初步印象为局限型侵

袭性牙周炎。

168. 为确诊还应做的最重要的检查是
A. 查血　　　　　　　　　　　　　B. 活检
C. 脱落细胞诊断　　　　　　　　　D. 拍 X 线片
E. 殆力测定
【答案】D

169. 若已确诊，其可能还具有的特征如下，但不包括
A. 上颌第一磨牙近中垂直骨吸收　　B. 病变累及全口牙
C. 牙龈炎症表现轻微　　　　　　　D. 龈下菌斑中查出大量的伴放线聚集杆菌
E. 上前牙有深牙周袋
【答案】B

170. 对该患者的治疗措施中不适当的是
A. 牙周基础治疗　　　　　　　　　B. 反复进行口腔卫生指导
C. 首选口服甲硝唑　　　　　　　　D. 基础治疗后进行翻瓣手术治疗
E. 定期复查复治
【答案】C

【解析】确诊为局限型侵袭性牙周炎，最重要的检查是拍 X 线片看牙槽骨吸收的情况，故 168 题选 D。局限型侵袭性牙周炎的临床特征有上颌第一磨牙近中垂直骨吸收、牙龈炎症表现轻微、龈下菌斑中查出大量的伴放线聚集杆菌、上前牙有深牙周袋、好发牙位的典型特征是患牙局限于第一恒磨牙和上下切牙，不会累及全口牙，故 169 题选 B。局限型侵袭性牙周炎的主要致病微生物是伴放线聚集杆菌，伴放线聚集杆菌是微需氧菌，甲硝唑抗专性厌氧菌感染，对微需氧菌无效，应用抗生素治疗首选四环素族抗生素，应用甲硝唑时需与阿莫西林或螺旋霉素联合使用。牙周基础治疗、反复进行口腔卫生指导、基础治疗后进行翻瓣手术治疗、定期复查复治，均是局限型侵袭性牙周炎的治疗方法，故 170 题选 C。

【破题思路】	局限型侵袭性牙周炎
病因	伴放线聚集杆菌（Aa）是主要致病菌。防御能力缺陷
临床特征	年龄小；口腔卫生情况好；好发于第一恒磨牙和上下切牙；病程进展快，早期出现牙齿松动和移位
检查方法	X 线片所见第一磨牙形成典型的"弧形吸收"，在切牙区多为水平型骨吸收
治疗	牙周基础治疗；早期药物治疗，首选四环素或甲硝唑＋阿莫西林；定期复查复治；基础治疗后考虑手术治疗

（171～172 题共用题干）

患者，女性，20 岁，学生。1 年前开始刷牙时牙龈少量出血，近一周加重，服药后未见明显效果。否认药物过敏史。父母身体健康。检查：口腔卫生不良，牙石（++）。牙龈呈暗红色，边缘肿胀，龈乳头圆钝，质地松软，表面光亮。血象检查正常，探诊深度 3mm，松动（－），叩痛（－），上下前牙排列不齐，牙根似有外露，牙面沉积大量软垢，探诊易出血。

171. 为进一步明确诊断，还必须确认
A. 牙髓活力检查　　　B. 有无附着丧失检查　　　C. 牙周探诊深度检查
D. 实验室细菌检查　　E. 牙龈增生程度检查
【答案】B

172. 该患者可能的诊断是
A. 慢性牙周炎　　　　B. 侵袭性牙周炎　　　　　C. 慢性龈炎
D. 坏死性牙周炎　　　E. 药物过敏性口炎
【答案】A

【解析】根据题意，考虑患者的诊断是慢性龈炎或慢性牙周炎，二者区分的关键是有无附着丧失，因此必须进行有无附着丧失检查，才可明确诊断，故 171 题选 B。患者口腔卫生状况差，有牙龈的炎症和出血，诊断的关键点是区分慢性龈炎和慢性牙周炎，探诊深度 3mm，牙根似有外露，说明有附着丧失，患者可能的诊断是慢性牙周炎，故 172 题选 A。

【破题思路】牙龈炎和早期牙周炎的鉴别诊断

鉴别要点	牙龈炎	早期牙周炎
牙龈炎症	有	有
牙周袋	假性牙周袋	真性牙周袋
附着丧失	无	有，能探到釉牙骨质界
牙槽骨吸收	无	骨嵴顶吸收，或硬骨板消失

(173～174题共用题干)

患者，33岁，经检查初步印象是广泛型侵袭性牙周炎。

173. 确诊之前应做如下检查，除了
A. 试体温 B. X线片 C. 牙周袋深度
D. 附着丧失 E. 局部刺激因素

【答案】A

174. 若磨牙根分叉病变Ⅲ度，一般不采用的治疗方法是
A. 截根术 B. 植骨术 C. 袋壁切除术
D. 根向复位术 E. 牙半切术

【答案】B

【解析】患者确诊为广泛型侵袭性牙周炎，确诊之前应做如下检查：X线片了解牙槽骨的吸收情况；探牙周袋深度和附着丧失；检查口腔卫生状况，判断牙周组织破坏程度与局部刺激物的量是否成比例，而试体温对确诊广泛型侵袭性牙周炎意义不大。Ⅲ度根分叉病变，根分叉区的骨质已有"贯通性"破坏，治疗的目的是使根分叉区充分暴露，以利菌斑控制，可采用截根术、分根术、牙半切术、根向复位术、切除性新附着术等手术，植骨术对根分叉病变Ⅲ度效果不好。

【破题思路】广泛型侵袭性牙周炎

病因	①伴放线聚集杆菌（Aa）是主要致病菌 ②防御能力缺陷
临床表现	①常发生于35岁以下，也可见于年龄更大者 ②广泛的邻面附着丧失，累及除切牙和第一磨牙以外的恒牙至少3颗 ③有严重而快速的附着丧失和牙槽骨破坏 ④菌斑牙石的沉积因人而异 ⑤患者有时伴有全身症状，包括体重减轻、抑郁及全身不适等
治疗	①早期治疗，消除感染：菌斑控制、洁治、刮治等治疗，必要时手术治疗，如翻瓣术等 ②抗菌药物的应用：国外较多使用四环素族抗生素，常用米诺环素、多西环素。国内多建议用甲硝唑+阿莫西林 ③调整机体防御功能 ④定期复查，维持疗效

(175～177题共用题干)

患者，男，30岁。为去除烟斑，要求洁治。刷牙出血不明显。临床检查：大量菌斑、牙石，牙龈红肿不明显，探诊后点状出血，全口牙附着丧失2～3mm。

175. 临床诊断是
A. 慢性牙周炎 B. 慢性龈缘炎 C. 快速进展性牙周炎
D. 青少年牙周炎 E. 坏死溃疡性龈炎

【答案】A

176. 该患者没有坚持彻底的牙周治疗，1年后，因牙龈自发出血、疼痛、腐败性口臭3天就诊。对此最大可能的诊断是
A. 急性牙周脓肿 B. 急性坏死性溃疡性龈炎 C. 顽固性牙周炎
D. 牙周炎复发 E. 疱疹性龈口炎

【答案】B

177. 若需全身药物治疗，首选药物是
A. 甲硝唑　　　　　　　　　B. 四环素　　　　　　　　　C. 金霉素
D. 布洛芬　　　　　　　　　E. 多西环素
【答案】A
【解析】慢性牙周炎病起病缓慢，早期主要表现为牙龈的慢性炎症。患者可有刷牙或进食时的牙龈出血或口内异味，但一般无明显不适，不受重视。实际上此时已有牙周袋形成（探诊深度超过 3mm），且能探到釉牙骨质界，即已有附着丧失，X 线片上可见牙槽嵴顶高度降低，有水平或垂直骨吸收。探诊易出血，还能发现有附着丧失，因此即使探诊深度 <3mm，但根据已有附着丧失，说明该牙患有牙周炎。故 175 题选 A。慢性龈炎或牙周炎是急性坏死性溃疡性龈炎发生的重要条件，常发生于青壮年，以男性吸烟者多见，起病急、病程较短，以龈乳头和龈缘的坏死为其特征性损害，尤以下前牙多见。患处牙龈极易出血，疼痛明显，有典型的腐败性口臭。根据题干描述可知最可能的诊断是急性坏死性溃疡性龈炎，故 176 题选 B。本题诊断为急性坏死性溃疡性龈炎，引起该病的主要病原微生物是具核梭形杆菌、螺旋体和中间普氏菌，均为专性厌氧菌，甲硝唑杀灭专性厌氧菌，因此急性坏死性溃疡性龈炎抗菌药物首选甲硝唑。四环素、多西环素主要是侵袭性牙周炎的首选药物，故 177 题选 A。

(178～179 题共用题干)
患者，女，20 岁。主诉前牙牙缝变大 1 年。检查：上切牙松动、移位。双侧上、下第一磨牙松动 Ⅱ 度。
178. 若初步印象为侵袭性牙周炎，最实用、简便的一项辅助检查是
A. 中性粒细胞趋化功能　　　B. 家族史询问　　　　　　　C. 龈下菌斑涂片
D. X 线检查　　　　　　　　E. 全身系统病检查
【答案】D

179. 如果全身药物治疗，最佳选择是
A. 螺旋霉素 + 替硝唑　　　　B. 甲硝唑 + 阿莫西林　　　　C. 螺旋霉素 + 阿莫西林
D. 螺旋霉素 + 红霉素　　　　E. 牙周宁
【答案】B
【解析】侵袭性牙周炎重点检查切牙及第一磨牙邻面，拍摄 X 线片有助于发现早期病变。有条件时，可做微生物学检查发现伴放线聚集杆菌，或检查中性粒细胞有趋化和吞噬功能的异常。最实用、简便的一项辅助检查是 X 线检查，故 178 题选 D。甲硝唑、替硝唑均是硝基咪唑类抗生素，杀灭专性厌氧菌，对于引起侵袭性牙周炎的伴放线聚集杆菌（微需氧菌）无效，但甲硝唑和阿莫西林配伍使用可有效抑制伴放线聚集杆菌（Aa），对侵袭性牙周炎治疗选甲硝唑 + 阿莫西林，故 179 题选 B。螺旋霉素对牙周急性病症、牙周溢脓疗效较好。

(180～181 题共用题干)
患者，女，60 岁。牙床肿痛 2 天。检查左下第一磨牙颊侧牙龈肿胀，有波动感，叩痛轻，局限，有深牙周袋，热测反应同对照牙。
180. 该患牙最可能的诊断是
A. 根分叉病变　　　　　　　B. 边缘性龈炎　　　　　　　C. 慢性牙周炎
D. 牙槽脓肿　　　　　　　　E. 牙周脓肿
【答案】E

181. 当日的治疗措施是
A. 拔牙　　　　　　　　　　B. 龈下刮治　　　　　　　　C. 脓肿切开引流
D. 开髓、拔髓引流　　　　　E. 急性期翻瓣手术
【答案】C
【解析】牙周脓肿是牙周炎发展到晚期，出现深牙周袋后的一个常见的伴发症状。诊断要点：有牙周病病史；患牙持续性胀痛、跳痛、咀嚼痛；患牙松动，有深牙周袋，叩痛（+），牙髓测验有活力；龈组织近牙缘处呈半球形隆起，脓肿局限。该患者牙龈肿胀，有波动感，热测反应无异常，有深牙周袋，首选考虑发生牙周脓肿，故 180 题选 E。诊断为牙周脓肿，有跳痛和波动感，是脓肿切开引流的适应证，故 181 题选 C。

(182～187 题共用题干)
男，45 岁。主诉刷牙时牙龈出血，口腔有异味，双侧后牙及下前牙轻度松动，伴有咬合痛。
182. 主要应该进行的检查是
A. 探诊 + 叩诊　　　　　　　B. 扪诊 + X 线片　　　　　　C. 松动度检查
D. 温度测验 + 探诊　　　　　E. 牙周袋探诊 + X 线片

【答案】E

183. 如果拟诊断为慢性牙周炎，主要致病菌是
A. 放线菌　　　　　　　　　B. 牙龈卟啉单胞菌　　　　　　C. 乳杆菌
D. 变形链球菌　　　　　　　E. 嗜二氧化碳噬纤维菌

【答案】B

184. 晚期可能出现的伴发症状为
A. 中度深度牙周袋　　　　　B. 重度牙龈炎症　　　　　　　C. 急性牙周脓肿
D. 牙槽骨水平吸收　　　　　E. 牙齿咬合痛

【答案】C

185. 治疗的基本原则是
A. 控制菌斑＋彻底清除牙石　　B. 控制菌斑＋拔除松动牙　　　C. 松牙固定术
D. 牙周袋及根面药物处理　　　E. 牙周外科手术＋全身治疗

【答案】A

186. 下列关于牙周疗效维持及预防的叙述正确的是
A. 1～2年进行一次复查、复诊　　　　　B. 防治牙周炎，1～2年做一次洁治
C. 局部牙龈无炎症可以不拍X线片　　　 D. 患者复查时重点要检查全身情况
E. 牙周维护在治疗后的头三年最重要

【答案】E

187. 如果行牙周手术，改良翻瓣术的正确切口是
A. 梯形切口＋纵行切口　　　　　　　　B. 水平切口＋沟内切口
C. 纵行切口＋沟内切口　　　　　　　　D. 内斜切口＋纵行切口
E. 内斜切口＋沟内切口＋牙面水平切口

【答案】E

【解析】患牙有牙龈炎症和牙齿松动，考虑牙周炎，主要应该进行的检查是牙周袋探诊＋X线片，牙周袋探诊可检查牙周袋深度及附着丧失，X线片可了解牙槽骨的吸收情况，对于诊断及制订治疗计划都非常重要。本题题干中没有邻面龋、食物嵌塞、早接触等症状，因此A、B、C项错误。而温度测验一般用于检测牙髓活力，因此D项错误。故182题选E。牙龈类杆菌与慢性牙周炎关系紧密。放线菌、乳杆菌、变形链球菌与龋病有关；嗜二氧化碳噬纤维菌与慢性龈炎有关。故183题选B。牙周炎的四大基本症状为：牙龈炎症、牙周袋形成、牙槽骨吸收及牙齿松动，因此A、B、D项均是牙周炎的基本症状，而不是其伴发症状，因此A、B、D项均不选。牙齿咬合痛见于根尖周炎的患牙，E项不选。牙周炎的伴发症状有牙周脓肿、牙龈退缩及咬合创伤等，因此184题中，急性牙周脓肿应是慢性牙周炎的晚期伴发症状。故184题选C。治疗应针对慢性牙周炎的始动因素进行。治疗的基本原则是控制菌斑和彻底清除牙石，去除局部刺激因素，消除牙龈炎症，使牙周袋变浅和改善牙周附着水平，并争取适当的牙周组织再生；而且要使这些疗效能长期稳定地保持。故185题选A。大多数慢性牙周炎患者在经过当的治疗后，炎症消退，病情得到控制，但疗效的长期保持却有赖于患者坚持有效的菌斑控制，以及定期的复查、监测和必要的重复治疗。牙周维护在治疗后的头三年最重要。故186题选E。改良Widman翻瓣术的正确切口有三步：内斜切口＋沟内切口＋水平切口。第一切口：内斜切口（根向切口）一般在距龈缘1～2mm处进刀，向根方切入，直达牙槽嵴顶或其附近。第二切口：沟内切口，将刀片从袋底切入，直达牙槽嵴顶或其附近。将欲切除的袋壁组织与牙面分离。第三切口：也称牙间切口，用刀片与牙面垂直，在骨嵴顶的冠方，水平地切断袋壁组织与骨嵴顶及牙面的连接。三步可以将袋内壁的上皮和炎症组织切除。故187题选E。

【破题思路】慢性牙周炎	
病因	始动因素是牙菌斑，优势菌有牙龈卟啉单胞菌、福赛类杆菌、螺旋体等 全身及局部促进因素
临床表现	四大症状：牙龈炎症、牙周袋形成、牙槽骨吸收及牙齿松动 临床特征： ① 发病年龄：最常见于35岁以上的人，病变程度与年龄成正比 ② 累及范围：累及全口多个牙齿，也可一组牙或个别牙，好发于易沉积菌斑牙石的牙面 ③ 病程进展速度缓慢 ④ 局部病因与症状的协调性：局部刺激物量与病变严重程度一致

	续表
临床表现	⑤ 牙槽骨吸收：呈水平吸收 ⑥ 根据附着丧失和骨吸收波及的范围将慢性牙周炎分为局限型和广泛型。全口牙中有附着丧失和骨吸收的位点数≤30%，为局限型；若＞30%的位点受累，则为广泛型
伴发症状	① 根分叉病变、牙本质敏感症及根面龋 ② 食物嵌塞、咬合创伤 ③ 牙周脓肿 ④ 逆行性牙髓炎 ⑤ 牙移位
治疗	① 卫生宣教 ② 洁治、刮治和根面平整 ③ 调整咬合、松牙固定 ④ 手术治疗 ⑤ 牙周维护治疗

(188～191题共用题干)

男，20岁。牙松动1年，否认全身性疾病史。检查：牙面少量牙石，全口牙牙龈红肿，探诊出血，右上第一磨牙根尖片近中牙槽骨角形吸收为根长的1/2，上、下切牙牙槽骨吸收达根长1/3，余牙无牙槽骨吸收。

188.该患者应诊断为
A. 轻度慢性牙周炎　　　　　B. 中度慢性牙周炎　　　　　C. 重度慢性牙周炎
D. 局限型侵袭性牙周炎　　　E. 广泛型侵袭性牙周炎
【答案】D

189.诊断牙周炎的最主要依据是
A. 发现牙松动1年　　　　　B. 牙面存在牙石　　　　　　C. 牙龈红肿
D. 探诊出血　　　　　　　　E. 牙槽骨吸收
【答案】E

190.若该患者行全身抗生素治疗，常用的药物是
A. 甲硝唑和罗红霉素　　　　B. 阿莫西林和螺旋霉素　　　C. 甲硝唑和阿莫西林
D. 罗红霉素　　　　　　　　E. 螺旋霉素
【答案】C

191.牙周手术治疗最期望获得的愈合是
A. 炎症消退　　　　　　　　B. 牙龈退缩　　　　　　　　C. 瘢痕愈合
D. 长结合上皮愈合　　　　　E. 牙周组织再生
【答案】E

【解析】局限型侵袭性牙周炎患者年龄小，早期患者的菌斑、牙结石量很少，但却有较深牙周袋，牙周组织破坏程度与局部刺激物的量不成比例。局限于第一磨牙或切牙的邻面有附着丧失，至少波及两个恒牙，其中一个为第一磨牙。根据题干中的病史和临床检查，可以考虑局限型侵袭性牙周炎，故188题选D。牙周炎的主要特征是牙周袋形成、牙龈炎症、牙周附着丧失、牙槽骨吸收。诊断牙周炎的最主要依据是有牙槽骨吸收，故189题选E。甲硝唑和阿莫西林配伍使用可有效抑制伴放线聚集杆菌。甲硝唑和阿莫西林是侵袭性牙周炎全身抗生素治疗的常用药，故190题选C。牙周组织再生是指在原来已暴露于牙周袋内的病变牙根面上有新的牙骨质形成，其中新生的牙周膜纤维埋入，这些纤维束的另一端埋入新形成的牙槽骨内，形成新的有功能性的牙周支持组织，新形成的结合上皮位于治疗前牙周袋底的冠方，牙周组织再生。牙周手术治疗最期望获得的愈合是牙周组织再生，故191题选E。牙周手术治疗后最常见的愈合方式是长结合上皮愈合。

(192～195题共用题干)

患者，25岁。口腔卫生情况不佳，左下第一恒磨牙有牙周-牙髓联合病变，疼痛剧烈，但患牙无松动。为了消除病痛，恢复健康。

192.首先采取的措施是
A. 早期充填　　　　　　　　B. 开髓引流，阻止炎症扩展　　　C. 消炎止痛
D. 促进牙周软组织健康　　　E. 使用氟化物
【答案】B

193. 上述治疗措施属于
A. 口腔健康教育　　　　　B. 特殊防护措施　　　　　C. 一级预防
D. 二级预防　　　　　　　E. 三级预防
【答案】D

194. 同时还应对其采取
A. 左下第一恒磨牙脱敏　　B. 左下第一恒磨牙充填　　C. 左下第一恒磨牙牙周治疗
D. 左下第一恒磨牙调𬌗　　E. 左下第一恒磨牙拔除
【答案】C

195. 另外，还应嘱咐患者做好口腔保健，除了
A. 学习口腔健康知识　　　B. 养成良好的卫生习惯　　C. 合理使用氟化物
D. 定期口腔检查　　　　　E. 经常自我检查龋活性
【答案】E

【解析】牙周-牙髓联合病变治疗中，牙髓病急性疼痛症状明显者，须先进行牙髓治疗，然后再进行牙周治疗。消除病痛，恢复健康首先采取的措施是开髓引流，阻止炎症扩展，故192题选B。预防分三级预防。一级预防：旨在促进口腔健康，减少人群牙周疾病新病例的发生；主要是口腔健康教育和指导，培养定期进行口腔检查的习惯，纠正不良习惯和减少牙周疾病的局部促进因素；二级预防：旨在早发现、早诊断、早治疗，达到减轻疾病严重程度，防止进一步发展的目的；三级预防：属治疗范畴，旨在用各种药物和牙周手术方法最大限度地治愈牙周组织病损，防止功能障碍，恢复缺失牙，重建功能。患者此时的处理是为了减轻疾病的严重程度，属于二级预防，故193题选D。牙周-牙髓联合病变治疗中，牙髓病急性疼痛症状明显者，须先进行牙髓治疗，然后再进行牙周治疗，待急性期症状缓解后，予以根管治疗术及牙周综合治疗。该患者同时还应采取的处理措施是左下第一恒磨牙牙周治疗，故194题选C。该患者口腔卫生情况不佳，且有牙周-牙髓联合病变，A、B、C、D都是重要的口腔保健措施，患者未发现龋病，无须检查龋活性，故195题选E。

(196～199题共用题干)

女，48岁。主诉刷牙出血1个月余，并有口臭，口腔检查见尖牙唇侧和侧切牙舌侧牙石多，牙龈充血、水肿，轻探易出血，下前牙排列拥挤。

196. 下述哪项进一步的检查不是必需的
A. 探查龈沟底的附着位置　　　　　B. 测量牙周袋的深度
C. 摄X线片了解有无牙槽骨的吸收　 D. 对患牙逐一进行冷热测验
E. 检查患牙有无松动
【答案】D

197. 检查结果：①龈沟底附着在釉质牙本质根方；②牙周袋深度3.5mm；③X线示牙槽骨吸收；④患牙对冷热测反应一样；⑤患牙无松动。拟诊为
A. 慢性牙周炎　　　　　　B. 侵袭性牙周炎　　　　　C. 慢性龈炎
D. 肥大性龈炎　　　　　　E. 快速进展性牙周炎
【答案】A

198. 治疗方案中，哪项不妥
A. 口腔卫生宣教　　　　　　　　　B. 全口超声洁治术
C. 局部以3%过氧化氢冲洗牙周　　 D. 给予含漱液以改善口腔局部环境
E. 牙髓治疗
【答案】E

199. 若诊断为牙龈炎，则不会出现前述检查结果中的哪些
A. ①+③　　　　　　　　　B. ①+⑤　　　　　　　　　C. ②+④
D. ①+③+⑤　　　　　　　E. ③+⑤
【答案】A

【解析】患者口腔卫生状况差，有牙龈炎症，牙周检查包括牙龈检查，牙周探针探查龈沟底的附着位置，有无附着丧失；测量牙周袋的深度；检查患牙有无松动；X线片检查了解牙槽骨有无吸收。冷热温度测验检查用于判断牙髓状况，用于牙周检查是不合适的，故196题选D。慢性龈炎和肥大性龈炎都不会出现牙槽骨吸收，故排除C和D；侵袭性牙周炎和快速进展性牙周炎会出现附着丧失，龈沟底附着在釉质牙骨质根方，发展快，患牙会出现松动，故排除B和E。只有慢性牙周炎符合上述临床表现，故197题选A。牙周炎的治疗包括控制菌斑、洁治术、刮治术和根面平整、牙周袋及根面的局部药物治疗、牙周手术、调𬌗等。牙髓治疗用于牙体牙

髓病的治疗，与牙周炎的治疗关系不大，故198题选E。牙龈炎症和出血在牙龈炎与牙周炎中均可存在，应根据有无牙周袋形成、牙槽骨的吸收等来区别两者。故若为牙龈炎不会出现附着丧失、牙周袋和牙槽骨吸收，故199题选A。

（200～202题共用题干）

患者，女性，20岁。因双侧后牙咀嚼无力而就诊。检查：双侧上第一磨牙松动Ⅱ度，下切牙松动Ⅰ度，口腔卫生尚好。如果初步印象为局限型侵袭性牙周炎。

200. 若需进一步确诊，下列哪一项辅助检查最关键
    A. 查血　　　　　　　　　　B. 询问家族史　　　　　　　　C. 龈下菌斑涂片
    D. 口腔卫生习惯　　　　　　E. 拍X线片
【答案】E

201. 最可能发现的体征是
    A. 牙周袋探诊深度PD≥5mm　　　　　　B. X线片示上第一磨牙根周膜增宽
    C. X线片示上第一磨牙牙槽骨呈垂直吸收　D. 牙龈退缩
    E. 切牙间隙增大
【答案】C

202. 应选择的治疗方案中哪一项不正确
    A. 牙周的基础治疗　　　　　　　　　　B. 定期复治
    C. 全身抗生素疗法，甲硝唑为首选药　　D. 拍X线片，决定第一磨牙的治疗方案
    E. 可定期做龈下菌斑细菌学检查
【答案】C

【解析】快速的牙周附着丧失和骨吸收是侵袭性牙周炎的主要特点，需要拍X线片检查骨吸收的情况，故200题选E。局限型侵袭性牙周炎有快速的骨吸收，第一磨牙牙槽骨呈垂直吸收，故201题选C。局限型侵袭性牙周炎治疗原则：早期治疗，防止复发；洁治、刮治和根面平整等基础治疗；根据每位患者菌斑和炎症的控制情况，确定复查的间隔期；拍X线片，决定第一磨牙的治疗方案，可定期做龈下菌斑细菌学检查；早期应用抗生素，但甲硝唑对伴放线聚集杆菌（Aa）无效，需甲硝唑与阿莫西林联合或者选四环素族抗生素。故202题选C。

（203～204题共用题干）

一患者左上第二磨牙腭侧牙龈肿胀、疼痛2天。检查：左上第二磨牙腭侧牙龈呈卵圆形红肿，波动感（+），初步考虑是急性牙周脓肿。

203. 确诊前做如下检查，除了
    A. 牙周袋深度　　　　　　　　B. 脓肿部位
    C. 牙齿松动度　　　　　　　　D. 殆力测定
    E. 牙髓活力测验
【答案】D

204. 此患者首诊应选择的治疗措施不包括
    A. 拔除无望保留的牙，以达彻底引流　　B. 切开引流
    C. 局部牙周袋内用药　　　　　　　　　D. 调磨明显的早接触点
    E. 0.12%氯己定含漱液含漱3天
【答案】A

【解析】急性牙周脓肿需检查牙周袋深度、脓肿部位、牙齿松动度以及牙髓活力测验来鉴别牙周脓肿、牙槽脓肿和牙龈脓肿。殆力测定与牙周脓肿的诊断关系不大，故203题选D。急性牙周脓肿的治疗原则是消炎止痛、防止感染扩散以及使脓液引流。在脓肿初期脓液尚未形成前，可清除大块牙石，冲洗牙周袋，将防腐抗菌药放入袋内，不需要深刮除净龈下牙石。必要时全身给以抗生素或支持疗法。当脓液形成且局限，出现波动时，可进行引流。切开引流后的数日应嘱患者用盐水或氯己定等含漱。对于患牙有咬合接触疼痛者，可将明显的早接触点调磨，使患牙获得迅速恢复的机会。急性期一般不考虑拔牙，故204题选A。

（205～206题共用题干）

患者，男，45岁。半年来反复发作全口牙龈红肿出血、疼痛，曾在外院治疗但效果不明显。检查发现全口牙龈明显红肿，质地松软，触易出血，多处牙周脓肿。

205. 考虑可能的原因及诊断
    A. 急性坏死性溃疡性牙周炎　　　　　　B. 合并糖尿病牙周炎

C. 侵袭性牙周炎　　　　　　　　　　　　D. 慢性牙周炎急性活动期
E. 急性多发性牙周脓肿

【答案】B

206. 最佳应急处理

A. 脓肿切开引流，漱口液含漱
B. 口服消炎药，局部冲洗上药
C. 彻底洁治、刮治冲洗上药，口服消炎药
D. 先口服消炎药，做进一步检查后再确定治疗
E. 去除大块牙石，切开脓肿，漱口液含漱，全身用药

【答案】E

【解析】患者牙周组织的炎症加重，龈缘红肿呈肉芽状增生，易出血和发生牙周脓肿是合并糖尿病牙周炎的典型临床表现，B 正确；侵袭性牙周炎表现为局限于第一磨牙和切牙的牙槽骨快速吸收，排除 C；慢性牙周炎急性活动期表现为牙槽骨吸收迅速，排除 D。故 205 题选 B。合并糖尿病牙周炎的治疗为首先去除大块牙石，不做牙周彻底治疗，切开脓肿可配合全身用药，等脓肿消退后再做彻底牙周治疗，E 答案对于治疗糖尿病牙周炎较为全面，E 正确；A、B、C、D 皆不全面，均可排除。故 206 题 E。

(207～210 题共用题干)

患者，女，30 岁，自诉牙龈出血 1 月，检查牙龈红肿，探针深度 4mm，未探及附着丧失。

207. 如果诊断为慢性龈缘炎，采用的主要治疗方法是

A. 根面平整术　　　　　　B. 洁治术　　　　　　C. 口服替硝唑
D. 翻瓣术　　　　　　　　E. 牙冠延长术

【答案】B

208. 如果患者戴有心脏起搏器，应注意的是

A. 只能用含漱法控制菌斑　　B. 禁止做洁治术　　　C. 禁用超声洁牙机
D. 超声洁牙后服用抗生素　　E. 超声洁牙前服用抗生素

【答案】C

209. 如果患者治疗后 10 年来复诊，清除龈上牙石后，发现多数牙有 5～6mm 的牙周袋，此时应做的治疗是

A. 洁治术　　　　　　　　B. 龈下刮治术　　　　C. 牙周夹板
D. 翻瓣术　　　　　　　　E. 牙龈成形术

【答案】B

210. 如果 X 线片显示右下颌第一磨牙近中有窄而深的垂直型骨吸收，若采用手术治疗，最理想的手术方法为

A. 牙龈切除术　　　　　　B. 改良性 Widman 翻瓣术　　C. 截根术
D. 牙半切除术　　　　　　E. 引导性组织再生术

【答案】E

【解析】慢性龈缘炎治疗以去除牙石为主，主要治疗方法应行洁治术，B 正确；根面平整术是牙周炎的治疗方法，排除 A；替硝唑主要用于杀灭厌氧菌，用于急性炎症期的治疗，慢性龈炎一般不用，排除 C；翻瓣术用于经牙周基础治疗后牙周袋深度仍 >5mm 的牙周炎，排除 D；牙冠延长术用于临床牙冠过短的病例，排除 E。故 207 题选 B。超声洁治术禁忌证为有传染性疾病的患者、戴心脏起搏器者、瓷修复体和黏着修复体等，如果患者戴有心脏起搏器，应注意的是禁用超声洁牙机。故 208 题选 C。10 年后发现多数牙有 5～6mm 的牙周袋，说明发展成了牙周炎，所以需要做的治疗是龈下刮治术，B 正确；牙周炎只做洁治术是不够的必须配合龈下刮治术，排除 A；牙周夹板用于松动牙的固定，排除 C；翻瓣术用于经牙周基础治疗后牙周袋深度仍 >5mm 的牙周炎，排除 D；牙龈成形术用于牙龈外形不佳的病例，排除 E。故 209 题选 B。右下颌第一磨牙近中有窄而深的垂直型骨吸收，其他壁均为骨质，因牙周膜细胞来源丰富，且易于提供牙周膜细胞生长的空间，做引导性组织再生术效果最好，最佳的治疗选择是引导性组织再生术，E 正确。基础治疗后牙龈肥大增生仍未消退，为牙龈切除术的适应证，排除 A；Widman 翻瓣术适用于经牙周基础治疗后牙周袋深度仍 >5mm 的患牙，根分叉病变需在直视下清除牙石、平整根面等，排除 B；截根和牙半切除术适用于Ⅲ度或Ⅳ度根分叉病变，排除 C、D。故 210 题选 E。

【破题思路】 牙周基本手术的适应证、手术切口及术后愈合

手术	适应证	切口	术后愈合
牙龈切除术及牙龈成形术	① 牙龈纤维性增生、药物性牙龈肥大，牙周基础治疗后牙龈仍肥大、增生，形态不佳者 ② 后牙区中等深度的骨上袋，袋底不超过膜龈联合，附着龈宽度足够者 ③ 冠周龈片覆盖在阻生牙面上，该阻生牙的位置基本正常	冠向切口（外斜切口）：用斧形切龈刀，刀刃斜向冠方，与牙长轴呈45°角，切除牙龈	临床上牙龈外观正常，正常的龈沟建立：术后2周 组织学上的完全愈合：术后6～7周
改良Widwan翻瓣术	① 深牙周袋或复杂性牙周袋，经基础治疗后牙周袋仍在5mm以上，且探诊后出血者 ② 牙周袋底超过膜龈联合，不宜做牙周袋切除者 ③ 有骨下袋形成，需做骨修整或需进行植骨者	水平切口分三步： 第一切口：内斜切口（根向切口），一般在距龈缘1～2mm处进刀，向根方切入，直达槽嵴顶或其附近。刀片与牙面成10°角 第二切口：沟内切口 第三切口：牙间切口	最常见的愈合方式是长结合上皮愈合
引导性牙周组织再生术（GTR）	垂直型吸收形成的骨下袋，三壁袋和二壁袋的效果好；Ⅱ度根分叉病变	同翻瓣术	牙周组织再生

（211～214题共用题干）

患者，男，38岁。右下后牙冷热痛2周，自发痛2天。检查：右下后牙未见龋及根尖病变。右下第一磨牙颊侧根分叉可探入，在颊侧中央有一窄而深达9mm的牙周袋，牙髓活力无反应，X线片：右下第一磨牙根分叉处可见一骨密度降低区。

211. 最可能的诊断是
A. 根分叉病变　　　　　　　B. 急性根尖炎　　　　　　　C. 牙周脓肿
D. 牙周-牙髓联合病变　　　　E. 殆创伤
【答案】D

212. 可能的感染途径不包括
A. 牙周袋内毒素刺激　　　　B. 根尖孔　　　　　　　　　C. 根分叉处副根管
D. 根尖1/3处的侧支根管　　 E. 根尖
【答案】E

213. 牙髓治疗最应选择
A. 干髓术　　　　　　　　　B. 根管治疗　　　　　　　　C. 塑化治疗
D. 空管治疗　　　　　　　　E. 盖髓术
【答案】B

214. 下面的治疗方案不正确的一项是
A. 牙周基础治疗　　　　　　B. 调殆　　　　　　　　　　C. 牙髓治疗后立即牙周手术
D. 局部用药　　　　　　　　E. 同时牙髓治疗
【答案】C

【解析】右下后牙未见龋及根尖病变。右下第一磨牙颊侧根分叉可探入，在颊侧中央有一窄而深达9mm的牙周袋，牙髓活力无反应，X线片：右下第一磨牙根分叉处可见一骨密度降低区，可得知该牙是由于深牙周袋引起牙髓病变，诊断为牙周-牙髓联合病变，D正确；根分叉病变可表现为深牙周袋，但不一定伴有牙髓活力无反应，排除A；急性根尖炎一般无深牙周袋，排除B；牙周脓肿表现为牙龈肿胀，呈球状椭圆形突起，排除C；单纯殆创伤不会引起牙周袋，排除E。故211题选D。牙周-牙髓联合病变的感染主要有：牙周袋内毒素刺激、根尖孔、根分叉处副根管、根尖1/3处的侧支根管，A、B、C、D均可排除。根尖不是牙周-牙髓联合病变的感染途径，故212题选E。牙周-牙髓联合病变的治疗以根管治疗为主，同时配合牙周治疗，B正确。干髓术适用于后牙早期牙髓炎，因其远期效果差，现在很少应用，排除A；塑化治疗及空管治疗由于其远期疗效不佳已渐被淘汰，排除C、D，故213题选B。对于牙周-牙髓联合病变，除了根管治疗治疗牙髓病外，对于该牙还应进行调殆、牙周基础治疗、局部配合药物治疗等，A、B、D、E均可排除。只有在牙周治疗后牙周袋仍>5mm时才要手术治疗，牙髓治疗后立即牙周手术是错误的，故214题选C。

(215～217题共用题干)

男，46岁。牙龈刷牙时出血3年。检查见全口牙石(++)，牙面色素多，牙龈中度红肿，探诊普遍有出血，探诊深度4～6mm，附着丧失2～4mm，未见牙齿松动。否认全身疾病史。

215. 最可能的诊断是
   A. 慢性龈炎
   B. 坏死性龈炎
   C. 慢性牙周炎
   D. 侵袭性牙周炎
   E. 白血病的龈病损

【答案】C

216. 对该患者的治疗应包括下列内容，但一般不包括
   A. 口腔卫生指导
   B. 洁治术
   C. 刮治及根面平整
   D. 口服阿莫西林
   E. 牙周维护治疗

【答案】D

217. 如果在基础治疗后，右下第一磨牙近中探诊深度仍为6mm，X线片显示近中有垂直骨吸收1/2，对该牙最佳的手术治疗方法为
   A. 牙龈切除术
   B. 袋壁搔刮术
   C. 翻瓣术
   D. 引导性组织再生术
   E. 截根术

【答案】D

【解析】215题考查的知识点是慢性牙周炎的诊断。该病例患者口腔卫生状况差，有牙龈的炎症、牙槽骨吸收、附着丧失，符合慢性牙周炎的诊断，C正确。因有牙周袋和附着丧失，可排除A；没有牙龈坏死表现，可排除B；根据患者的年龄和病情程度为中度，可判断病情进展较慢，可排除D；牙龈有红肿，并非为苍白色的肿大，也无其他白血病的表现，排除E。故215题选C。216题考查的知识点是慢性牙周炎的治疗。每位牙周炎患者都应接受牙周基础治疗和牙周维护治疗，备选答案A、B、C都是牙周基础治疗的内容，E为牙周维护治疗，都是应进行的治疗；不伴有全身疾病的轻、中度慢性牙周炎患者没有必要使用全身药物，因此治疗的内容应不包括D，故216题选D。217题考查的知识点是牙周手术治疗中的引导性组织再生术。根据病例中给出的表现，有较深的骨内袋，对骨内袋病损，牙周膜细胞来源丰富，且易于提供牙周膜细胞生长的空间，最佳的手术治疗方案为引导性组织再生术，因此正确答案为D。其他的方法都不是最佳方法。故217题选D。

(218～219题共用题干)

男，43岁，刷牙出血2年，冷热刺激酸痛，无自发痛、夜间痛，下前牙咬合无力半年。检查：牙石指数为3，牙龈充血肿胀，下中切牙松动I度，牙周袋5mm，牙龈退缩2mm，上下磨牙牙周探诊深度4～5mm。

218. 最可能的诊断是
   A. 药物性牙龈增生
   B. 慢性牙周炎
   C. 牙龈纤维瘤病
   D. 慢性龈炎
   E. 侵袭性牙周炎

【答案】B

219. 此时对该患者的第一步治疗是
   A. 口服阿莫西林
   B. 牙周袋内涂四环素药膏
   C. 拔除松动的下中切牙
   D. 刮治
   E. 洁治

【答案】E

【解析】218题所考知识点是慢性牙周炎的诊断和鉴别诊断。从题干中可看到，临床表现中有牙周袋形成、牙齿松动，可排除牙龈炎的诊断，即排除A、C和D；患者的年龄较大，牙周炎的病情为中度，表明进展较慢，临床表现符合慢性牙周炎的表现，因此，可排除E，正确答案为B，故218题选B。219题考查的知识点是慢性牙周炎的治疗，首要的治疗是去除病因，第一步是通过洁治术清除龈上牙石、菌斑，之后才能进行龈下刮治以清除龈下牙石，因此正确答案为E，可排除D。慢性牙周炎局部治疗即可获得疗效，不需要全身用药，因此可排除A；在没有去除牙石前不能用抗生素，可排除B；前牙松动I度，破坏程度尚未达到需拔除的程度，可排除备选答案C。故219题选E。

(220～221题共用题干)

患者，女，60岁。牙床肿痛2周，1年前曾有过肿痛，但未治疗。检查：左上6颊侧牙龈肿胀，有一瘘管，瘘管指向根尖方向，其颊侧中央及近中、远中、舌侧均有5～6mm的牙周袋。

220. 为明确诊断，应做的一项重要检查是
   A. 探诊出血
   B. 牙齿松动度
   C. 拍摄X线片
   D. 根分叉的探查
   E. 探查龈下牙石

【答案】C

221. 该患牙最可能的诊断是
   A. 牙髓炎　　　　　　　　　B. 慢性牙周炎　　　　　　　　C. 边缘性龈炎
   D. 根分叉病变　　　　　　　E. 牙周-牙髓联合病变
【答案】E
【解析】此患者牙床肿痛，左上6颊侧牙龈肿胀，有一瘘管，瘘管指向根尖，颊侧中央及近中、远中、舌侧均有深牙周袋，怀疑患牙有牙周炎，需要拍X线片看牙槽骨是否有吸收，以明确诊断，所以C项正确。探诊出血可以诊断为牙龈炎症，排除A；牙齿松动和根分叉病变是牙周炎晚期特征，早期不会出现，排除B、D；龈下牙石是牙龈炎、牙周炎的刺激因素，不能帮助确诊，排除E。故220题选C。此患者颊侧中央及近中、远中、舌侧均有深牙周袋，怀疑患者有牙周炎，而牙床肿痛，左上6颊侧牙龈肿胀，有一瘘管，瘘管指向根尖，怀疑患者在左上6有牙髓根尖周病变，由于有深牙周袋，所以此牙根尖周病变来源于牙周袋逆行性感染，患牙最可能的诊断是牙周-牙髓联合病变，E项正确，其他选项可排除，故221题选E。

(222～224题共用备选答案)
   A. 系统病史的收集　　　　　B. 口腔病史及牙周病史　　　　C. 咬合功能的检查
   D. 牙周探诊　　　　　　　　E. 牙齿松动度的检查
222. 为了解牙周病的全身易感因素，必须进行
【答案】A
223. 在进行牙周组织病变检查时，首先应该考虑的是
【答案】B
224. 在牙周组织的诊断中最重要的检查方法是
【答案】D
【解析】牙周病与全身关系比较密切，在牙周病的病史采集中，要了解牙周病的全身易感因素，必须进行系统病史的收集，特别是与牙周病有关的系统性疾病，如血液病、糖尿病、心血管疾病等，故222题选A。在进行牙周组织病变检查时，首先应该考虑的是了解牙周病史及口腔病史，详细询问牙周病可能发生的诱因、疾病的发生发展过程、治疗经过及疗效，同时还要注意询问口腔病史，如根尖周炎可能在附着龈上出现瘘管，颌骨的肿瘤可导致牙根吸收、牙齿移位等，故223题选B。在牙周组织的诊断中最重要的检查方法是牙周探诊检查，通过牙周探诊，可了解牙周支持组织的丧失情况，探测整个牙列所有牙齿的每个面有无牙周袋形成，牙周袋的深度、牙周附着水平，根分叉病变及有无探诊出血，对牙周病的诊断和治疗起非常重要的作用，故224题选D。

(225～227题共用备选答案)
   A. 牙周探针　　　　　　　　B. 尖探针　　　　　　　　　　C. 洁治器
   D. 刮治器　　　　　　　　　E. 骨锉
225. 探测牙周袋深度时应使用
【答案】A
226. 探测牙石部位时应使用
【答案】B
227. 清除龈上牙石时应使用
【答案】C
【解析】探测牙周袋深度时应使用牙周探针，牙周探针是一种钝头有刻度的探针，用适当的力量探测牙周袋不会引起牙周组织损伤，并且刻度可以探测出牙周袋的深度及附着丧失的数值，对指导牙周病的治疗非常重要，故225题选A。探测牙石部位时应使用尖探针，用尖探针大弯端的尖紧贴牙面，可探查出龈下牙石的部位及多少，故226题选B。清除龈上牙石时应使用洁治器包括镰形器和锄形器，故227题选C。清除龈下牙石时使用刮治器，常用匙形刮治器，分通用型和Gracey刮治器；清除过高的骨棱、骨突、骨嵴或牙周根面平整术时使用骨锉。

(228～229题共用备选答案)
   A. 健康牙周　　　　　　　　B. 牙龈炎　　　　　　　　　　C. 慢性牙周炎
   D. Down综合征　　　　　　 E. 局限型侵袭性牙周炎
228. 优势菌是牙龈卟啉单胞菌的牙周疾病是
【答案】C
229. 优势菌是伴放线聚集杆菌的牙周疾病是
【答案】E

【解析】牙龈卟啉单胞菌是慢性牙周炎的优势菌，故228题选C。伴放线聚集杆菌是局限型侵袭性牙周炎的优势菌，故229题选E。放线菌是慢性龈炎的优势菌。Down综合征与产黑色素拟杆菌有关。健康牙周寄居有许多细菌，保持菌群之间的平衡，是口腔的正常菌群，对牙周无害，甚至有益。

（230～233题共用备选答案）
A. 四环素　　　　　　　　B. 甲硝唑　　　　　　　　C. 螺旋霉素
D. 罗红霉素　　　　　　　E. 环孢素

230. 能导致牙龈增生的药物是
【答案】E

231. 与骨组织亲和力大的药物是
【答案】A

232. 能有效杀灭厌氧菌而对兼性厌氧菌无效的是
【答案】B

233. 药物辅助治疗侵袭性牙周炎时宜选用的药物是
【答案】A

【解析】长期服用抗癫痫药物苯妥英钠，钙通道阻滞剂如硝苯地平、维拉帕米和免疫抑制剂环孢素可引起药物性牙龈增生，故230题选E。四环素族药物具有广谱抗菌作用、抑制胶原酶活性及对骨组织的高亲和力等特点，与骨组织亲和力大的药物是四环素，故231题选A。能有效杀灭厌氧菌而对兼性厌氧菌无效的是甲硝唑，故232题选B。四环素类药物对伴放线聚集杆菌具有较强抑制作用，侵袭性牙周炎主要的致病菌是伴放线聚集杆菌，故233题选A。螺旋霉素和罗红霉素是大环内酯类抗生素，对G^+菌抑制力强，对G^-菌也有一定的抑制作用，能有效地抑制黏性放线菌、产黑色素类杆菌及螺旋体等。

（234～236题共用备选答案）
A. 咬合创伤　　　　　　　B. 慢性牙周炎　　　　　　C. 侵袭性牙周炎
D. 慢性龈炎　　　　　　　E. 牙龈增生肥大

234. 个别牙或数个牙出现宽而浅的骨上袋，袋内牙石较多，应考虑
【答案】B

235. 个别牙出现窄而深的骨下袋并常伴牙周脓肿形成，应考虑
【答案】A

236. 早期出现多数牙松动，牙龈炎症轻，袋内牙石较少，应考虑
【答案】C

【解析】慢性牙周炎表现为水平型牙槽骨吸收，使牙槽嵴高度降低，通常形成宽而浅的骨上袋，袋内牙石较多，故234题符合慢性牙周炎的特点，故选B。咬合创伤由于咬合关系不正常，或咬合力量不协调，引起的牙周支持组织的损伤，可形成窄而深的骨下袋伴牙周脓肿，病变局限于个别牙，故235题符合咬合创伤的特点，故选A。侵袭性牙周炎多见于年轻患者，牙石等刺激物不多，炎症不明显，早期出现多数牙松动，故236题符合侵袭性牙周炎的表现，故选C。慢性龈炎和牙龈增生肥大无牙周袋形成，可排除D和E。

（237～240题共用备选答案）
A. 龈袋　　　　　　　　　B. 骨上袋　　　　　　　　C. 骨下袋
D. 复合袋　　　　　　　　E. 复杂袋

237. 袋底位于牙槽嵴冠方的牙周袋为
【答案】B

238. 袋底位于牙槽嵴根方的牙周袋为
【答案】C

239. 假性牙周袋又称
【答案】A

240. 垂直牙槽骨吸收时常伴随的牙周袋是
【答案】C

【解析】牙槽骨呈水平吸收，使牙槽嵴高度降低，袋底位于牙槽嵴冠方的牙周袋称为骨上袋，故237题选B。牙槽骨发生垂直方向或斜行的吸收，与牙根面之间形成一定角度的骨缺损，牙槽嵴高度降低，袋底位于牙槽嵴根方的牙周袋称骨下袋，故238题和240题选C。龈袋不发生附着丧失也可称假性牙周袋，故239题选A。

（241～243题共用备选答案）
A. 慢性牙周炎　　　　　　B. 牙周-牙髓联合病变　　　C. 侵袭性牙周炎

D. 牙龈退缩 　　　　　　　　　　E. 慢性龈炎

241. 单个牙窄而深的局限性牙周袋常见于

【答案】B

242. 早期牙龈炎症较轻但牙周袋深常见于

【答案】C

243. 发病年龄晚，病损常累及大多数牙，多见于

【答案】A

【解析】单个牙窄而深的局限性牙周袋常由咬合创伤及牙髓-牙周联合病变所引起，故241题选B。侵袭性牙周炎常见于年轻人，早期牙龈炎症较轻但牙周袋深，故242题选C。慢性牙周炎，发病年龄较大，病损常累及大多数牙，发展较慢，故243题选A。

(244～247题共用备选答案)
A. 水平型骨吸收　　　　B. 垂直型骨吸收　　　　C. 凹坑状吸收
D. 反波浪形骨吸收　　　E. 弧形骨吸收

244. 侵袭性牙周炎下颌第一磨牙的骨吸收

【答案】E

245. 形成骨上袋时的牙槽骨吸收形式

【答案】A

246. 形成骨下袋时的牙槽骨吸收形式

【答案】B

247. 牙槽间隔的骨嵴顶吸收

【答案】C

【解析】侵袭性牙周炎下颌第一磨牙的邻面及近远中面均有垂直型骨吸收，形成弧形吸收，故244题选E。骨上袋袋底位于釉牙骨质界根方、牙槽嵴顶的冠方，牙槽骨呈水平型吸收，故245题选A。骨下袋牙周袋底位于牙槽嵴顶的根方，牙槽骨呈垂直型骨吸收，246题选B。牙槽间隔的骨嵴顶吸收，其中央与龈谷相应的部分破坏迅速，而颊舌侧骨质仍保留，形成弹坑状或火山口状缺损，叫凹坑状骨吸收，故247题选C。

(248～250题共用备选答案)
A. 牙间间断缝合　　　　B. 间断缝合　　　　C. 悬吊缝合
D. 锚式缝合　　　　　　E. 褥式缝合

248. 牙周手术时，颊舌侧龈瓣高度不一致时，应采用的缝合方法

【答案】C

249. 牙周手术时，两牙之间有较大缝隙或龈乳头较宽时，应采用的缝合方法

【答案】E

250. 牙周手术时，与缺牙间隙相邻处的龈瓣缝合，应采用的缝合方法

【答案】D

【解析】悬吊缝合主要是利用术区的牙齿来悬吊固定龈瓣，适用于颊舌侧龈瓣高度不一致时，故248题选C。褥式缝合适用于两牙之间有较大缝隙或龈乳头较宽时，故249题选E。锚式缝合适用于最后一个磨牙远中楔形瓣的缝合，或与缺牙间隙相邻处的龈瓣闭合，故250题选D。牙间间断缝合和间断缝合主要适应于颊舌侧龈瓣高度一致时的缝合。

(251～252题共用备选答案)
A. 慢性龈缘炎　　　　　B. 急性龈乳头炎　　　　C. 青春期龈炎
D. 慢性牙周炎　　　　　E. 伴糖尿病的牙龈炎

251. 病变较广泛，发病主要与大量菌斑堆积有关，有附着丧失的疾病是

【答案】D

252. 病变较广泛，出血重，溢脓，易于发生牙周脓肿的疾病是

【答案】E

【解析】慢性牙周炎主要表现为全口病变广泛，始动因素是牙菌斑，发病主要与大量菌斑堆积有关，有牙槽骨吸收和附着丧失，故251题选D。伴糖尿病的牙周炎患者牙周组织的炎症加重，龈缘红肿呈肉芽状增生，易出血和发生牙周脓肿，故252题选E。慢性龈缘炎和青春期龈炎无附着丧失；急性龈乳头炎表现为牙龈乳头的红肿出血。

(253～256题共用备选答案)
A. 牙龈成形术　　　　　　　　B. 牙冠延长术　　　　　　　　C. 根向复位瓣术
D. 引导性组织再生术或植骨术　　E. 截根术
下列情况最可能采取的术式是

253. 根柱较长的下颌磨牙Ⅱ度根分叉病变，龈缘足够高
【答案】D

254. 慢性龈炎经牙周基础治疗后炎症消退，牙龈形态仍不能恢复正常
【答案】A

255. 牙折裂达龈下，影响修复治疗
【答案】B

256. 角化龈过窄，牙周袋底超过膜龈联合
【答案】C

【解析】根柱较长的下颌磨牙Ⅱ度根分叉病变，龈缘足够高度说明能覆盖根分叉，病变较轻，可行引导性组织再生术+植骨术，以期获得根分叉处的牙周组织再生，形成新的附着，修复缺损的骨组织，故253题选D。慢性龈炎经牙周基础治疗后炎症消退，牙龈形态仍不能恢复正常，需做牙龈成形术，恢复牙龈形态和功能，故254题选A。牙冠延长术适用于牙冠折断或龋坏达龈下时，会影响修复体的制作，需将临床牙冠延长，为制作良好的修复体创造条件，牙折裂达龈下，影响修复治疗做牙冠延长术，故255题选B。角化龈过窄，牙周袋底超过膜龈联合是翻瓣术的适应证，翻瓣术后，采用根向复位瓣术，彻底消除牙周袋，故256题选C。截根术多适用于Ⅲ度或Ⅳ度根分叉病变或者牙根纵裂的患牙。

(257～258题共用备选答案)
A. 龈增生，呈细小分叶状　　　　　　　B. 龈呈瘤样突起，有蒂、鲜红、质软
C. 龈乳头呈球样增生、质软，多见于前牙唇侧　　D. 龈退缩、鲜红、质软
E. 龈肥大、色粉、质硬

257. 妊娠期龈瘤牙龈表现为
【答案】B

258. 青春期龈炎牙龈表现为
【答案】C

【解析】妊娠期龈瘤多发生于单个牙的牙龈乳头，始发于妊娠第3个月，呈瘤样突起，色泽鲜红，表面光滑，质地松软，故257题选B。药物性牙龈增生是服药后出现牙龈组织的增生，牙龈组织肥大，纤维组织增生，色泽粉，青春期龈炎是青春期性激素水平的变化，使原有的牙龈炎明显加重，多见于前牙唇侧，舌侧较少发生，牙龈呈瘤样突起，鲜红、光亮、质软，故选258题选C。

(259～261题共用备选答案)
A. 游离龈移植术　　　　　　　B. 冠延长术　　　　　　　　C. 牙龈切除术
D. 引导性组织再生术　　　　　E. 侧向转位瓣术

259. 窄而深的三壁骨下袋，最适合做
【答案】D

260. Ⅱ度根分叉病变，龈组织高度能完全覆盖根分叉，可选择的手术
【答案】D

261. 单个牙牙周组织萎缩，缺损窄，周围组织健康
【答案】E

【解析】窄而深的三壁骨袋因牙周膜细胞来源丰富，且易于提供牙周膜细胞生长的空间，做引导性组织再生术效果最好，窄而深的三壁骨下袋，最适合做引导性组织再生术，故259题选D。Ⅱ度根分叉病变，龈组织高度能完全覆盖根分叉，说明病变较轻，可行引导性组织再生术，以期获得根分叉处的牙周组织再生，形成新的附着，故260题选D。单个牙牙周组织萎缩，缺损窄，周围组织健康，可选择侧向转位瓣术，利用健康的牙龈形成带蒂的龈黏膜瓣，向牙龈退缩病变区转移，以覆盖牙周组织萎缩的根面，用以治疗个别牙较窄的牙龈退缩，故261题选E。游离龈移植术是将自体健康的角化牙龈组织移植到患区，以加宽附着龈，加深前庭沟，较多用于下前牙唇侧附着龈过窄者；牙龈切除术适合经牙周基础治疗后牙龈仍肥大、增生，形态不佳者；牙冠延长术适用于牙冠折断或龋坏达龈下时，会影响修复体的制作，需将临床牙冠延长，为制作良好的修复体创造条件。

(262～264题共用备选答案)
A. 牙龈切除术　　　　　B. 翻瓣术　　　　　C. 分根术
D. 牙冠延长术　　　　　E. 断根术

262. Ⅲ度根分叉病变应选择的手术
【答案】C
263. 根分叉区根面牙石应选择的手术
【答案】B
264. 药物性牙龈增生应选择的手术
【答案】A

【解析】Ⅲ度或Ⅳ度根分叉病变，临床治疗的适应证是做截根术、分根术或牙半切除术，以利于控制菌斑，达到保存患牙的目的，本题中对于Ⅲ度根分叉病变应选择的手术只有分根术，故262题选C。翻瓣术适用于经牙周基础治疗后牙周袋深度仍>5mm的患牙，根分叉病变需在直视下清除牙石、平整根面者，故263题选B。牙龈切除术适合经牙周基础治疗后牙龈仍肥大、增生，形态不佳者，药物性牙龈增生应选择的手术是牙龈切除术，故264题选A。牙冠延长术适用于牙冠折断或龋坏达龈下时，会影响修复体的制作，需将临床牙冠延长，为制作良好的修复体创造条件。

(265～267题共用备选答案)
A. 麝香草酚　　　　　　B. 氯己定　　　　　　C. 四环素
D. 磺胺类　　　　　　　E. 甲硝唑

265. 对抑制厌氧菌和螺旋体特别有效的是
【答案】E
266. 能抑制胶原酶及其他基质金属蛋白酶活性的药物是
【答案】C
267. 牙周手术后常局部应用以控制菌斑的是
【答案】B

【解析】甲硝唑是抑制革兰阴性厌氧菌和螺旋体特别有效的药物，故265题选E。四环素具有抑制胶原酶及其他基质金属蛋白酶的活性，故266题选C。氯己定是广谱抗菌剂，对G^+菌及G^-菌和真菌都有较强的抗菌作用，也具有抑制菌斑形成的作用，常用于牙周手术后控制菌斑，故267题选B。麝香草酚是窝洞消毒剂，25%麝香草酚乙醇溶液消毒窝洞；磺胺类药物为人工合成的抗菌药，对G^+菌和G^-菌、衣原体和某些原虫均有抑制作用。

(268～270题共用备选答案)
A. 硝苯地平　　　　　　B. 替硝唑　　　　　　C. 米诺环素
D. 青霉素　　　　　　　E. 罗红霉素

268. 能引起牙龈增生的药物是
【答案】A
269. 对Aa具有较强抑制作用的药物是
【答案】C
270. 对螺旋体作用最强的药物是
【答案】B

【解析】长期服用抗癫痫药物苯妥英钠，钙通道阻滞剂如硝苯地平、维拉帕米和免疫抑制剂环孢素可引起药物性牙龈增生，故268题选A。米诺环素是半合成的四环素族药物，四环素类药物对Aa具有较强抑制作用，故269题选C。对螺旋体作用最强的药物是替硝唑，故270题选B。罗红霉素是大环内酯类抗生素，对G^+菌抑制力强，对G^-菌也有一定的抑制作用，能有效地抑制黏性放线菌、产黑色素类杆菌及螺旋体等。

第四单元 反映全身疾病的牙周炎

1. 以下哪个细菌在HIV阳性患者牙周病中起重要作用
   A. 伴放线聚集杆菌 B. 白念珠菌 C. 牙龈卟啉单胞菌
   D. 中间普氏菌 E. 福赛坦菌

【答案】B

【解析】HIV感染者由于全身免疫功能的降低，容易发生口腔内的机会性感染，包括真菌感染、病毒感染、细菌感染等，龈下菌斑中白念珠菌的检出率显著高于非HIV感染的牙周炎患者，故B选项为正确答案。伴放线聚集杆菌是侵袭性牙周炎的致病菌；牙龈卟啉单胞菌和福赛坦菌是慢性牙周炎的致病菌；中间普氏菌是妊娠期龈炎的致病菌。

【破题思路】慢性龈炎致病菌：放线菌。
妊娠期龈炎致病菌：中间普氏菌（Pi）。
坏死性溃疡性龈炎致病菌：梭形杆菌、中间普氏菌、螺旋体。
慢性牙周炎致病菌：牙龈卟啉单胞菌（Pg）福赛坦菌（Tf）。
侵袭性牙周炎致病菌：伴放线聚集杆菌（Aa）。

2. 牙周脓肿不同于牙槽脓肿的主要鉴别点在于感染来自
   A. 牙髓病 B. 根尖周病变 C. 牙周袋
   D. 血源性感染 E. 外伤性感染

【答案】C

【解析】牙周脓肿和牙槽脓肿的鉴别：牙周脓肿的感染来源是牙周袋，而牙槽脓肿的感染来源是牙髓病或根尖周病变，所以C正确。牙髓病或根尖周病变是牙槽脓肿的感染来源，所以A、B错误。血源性感染、外伤性感染与两者鉴别无关，所以D、E错误。故此题选C。

【破题思路】

鉴别要点	牙周脓肿	牙槽脓肿
感染来源	牙周袋	牙髓病或根尖周病
牙周袋	有	一般无
牙体情况	一般无龋	有龋或非龋型疾病，或修复体
牙髓活力	有	无
脓肿部位	局限于牙周袋壁，较近龈缘	范围较弥漫，中心位于龈颊沟附近
疼痛程度	相对较轻	相对较重
牙松动度	松动明显，消肿后仍松动	一般松动较轻，治愈后牙齿恢复稳固
叩痛	相对较轻	很重
X线片	牙槽骨嵴有破坏，可有骨下袋	根尖可有骨质破坏，也可无
病程	相对较短，一般3~4天可自溃	相对较长，脓液排出需5~6天

3. Ⅱ度根分叉病变是指
   A. 根分叉区贯通性病变 B. 根间骨隔完全破坏 C. 可水平探入分叉区的1/2处
   D. 探诊时不能水平探入分叉区内 E. X线片上分叉区有明显的透射区

【答案】C

【解析】Ⅱ度根分叉病变：在多根牙一个或以上的分叉区内已有骨吸收，但尚未与对侧相通，根分叉区内尚有部分牙槽骨和牙周膜存在。临床探查时探针可从水平方向部分地进入分叉区内，但不能与对侧相通，X线片一般仅显示分叉区的牙周膜增宽，或骨质密度有小范围的降低。故C选项描述正确。

【破题思路】

分型	临床表现	X线片
Ⅰ度	从牙周袋内已能探到根分叉的外形，但尚不能水平探入分叉内	看不到分叉区牙槽骨的吸收
Ⅱ度	在多根牙一个或以上的分叉区内已有骨吸收，但尚未与对侧相通，根分叉区内尚有部分牙槽骨和牙周膜存在。临床探查时探针可从水平方向部分地进入分叉区内，但不能与对侧不相通	一般仅显示分叉区的牙周膜增宽，或骨质密度有小范围的降低
Ⅲ度	根分叉区的牙槽骨全部吸收，形成"贯通性"病变，探针能水平通过分叉区。但它仍被牙周袋软组织覆盖而未直接暴露于口腔	可见完全的透影区
Ⅳ度	根间骨隔完全破坏，且牙龈退缩而使病变的根分叉区完全暴露于口腔	与Ⅲ度病变相似

4. 患病率只有百万分之一到百万分之四，同时伴有牙周病损和皮损的疾病是

A. Down 综合征　　　　　　B. 伴 1 型糖尿病的牙周炎　　　　　C. 掌跖角化-牙周破坏综合征

D. 牙龈纤维瘤病　　　　　　E. 侵袭性牙周炎

【答案】C

【解析】掌跖角化-牙周破坏综合征表现为手掌和脚掌部位的皮肤过度角化和脱屑，牙周组织严重破坏，发病率为百万分之一到百万分之四。故 C 选项为本题正确答案。Down 综合征又名先天愚型，或染色体 21 三体综合征，患者有发育迟缓和智力低下。

【破题思路】

掌跖角化-牙周破坏综合征	较罕见的遗传性疾病，患儿智力及身体发育正常，牙周病损在乳牙萌出不久即可发生，有深牙周袋，炎症较严重，溢脓、口臭，牙槽骨迅速吸收。手掌、足底、膝部及肘部局限性的过度角化及鳞屑、皲裂
Down 综合征	患者有发育迟缓和智力低下，面部扁平，眶距增宽，鼻梁低宽，颈部短粗。常有上颌发育不足
艾滋病	① 线形牙龈红斑（LGE）：在牙龈缘处有明显的鲜红的线形充血区，极易出血。此阶段一般无牙槽骨吸收 ② 坏死性溃疡性牙龈炎 ③ 坏死性溃疡性牙周炎

5. Papillon-Lefevre 综合征属于

A. 常染色体显性遗传　　　　B. 常染色体隐性遗传　　　　C. 性染色体隐性遗传

D. 性染色体显性遗传　　　　E. 遗传性疾病与菌斑无关

【答案】B

【解析】掌跖角化-牙周破坏综合征又名 Papillon-Lefevre 综合征，属于常染色体隐性遗传病。其特点是手掌和脚掌部位的皮肤过度角化、皲裂和脱屑，牙周组织破坏严重。故本题正确答案为 B。

【破题思路】

Papillon-Lefevre 综合征（掌跖角化-牙周破坏综合征）
Stevens-Johnson 综合征（史-约综合征）

6. 线形牙龈红斑与下列哪一疾病有关

A. Down 综合征　　　　　　B. 掌跖角化-牙周破坏综合征　　　　C. 白细胞功能异常

D. 艾滋病　　　　　　　　　E. 坏死性溃疡性牙龈炎

【答案】D

【解析】目前认为与 HIV 有关的牙周病损有 3 种：线形牙龈红斑（LGE）、坏死性溃疡性牙龈炎（NUG）、坏死性溃疡性牙周炎（NUP）。故 D 选项为正确答案。

7. 掌跖角化-牙周破坏综合征的牙周病损可最早始发于

A. 青少年　　　　　　　　　B. 青春期　　　　　　　　　C. 中年

D. 乳牙萌出后不久　　　　　E. 恒牙萌出后不久

【答案】 D

【解析】 掌跖角化-牙周破坏综合征的临床表现为皮损及牙周病变，常在4岁前共同出现，有人报告可在出生后11个月发生。故D选项为正确答案。

8. 关于掌跖角化-牙周破坏综合征病因描述正确的是
   A. 属于常染色体显性遗传
   B. 男患病机率更高
   C. 组织蛋白酶C基因的突变
   D. 中性粒细胞趋化功能升高
   E. 以上均正确

【答案】 C

【解析】 组织蛋白酶C基因的突变可能是掌跖角化-牙周破坏综合征（PLS）的致病基础。

9. 男，60岁。右上牙床肿痛2天。检查：全口牙牙石（+）～（++），颊侧牙龈局限性隆起，波动感，有深牙周袋，患牙未见龋坏。其他牙牙周袋探诊深度普遍4～7mm。最可能的诊断是
   A. 急性龈乳头炎
   B. 急性牙龈脓肿
   C. 急性牙槽脓肿
   D. 急性牙周脓肿
   E. 根分叉病变

【答案】 D

【解析】 牙周脓肿是牙周病发展到晚期，位于牙周袋壁或深部牙周组织中的局限性化脓性炎症。其感染来源于牙周袋，牙体一般无龋齿，牙髓有活力，脓肿局限于牙周袋壁较接近龈缘，疼痛程度相对较轻，牙齿松动明显，消肿后仍有松动，叩痛相对较轻，X线片示牙槽骨有破坏，可有骨下袋，病程较短，一般3～4天即可自行破溃。因此D选项为本题正确答案。急性龈乳头炎是指病损局限于个别牙龈乳头的急性非特异性炎症，是一种较为常见的牙龈急性损伤。临床表现为牙龈乳头发红肿胀，探触和吸吮时易出血，有自发性的胀痛和明显的探触痛，有时局限可查到刺激物，牙可有轻度叩痛，这是因为龈乳头下方的牙周膜也有炎症和水肿。故A选项描述与题干不符；急性牙龈脓肿仅局限于龈乳头及龈缘，呈局限性肿胀，无牙周炎病史，无牙周袋，X线片无牙槽骨吸收，故B选项描述与本题题干不符；急性牙槽脓肿是急性根尖脓肿，一般牙髓无活力，故C选项描述与本题题干不符；根分叉病变是牙周炎的伴发病变，是指牙周炎的病变破坏波及了多根牙的根分叉区，在该处出现牙周袋、附着丧失和牙槽骨吸收。根分叉病变可发生于任何类型的牙周炎。下颌第一磨牙的发生率最高，上颌前磨牙最低，发生率随年龄增大而上升。故E选项描述与本题题干不符。

（10～12题共用题干）

男，40岁，多年来全口牙反复肿胀，曾做过多次治疗，近5～6天再次加重。检查：全口牙龈肿，充血，触之出血，肿胀明显，76|76牙周袋超过5mm，挤压溢脓，X线检查示全口多数牙槽骨有不同程度吸收，无龋。全身乏力，饮食量比一般人大，尿量也多。

10. 病历采集，需要了解的是
    A. 出血史
    B. 家族史
    C. 药物过敏史
    D. 是否有糖尿病
    E. 是否有其他全身病

【答案】 D

11. 下列需要检查的是
    A. 血象
    B. 胸透
    C. 血糖
    D. B超检查
    E. 转氨酶等肝功能检查

【答案】 C

12. 需采取的治疗是
    A. 牙周治疗
    B. 牙周局部治疗，同时控制血糖
    C. 牙周局部治疗加全身抗生素
    D. 全身使用抗生素
    E. 全身抗生素使用及控制血糖

【答案】 B

【解析】 全身乏力，饮食量比一般人大，尿量也多，提示是否有糖尿病，故10题D选项为本题的正确答案。糖尿病需要查血糖，故C选项为11题的正确答案。血液有3种不同功能的细胞——红细胞（俗称红血球）、白细胞（俗称白血球）、血小板，血象通过观察数量变化及形态分布，判断疾病，A不符合题意。胸透主要看心、肝、肺有无异常，B不符合题意。B型超声检查的范围很广，主要用于：①腹部检查：包括肝、胆、胰、脾及腹腔等。②妇科检查：子宫及卵巢的正常与异常。③泌尿系检查：膀胱结石、肿瘤、息肉等。④体表肿物及病变。⑤心脏及四肢血管检查。D不符合题意。糖尿病与牙周病互相促进、互相影响，所以两者都应同时治疗，故B选项为12题的正确答案。

【破题思路】 糖尿病表现为多尿、多饮、多食、体重减轻，并且糖尿病和牙周病是相互影响的。空腹全血血糖：3.9～6.1mmol/L；餐后1h血糖：6.7～9.4mmol/L；餐后2h血糖：≤7.8mmol/L。

(13～14题共用备选答案)
A. 侵袭性牙周炎　　　　　　　B. 糖尿病性牙周炎　　　　　　　C. 慢性牙周炎
D. Down 综合征　　　　　　　 E. 掌跖角化-牙周破坏综合征
13. 愈合缓慢并经常出现牙周脓肿的是
14. 遗传性疾病，且双亲必须均携带染色体基因才使其子女患本病的是

【答案】B、E

【解析】糖尿病与牙周病互相促进、互相影响。所以有糖尿病，牙周病愈合也较慢。掌跖角化-牙周破坏综合征又名 Papillon-Lefevre 综合征，属于常染色体隐性遗传病。其特点是手掌和脚掌部位的皮肤过度角化、皲裂和脱屑，牙周组织破坏严重。

第五单元 牙周炎的伴发病变

1. 牙周脓肿与牙槽脓肿的鉴别之一是牙周脓肿时
   A. 牙槽骨嵴吸收　　　　B. 脓肿范围弥散　　　　C. 牙髓多无活力
   D. 病程较长　　　　　　E. 叩痛重
   【答案】A
   【解析】牙周脓肿有牙槽骨嵴吸收。

2. 牙齿的颈部釉突易破坏上皮附着，形成牙周袋导致磨牙根分叉病变，常发生在
   A. 下颌第一磨牙　　　　B. 下颌第三磨牙　　　　C. 下颌第二磨牙
   D. 上颌第二磨牙　　　　E. 上颌第一磨牙
   【答案】C
   【解析】下颌第二磨牙的颈部釉突易破坏上皮附着，形成牙周袋导致磨牙根分叉病变。

3. 根分叉病变的病因不正确的是
   A. 菌斑微生物是主要病因　　B. 殆创伤是促进因素　　　C. 根柱长的比根柱短的牙易发
   D. 髓底副根管是易发因素　　E. 牙颈部釉突是易发因素
   【答案】C
   【解析】根柱短的更易发。

4. 关于根分叉病变的描述不正确的是
   A. 下颌磨牙的根分叉病变较易探查
   B. 上颌磨牙邻面根分叉探查应从腭侧进入
   C. 上颌磨牙邻面根分叉常因邻牙干扰难以区分Ⅱ度或Ⅲ度
   D. X线片的表现常比实际病变轻
   E. 发生根分叉病变的患牙一般都是松动牙
   【答案】E
   【解析】晚期才出现患牙的松动。

5. 根分叉病变最好发的牙位是
   A. 上颌第二磨牙　　　　B. 下颌第二磨牙　　　　C. 上颌第一磨牙
   D. 下颌第一磨牙　　　　E. 上颌前磨牙
   【答案】D
   【解析】下颌第一磨牙是根分叉病变最好发的牙位。

6. Ⅱ度根分叉病变的正确描述是
   A. 可探及分叉外形，X线片显示无异常表现
   B. 只有一侧可探入分叉区，X线片示骨密度略降低
   C. 一侧或双侧可探入分叉区，但不能穿通，X线片示骨密度略降低
   D. 探针能通过分叉区，但有牙龈覆盖，X线片示骨密度降低区
   E. 探针能通过分叉区，且无牙龈覆盖，X线片示骨密度降低区
   【答案】C
   【解析】Ⅱ度根分叉病变一侧或双侧可探入分叉区，但不能穿通，X线片示骨密度略降低

7. 牙周袋较深且牙槽骨隆突的Ⅰ度根分叉病变宜采用的治疗方法是
   A. 仅需龈下刮治及根面平整术　　B. 基础治疗后翻瓣及骨修整术　　　C. 隧道成形术
   D. 引导性组织再生术　　　　　　E. 根向复位瓣及骨修整术
   【答案】B
   【解析】Ⅰ度根分叉病变牙周袋较浅，且为骨上袋，相应牙槽骨的外形尚佳，仅作龈下刮治使牙周袋变浅即可；牙周袋较深且牙槽骨隆突不符合生理外形，则在基础治疗后翻瓣及骨修整术。因此本题选B。

8. 根分叉病变的治疗目标不包括
   A. 彻底清除病变区菌斑、牙石　　B. 形成利于菌斑控制的局部解剖外形　　C. 早期病变应争取组织再生
   D. 控制炎症，阻止病变加重　　　E. 尽早进行牙周夹板固定以防脱落
   【答案】E

9. 牙周 - 牙髓联合病变的典型例子是
A. Ⅰ度根分叉病变　　　　　　B. 边缘性龈炎　　　　　　C. 逆行性牙髓炎
D. 急性牙周脓肿　　　　　　　E. 慢性牙周脓肿
【答案】C
【解析】逆行性牙髓炎是深牙周袋内的细菌、毒素通过根尖孔或近根尖孔处的侧支根管进入牙髓，先引起根尖处牙髓炎症，以后局限的慢性牙髓炎可急性发作；该病是由牙周病变引起的牙髓病变，是典型的牙周 - 牙髓联合病变。

10. 根柱较长、牙龈无明显退缩的Ⅱ度根分叉病变最理想的治疗方法是
A. 根面平整术　　　　　　　　B. 引导性组织再生术（GTR术）
C. 牙龈切除术　　　　　　　　D. 改良widman翻瓣术及骨修整术
E. 根向复位瓣及骨修整术
【答案】B

11. 根分叉病变治疗比较有困难，近年对Ⅱ度根分叉缺损治疗较有效的方法是
A. 截根术　　　　　　　　　　B. 引导性组织再生术　　　　C. 袋壁刮治术
D.ENAP　　　　　　　　　　　E. 牙半切除术
【答案】B
【解析】Ⅱ度根分叉缺损治疗较有效的方法是引导性组织再生术。

12. 关于Ⅲ、Ⅳ度根分叉病变的治疗错误的是
A. 治疗目的是充分暴露根分叉区，以利于菌斑控制
B. 附着龈宽度足够时采用袋壁切除术
C. 附着龈宽度不足时采用根向复位瓣术
D. 无治疗价值，需拔除
E. 常结合骨修整术
【答案】D

13. 关于根分叉病变手术治疗不正确的是
A. 截根术适合上颌磨牙颊根病变
B. 分根术适合下颌磨牙近远中根均有一定支持组织时
C. 牙半切术适合某一根病变严重而另外根支持组织良好时
D. 以上手术均应患牙配合完善根管治疗及调𬌗
E. 可以与基础治疗同期进行
【答案】E
【解析】根分叉病变应在基础治疗之后进行手术治疗。

14. 牙周脓肿不同于牙槽脓肿的主要鉴别点在于感染来自
A. 牙髓病　　　　　　　　　　B. 根尖周病变　　　　　　　C. 牙周袋
D. 血源性感染　　　　　　　　E. 外伤性感染
【答案】C
【解析】牙周脓肿的感染来自牙周袋。

15. 引起牙周脓肿最常见的病原菌是
A. 甲型溶血性链球菌　　　　　B. 类白喉杆菌　　　　　　　C. 无芽孢厌氧菌
D. 铜绿假单胞菌（绿脓杆菌）　E. 白念珠菌（白假丝酵母菌）
【答案】C
【解析】无芽孢厌氧菌是引起牙周脓肿最常见的病原菌。

16. 牙周脓肿形成后处理原则是
A. 龈袋上药　　　　　　　　　B. 切开引流　　　　　　　　C. 龈下洁治
D. 龈瓣切除　　　　　　　　　E. 全身支持疗法
【答案】B
【解析】脓肿形成后应该切开引流。

17. 牙周脓肿的临床特点中不包括
A. 有牙周炎病史　　　　　　　B. 有深牙周袋　　　　　　　C. 牙龈呈椭圆形隆起，波动感
D. 伴明显的牙齿松动　　　　　E. 脓肿局限于龈乳头及龈缘

【答案】E

【解析】牙周脓肿不仅局限于龈乳头及龈缘，也可向牙齿根方发展。

18. 关于牙周-牙髓联合病变的描述，错误的是
    A. 牙周-牙髓联合病变的预后主要取决于牙周病损的预后
    B. 尽量找出原发病变，积极处理牙周、牙髓两处病灶
    C. 牙髓根尖周病变原发的预后较牙周病变原发要好
    D. 牙髓活力测验结果阳性的都不需根管治疗
    E. 根管治疗和牙周治疗的先后次序应视具体情况而定

【答案】D

19. 对于逆行性牙髓炎的患者，探诊检查最可能发现的是
    A. 牙龈出血　　　　　　B. 龈下牙石　　　　　　C. 釉突
    D. 溢脓　　　　　　　　E. 深牙周袋

【答案】E

20. 某男性患者，43岁，主诉：右下后牙冷热痛2周，自发痛2天伴牙龈肿胀。检查示右下第一磨牙牙周袋深达根尖，X线片未见龋及根尖病变。最可能的诊断是
    A. 急性根尖炎　　　　　B. 逆行性牙髓炎　　　　C. 牙周脓肿
    D. 殆创伤　　　　　　　E. 根分叉病变

【答案】B

【解析】自发痛2天伴牙龈肿胀，X线片未见龋及根尖病变，牙周袋深达根尖，可知为B。

第六单元　种植体周围组织疾病

1. 关于种植体周围组织病变的描述错误的是
A. 种植体周围组织病变的始动因子是菌斑微生物
B. 咬合负载过重是重要促进因素
C. 吸烟是影响种植体周围骨丧失的重要因素
D. 手术技术和术后处理不当易引起种植体周围组织病变
E. 两段式种植体容易感染牙周致病菌

【答案】E

【解析】目前认为种植体周围组织病变的主要致病因素是种植体上的菌斑微生物和负载过重,此外,其他的一些因素也对种植体周围病变的发生起到促进作用,所以 A、B 选项正确。吸烟仍然是牙槽骨吸收最主要的原因,所以 C 选项正确。术中医生的技术以及术后对牙周的维护都影响种植体周围牙槽骨的好坏,所以 D 选项正确。两段式种植体愈合期完全埋植于黏膜下,不易感染牙周致病菌,故 E 选项为本题的正确答案。

【破题思路】种植体周围组织病变是发生于种植体周围软、硬组织的炎症损害,包括仅累及软组织的可逆的种植体周围黏膜炎和累及种植骨床、造成骨吸收的种植体周围炎。

2. 关于种植体周围黏膜炎的叙述错误的是
A. 主要由口腔卫生不良、菌斑刺激所致
B. 病变不可逆转
C. 表现为种植体周围黏膜红肿、探诊出血及溢脓
D. 表现为种植体周围黏膜增生
E. 不伴有骨吸收

【答案】B

【解析】种植体周围黏膜炎主要是由口腔卫生不良、菌斑刺激所致。临床表现为种植体周围黏膜红肿、探诊出血甚至溢脓,但不伴骨吸收,所以可以逆转。

【破题思路】种植体周围组织病变是发生于种植体周围软、硬组织的炎症损害,包括仅累及软组织的可逆的种植体周围黏膜炎和累及种植骨床、造成骨吸收的种植体周围炎。

3. 关于种植体周围炎的叙述错误的是
A. 是种植体周围黏膜炎进展而来的
B. 菌斑刺激和咬合负载过重是主要病因
C. 伴有骨吸收
D. 适当治疗可阻止骨吸收
E. 炎症进展比牙周炎要缓慢,治疗效果好

【答案】E

【解析】种植体周围组织病变是发生于种植体周围软、硬组织的炎症损害,包括仅累及软组织的可逆的种植体周围黏膜炎和累及种植骨床、造成骨吸收的种植体周围炎。后者如不及时治疗,将导致持续的骨吸收和种植体骨界面原有的结合分离,最终使种植体松动、脱落。所以 A、C、D 正确。目前认为种植体周围组织病变的主要致病因素是种植体上的菌斑微生物和负载过重,此外,其他的一些因素也对种植体周围病变的发生起到促进作用,所以 B 正确。种植体周围组织防御能力较弱,炎症进展比牙周炎要快,故 E 选项为本题的正确答案。

【破题思路】种植体周围炎病变已突破黏膜屏障累及骨组织,类似牙周炎,适当的治疗可制止进一步骨吸收。

4. 种植体周围炎的治疗不正确的是
A. 预防重于治疗,强调种植术后的维护
B. 初期治疗主要是去除病因
C. 局部氯己定治疗和全身应用抗生素一般联合使用
D. 手术治疗有切除性手术和引导性骨再生术
E. 只要仔细清洁,炎症均可彻底消除

【答案】E

【解析】种植体周围炎病变已突破黏膜屏障累及骨组织，类似牙周炎，预防种植体周围炎重于治疗，A正确。初期治疗以去除病因为主，用塑料器械或与种植体同样硬度的钛刮治器，用机械方法清除天然牙及种植义齿各个部分的菌斑、牙石，传统的金属刮治器不能用，损伤钛表面，B正确。探诊出血阳性，探诊深度4～5mm，应该应用局部氯己定治疗，探诊深度≥6mm，应该应用抗生素治疗，但一般联合使用，C正确。手术治疗有切除性手术和引导性骨再生术，前者为使袋变浅，修整骨外形，清除种植体表面的菌斑、牙石使之光洁；而再生性手术除上述目标外，还在于使种植体周围的骨有再生，D正确。治疗种植体周组织病变的基本原则是持之以恒地彻底去除菌斑，控制感染，消除种植体周袋，制止骨丧失，诱导骨再生，炎症不可彻底消除。故E选项为本题的正确答案。

【破题思路】

去除病因	用塑料器械或与种植体同样硬度的钛刮治器，用机械方法清除天然牙及种植义齿各个部分的菌斑、牙石
氯己定的应用	探诊出血阳性，探诊深度4～5mm，有或无溢脓的种植体部位
抗生素治疗	探诊出血阳性，探诊深度≥6mm，有或无溢脓，并有X线片显示骨吸收的种植体部位

5. 关于种植体周围炎的治疗错误的是
   A. 2%氯己定局部冲洗或含漱　　B. 引导性骨再生术　　C. 翻瓣手术
   D. 手用传统金属洁治器彻底清洁　　E. 联合应用抗生素

【答案】D

【解析】初期治疗成功地控制住炎症后，有些病例可进一步做手术治疗。手术可分为切除性手术和再生性手术。前者为使袋变浅，修整骨外形，清除种植体表面的菌斑、牙石使之光洁；而再生性手术除上述目标外，还在于使种植体周围的骨有再生。所以B、C均正确。A、E描述正确。因为金属刮治器损伤钛表面，所以不能应用传统的金属刮治器进行刮治。

6. 种植体周围炎的治疗不同于慢性牙周炎的是
   A. 指导菌斑控制
   B. 清除菌斑和牙石
   C. 龈袋＜3mm，需洁治
   D. PD≥6mm伴探诊出血应使用抗生素
   E. PD≥5mm者可手术治疗

【答案】C

【解析】种植体周围炎与慢性牙周炎的治疗共同点包括指导菌斑控制，清除菌斑和牙石A，B则正确。慢性牙周炎患者多数在经过龈下刮治后可恢复健康状态，一般不需要使用抗生素；但种植体周围炎在PD≥6mm伴探诊出血，并有X线片显示骨吸收时，必须使用抗生素，D选项正确。慢性牙周炎，PD≥5mm者应进行牙周翻瓣手术；种植体周围炎，PD≥5mm时应进行切除性手术或引导性骨再生术E正确，种植体周围龈袋＜3mm，和正常龈沟一样，不需要进行洁治，所以选择C。

7. 影响牙周病的全身疾病如下，除了
   A. 糖尿病　　B. Down综合征　　C. 掌跖角化-牙周破坏综合征
   D. 胆囊炎　　E. 艾滋病

【答案】D

【解析】糖尿病和牙周病是呈正相关的，两者发病存在共同危险因素且互为高危因素，A正确。Down综合征又名先天愚型，或染色体21三体综合征，为一种由染色体异常所引起的先天性疾病，几乎100%患者均有严重的牙周炎，B正确。掌跖角化-牙周破坏综合征，是一种较罕见的遗传性疾病，属常染色体隐性遗传病，其牙周组织破坏严重，约在5～6岁时乳牙即相继脱落，待恒牙萌出后又按萌出的顺序相继发生牙周破坏，常在10多岁时即自行脱落或拔除，C正确。目前认为与HIV有关的牙周病损有3种：线形牙龈红斑、坏死性溃疡性牙龈炎、坏死性溃疡性牙周炎，E正确。胆囊炎对牙周病无影响，故本题答案是D。

8. 牙周炎伴糖尿病的特征如下，除了
   A. 易发生牙周脓肿　　B. 牙周手术愈合较差　　C. 病变发展较快
   D. 易有牙髓并发病变　　E. 中性粒细胞趋化功能正常

【答案】D

【解析】糖尿病和牙周炎存在双向关系，两者发病存在共同危险因素且互为高危因素。糖尿病患者本身口腔自洁能力下降，易引起各种病原微生物的滋生和繁殖，更易发生牙周病及牙周脓肿。糖尿病患者伤口愈合障碍，导致口腔病变迁延难愈，更难控制。糖代谢水平过高也会促进炎症反应，病变发展较快。所以 A、B、C 均正确，只有牙周炎有深牙周袋时，会引起逆行性牙髓炎，牙周炎中性粒细胞趋化功能正常，侵袭性牙周炎中性粒细胞趋化功能异常。故本题答案是 D。

【破题思路】糖尿病（双向相关性）
牙周治疗反应欠佳的患者，应考虑其是否有合并糖尿病的可能性
血糖控制后，牙周炎的情况会有所好转
彻底有效的牙周治疗也可使糖尿病患者胰岛素的用量可减少

9. 牙周治疗前应预防性应用抗生素，除了
 A. 高血压　　　　　　　B. 风湿性心脏病和先天性心脏病　　　　C. 装有人工心脏瓣膜
 D. 糖尿病　　　　　　　E. 尿毒症、肾移植术后

【答案】A

【解析】对风湿性心脏病、先天性心脏病和有人工心脏瓣膜者，应预防性使用抗生素防感染，在接受牙周检查或治疗的当天应服药。对于糖尿病糖代谢控制不佳或有严重并发症的，只进行应急的牙周治疗，对经过积极治疗已控制血糖的，使用抗生素防感染，可按常规施以牙周治疗。尿毒症、肾移植术后同样需要使用抗生素防感染。所以 B、C、D、E 均正确。高血压应该控制血压后进行常规牙周治疗。

【破题思路】	
对高血压、冠心病患者，经过服药和病情比较稳定的情况下	一些复杂的治疗安排在下午为宜
对风湿性心脏病、先天性心脏病和有人工心脏瓣膜者	应预防性使用抗生素防感染，在接受牙周检查或治疗的当天应服药

第七单元　牙周医学

1. 牙周医学的叙述不正确的是
A. 牙周医学是指牙周病与全身疾病或健康的双向关系
B. 牙周医学的发展使牙周病和系统病的诊断治疗进入新的范畴
C. 牙周健康是全身健康的重要部分，牙周感染对全身健康和疾病也有影响
D. 某些全身疾病或状况对牙周病具有显著影响
E. 由于牙周感染对全身健康有影响，因此要尽早拔除牙周病患牙，有利于全身健康
【答案】E
【解析】由于牙周感染对全身健康有影响，应该对牙周病患牙进行治疗，治疗效果不好或者牙齿过于松动才予以拔除。

2. 关于牙周病患者的全身病史，哪一项不准确
A. 牙周治疗必须在全身疾病控制下才能进行　　B. 有助于牙周病病因的全面分析
C. 全身疾病改变对治疗的反应　　　　　　　　D. 提醒医生对特殊患者采取特殊治疗
E. 全身疾病改变牙周组织对局部刺激的反应
【答案】A
【解析】需要充分考虑全身疾病的影响和治疗前的准备，以保证治疗安全，不是绝对地先治疗全身疾病后才能进行牙周治疗。

3. 下列因素能改变牙周组织对菌斑的刺激反应，除了
A. 性激素　　　　　　　　B. 肾上腺激素　　　　　　　　C. 甲状旁腺激素
D. 殆创伤　　　　　　　　E. 糖尿病
【答案】D
【解析】殆创伤对牙周组织对菌斑的刺激反应没有影响。